中国食品药品检验
年　鉴

STATE FOOD AND DRUG TESTING YEARBOOK
2016

中国食品药品检定研究院　组织编写

中国医药科技出版社

内容提要

《中国食品药品检验年鉴2016》是一部反映中国食品药品检定研究院及各地方食品药品检验检测机构2016年在药品、生物制品、医疗器械、食品、化妆品等方面的监督检验工作及科研成就的年度资料性工具书，由中国食品药品检定研究院组织编纂。书中包括特载及第一至第十三部分，主要分为检验检测、标准物质与标准化研究、食品药品技术监督、质量管理、科研管理、系统指导、国际交流与合作、信息化建设、党的工作、综合保障、部门建设、中国食品药品检定研究院大事记、地方食品药品检验检测等。可供关心、关注中国食品药品检验检测事业发展的人士、各级食品药品监管部门的管理者参阅。

图书在版编目（CIP）数据

中国食品药品检验年鉴．2016／中国食品药品检定研究院组织编写．—北京：中国医药科技出版社，2017.12

ISBN 978-7-5067-9691-0

Ⅰ.①中…　Ⅱ.①中…　Ⅲ.①食品检验-中国-2016-年鉴 ②药品检定-中国-2016-年鉴
Ⅳ.①TS207.3-54 ②R927.1-54

中国版本图书馆CIP数据核字（2017）第268761号

美术编辑　陈君杞
版式设计　张　璐

出版　中国医药科技出版社
地址　北京市海淀区文慧园北路甲22号
邮编　100082
电话　发行：010-62227427　邮购：010-62236938
网址　www.cmstp.com
规格　889×1194mm
印张　18
字数　377千字
版次　2017年12月第1版
印次　2017年12月第1次印刷
印刷　三河市万龙印装有限公司
经销　全国各地新华书店
书号　ISBN 978-7-5067-9691-0
定价　298.00元

编辑委员会

编纂说明

《中国食品药品检验年鉴》是由中国食品药品检定研究院编纂出版的一部综合反映中国药检系统对食品、药品、保健食品、化妆品、医疗器械等监督检验、科研成就的大型年度资料性工具书。

《中国食品药品检验年鉴》编委会主任、副主任由中国食品药品检定研究院院领导担任，编委会委员由中国食品药品检定研究院各所、处（室）、中心主要负责人担任，执行委员由中国食品药品检定研究院办公室主要负责同志担任。

《中国食品药品检验年鉴 2016》暂停收录“全国食品药品检验检测机构数据统计”章节，框架设置包括特载、附录及第一至第十三部分，分别为：检验检测、标准物质与标准化研究、食品药品技术监督、质量管理、科研管理、系统指导、国际交流与合作、信息化建设、党的工作、综合保障、部门建设、中国食品药品检定研究院大事记、地方食品药品检验检测。地方食品药品检验检测章节，收载各省级（含副省级）食品、药品、药用包材辅料检验机构，中央军委后勤保障部卫生局、武警部队药品仪器检验所，通过国家资质认可的各有关医疗器械检验机构共 26 个单位 2016 年工作内容。收载范围包括：重要会议、领导讲话、报告、政策法规等；机构调整改革及重要人事变动相关信息；检验检测中的重要活动、举措和成果；食品药品安全突发事件应急检验；具有统计意义、反映现状的基本数据和专业性信息资料。

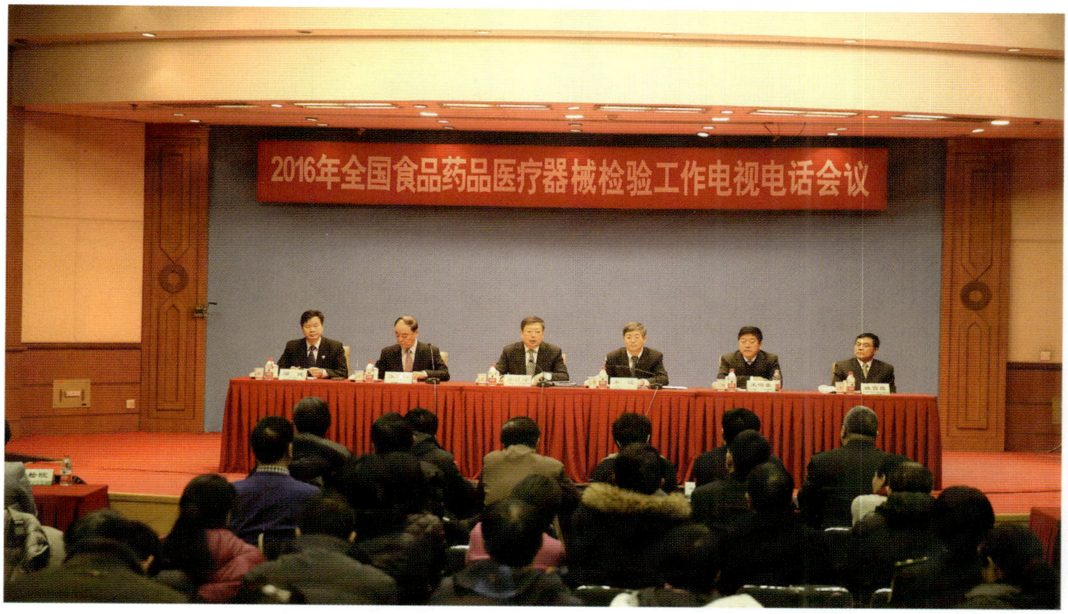

▲ 2016 年 1 月 22 日，全国食品药品医疗器械检验工作电视电话会议在北京市召开。国家食品药品监督管理总局副局长、党组成员、药品安全总监孙咸泽出席会议并讲话。中国食品药品检定研究院党委书记、副院长李波作工作报告。

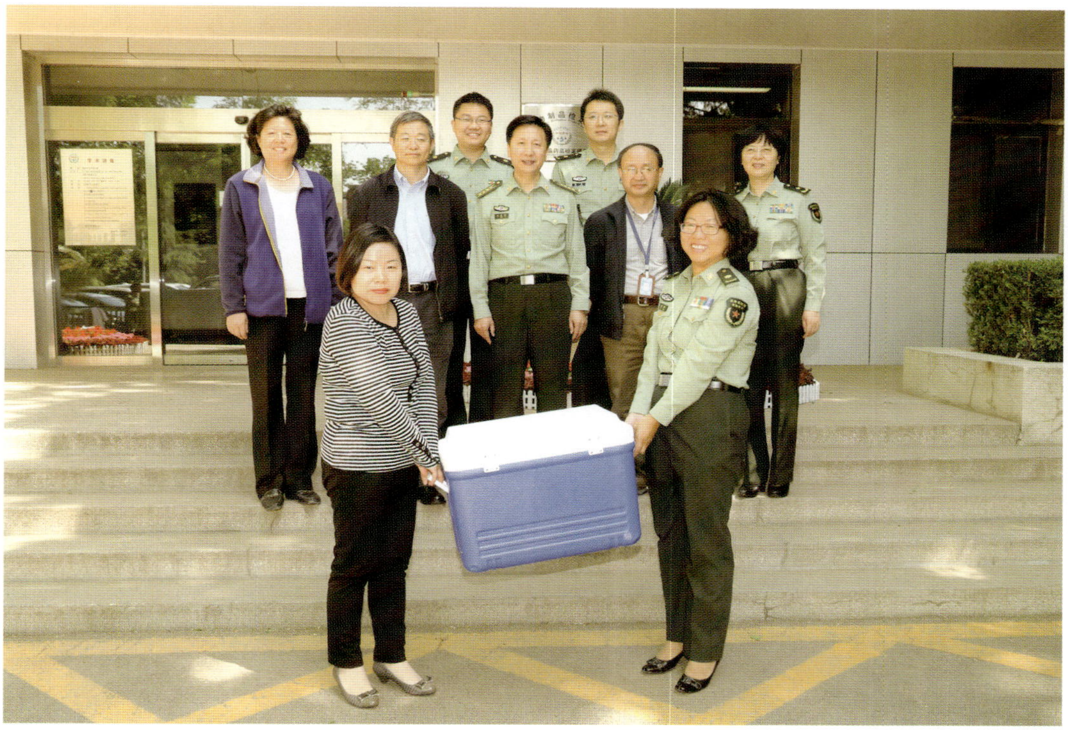

▲ 2016 年 5 月 5 日，中央军委后勤保障部卫生局送检我国在塞拉利昂进行的埃博拉病毒疫苗临床试验血清样本。

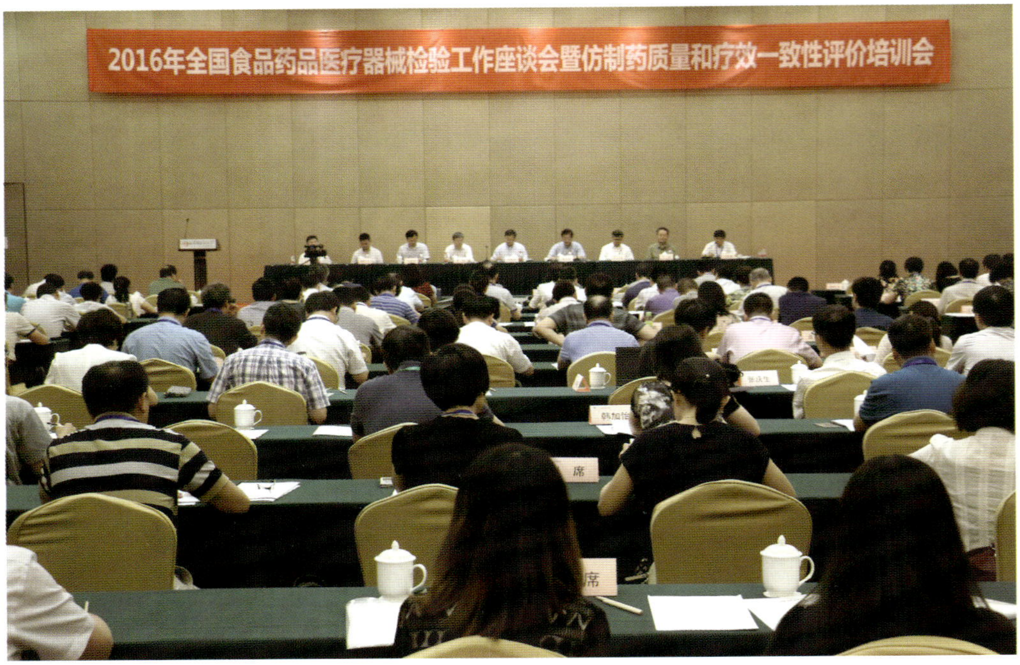

▲ 2016 年 7 月 14 日至 15 日，全国食品药品医疗器械检验工作座谈会暨仿制药质量和疗效一致性评价培训会在浙江省杭州市召开。国家食品药品监督管理总局副局长、党组成员、药品安全总监孙咸泽出席会议并讲话。浙江省食品药品监督管理局局长朱志泉出席会议并致辞。中国食品药品检定研究院党委书记、院长李波及部分领导班子成员出席会议。

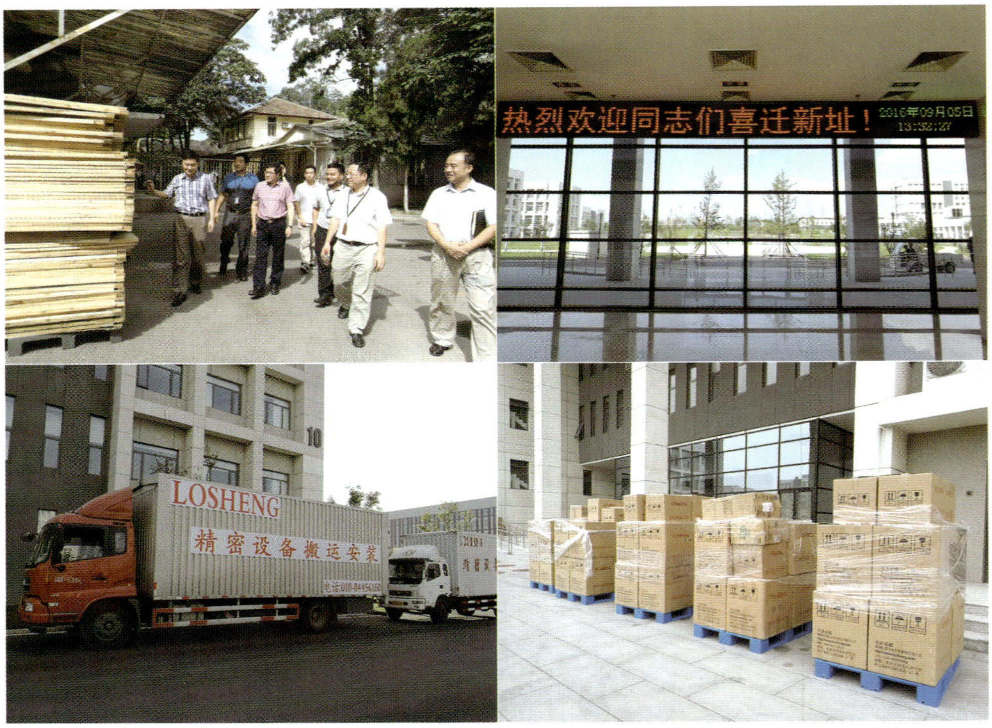

▲ 2016 年 9 月 5 日，中国食品药品检定研究院启动一期搬迁工作。

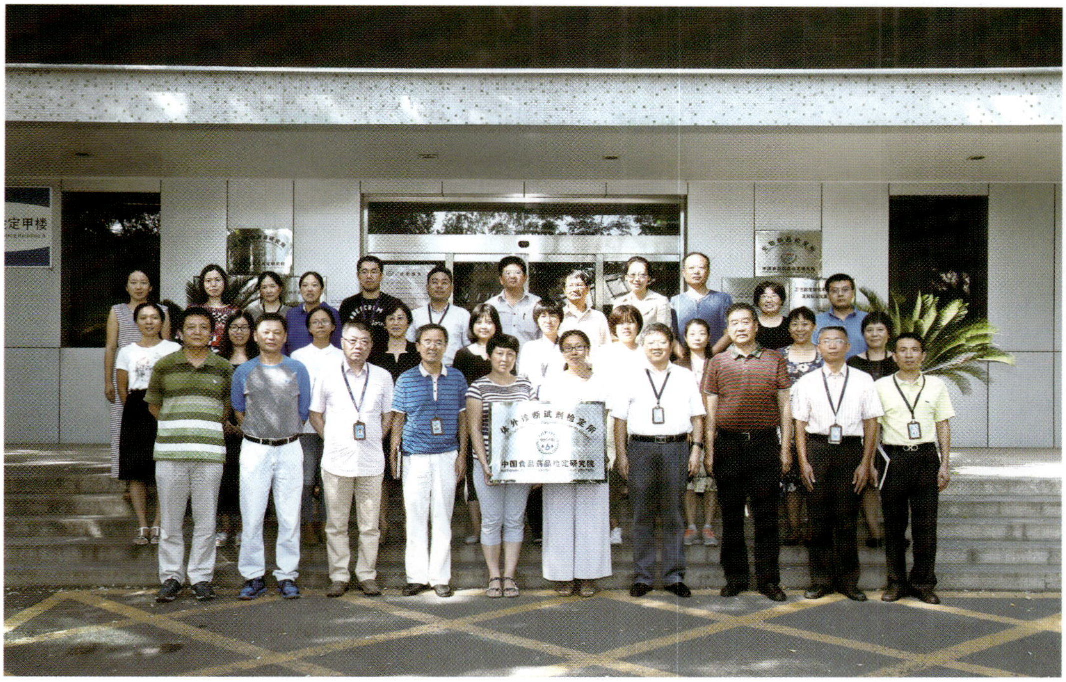

▶ 2016 年 9 月 5 日，中国食品药品检定研究院体外诊断试剂检定所举行启动及工作部署会议。

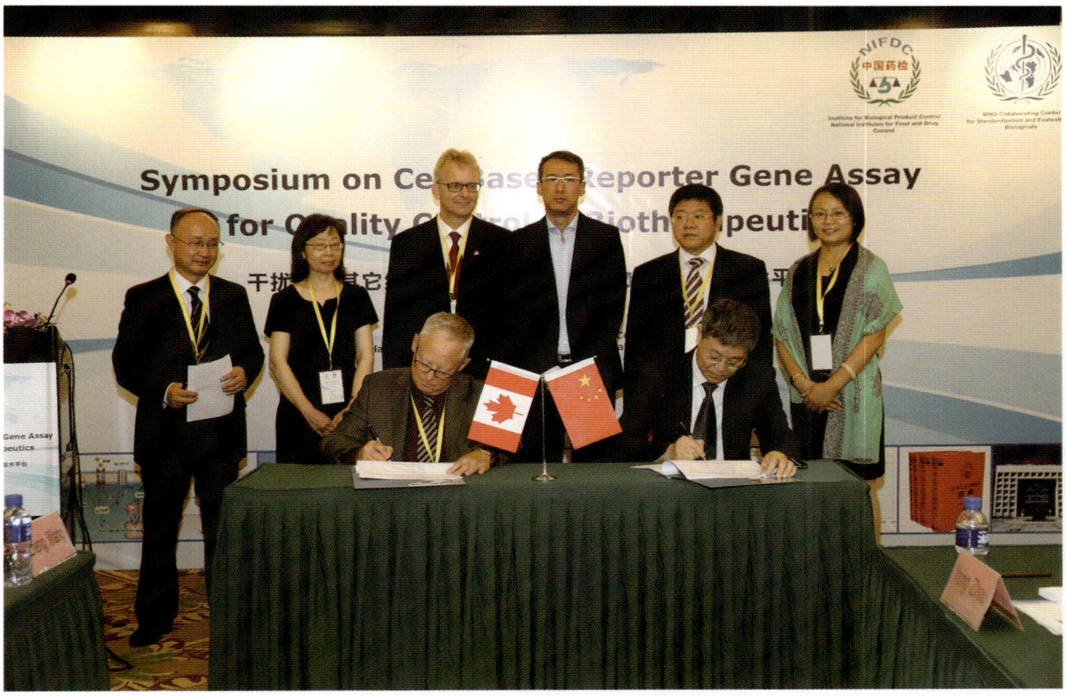

▲ 2016 年 9 月 12 日至 13 日，中国食品药品检定研究院世界卫生组织生物制品标准化和评价合作中心成功举办干扰素和其他细胞因子报告基因法生物活性检测技术平台培训及研讨会。中国食品药品检定研究院院长李波和 BGTD Lindsay Elmgren 主任续签谅解备忘录。

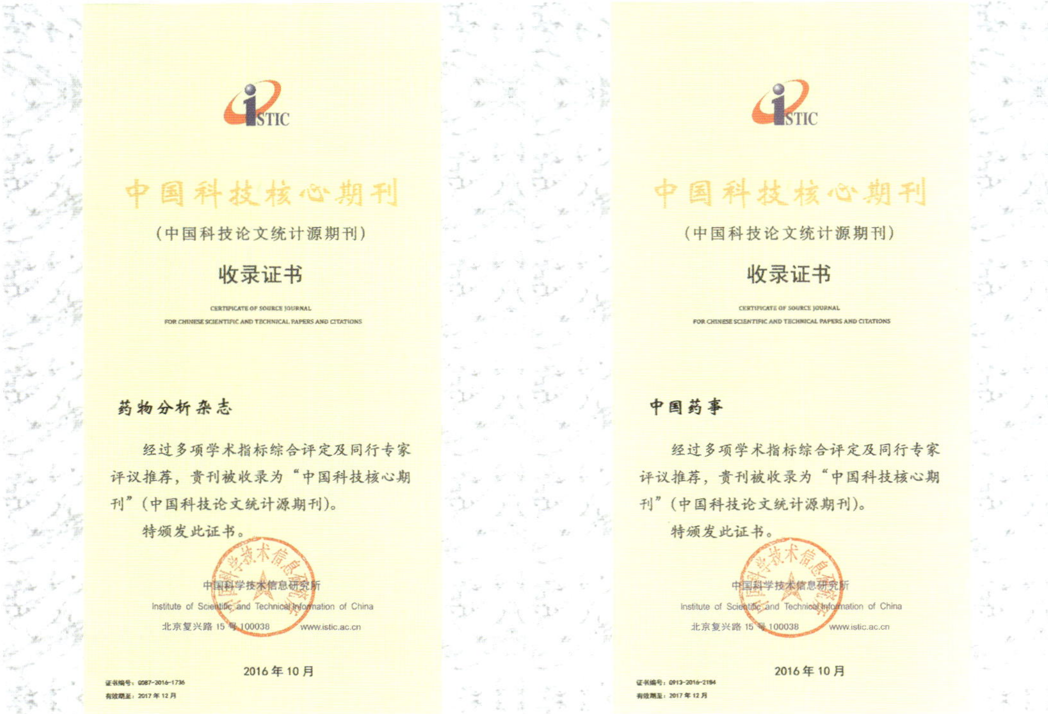

▲ 2016 年，《药物分析杂志》和《中国药事》均被收录为“中国科技核心期刊”。

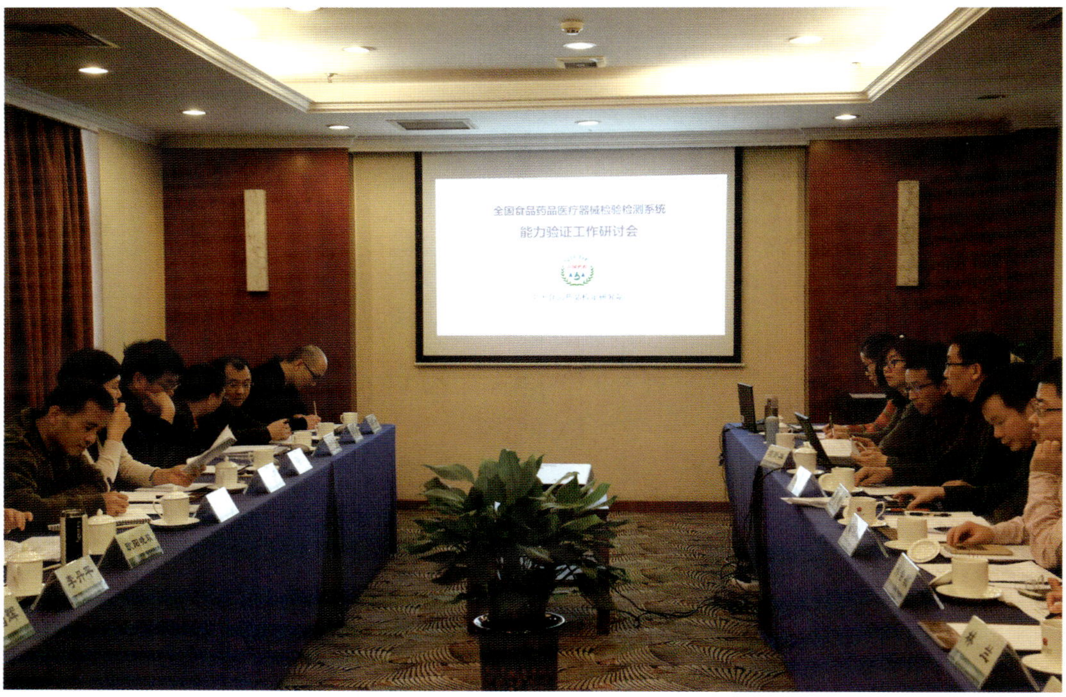

▲ 2016 年 1 月 13 日，中国食品药品检定研究院组织召开全国食品药品医疗器械检验检测系统能力验证工作研讨会。

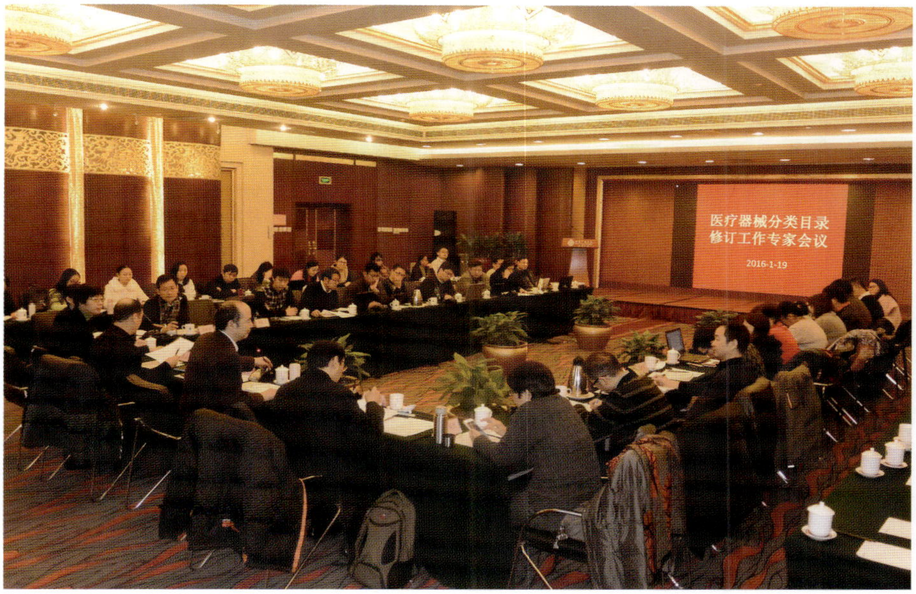

► 2016年1月19日，中国食品药品检定研究院在北京市召开医疗器械分类目录修订工作专家会议。

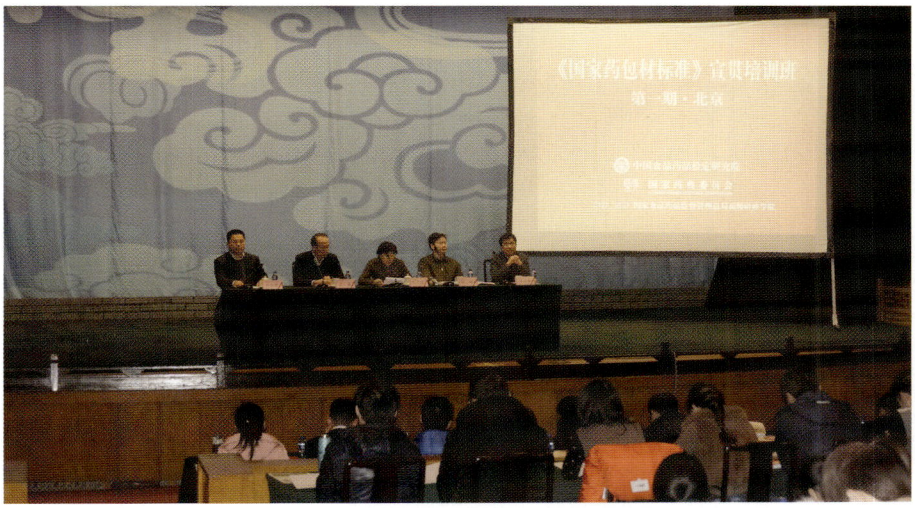

◄ 2016年1月19日至21日，中国食品药品检定研究院联合国家药典委员会、国家食品药品监督管理总局高级研修学院在北京市举办《国家药包材标准》宣贯培训班（第一期）。来自北京、天津、河北等各省市药品、药包材检验机构和生产经营企业共计300多位学员参加培训。

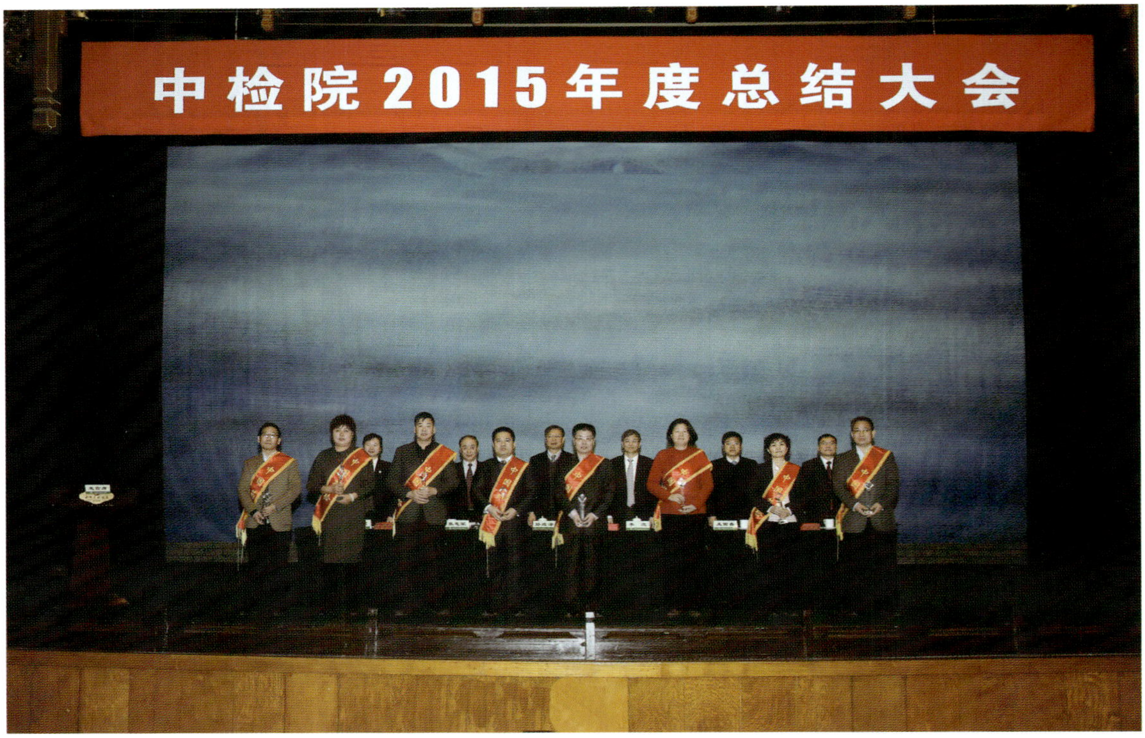

▲ 2016年1月29日上午，中国食品药品检定研究院2015年度总结大会在北京市召开。国家食品药品监督管理总局副局长、党组成员、药品安全总监孙咸泽出席会议并讲话。中国食品药品检定研究院党委书记、副院长李波作工作报告。

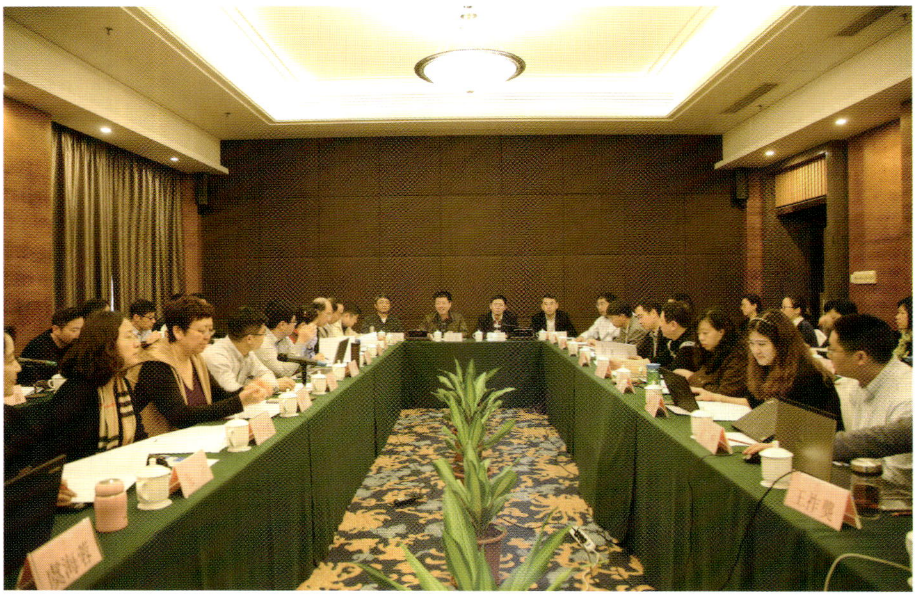

◀ 2016年3月1日，受国家食品药品监督管理总局规财司委托，中国食品药品检定研究院在海南省海口市举办《医疗器械抽验项目支出定额标准》信息化系统研讨会。来自全国16家医疗器械检验机构、1家信息技术系统开发单位和院内4个相关部门的50余名代表参加研讨会。

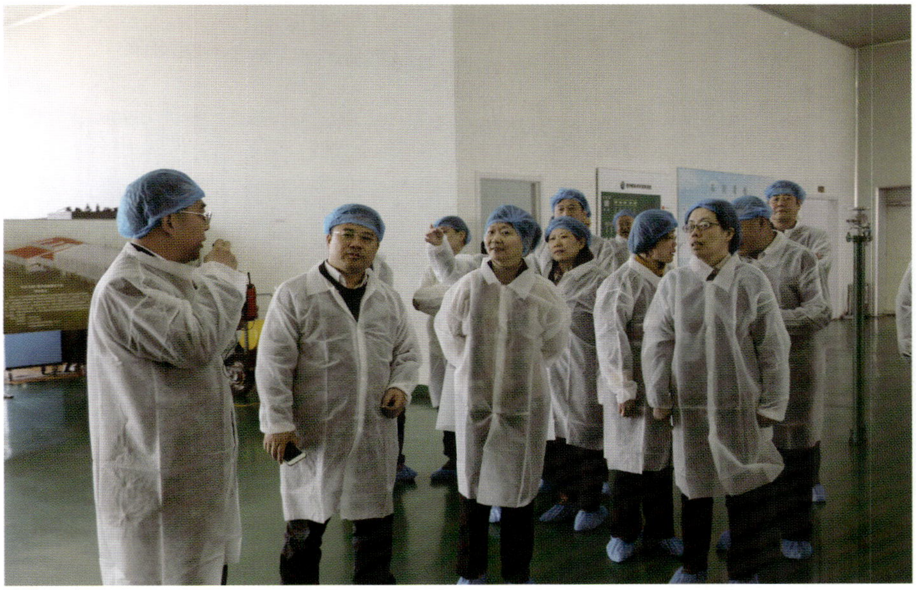

◀ 2016年3月11日，中国食品药品检定研究院包装材料与药用辅料检定所负责人任组长的中硼硅玻璃产业技术调研专家组一行10余人赴河北省沧州四星玻璃制管有限公司进行技术调研。

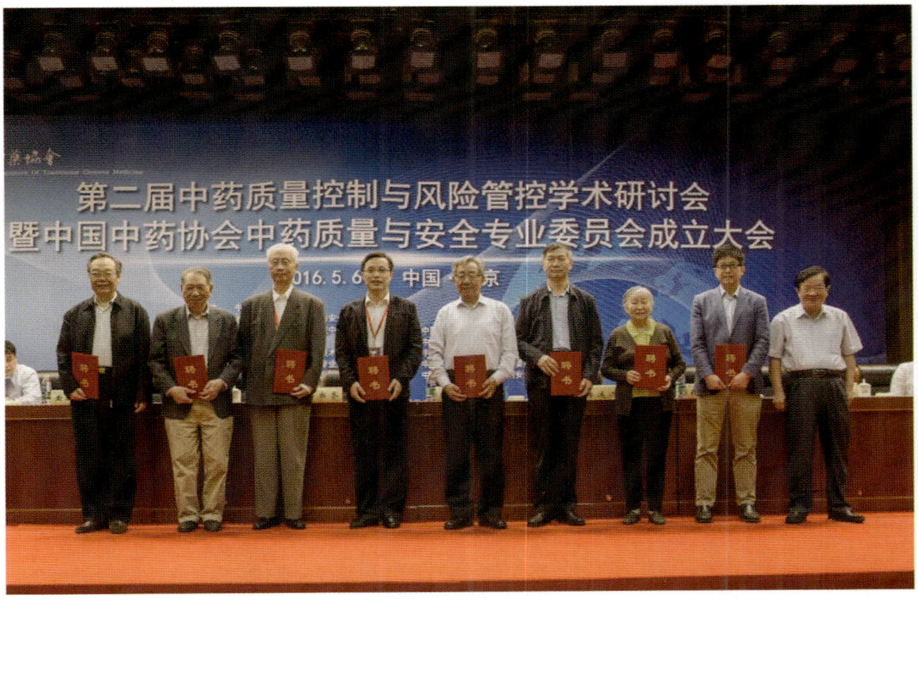

▶ 2016年5月7日，由中国食品药品检定研究院牵头，联合业内中医药领域的知名学者、部分省市药品检验研究院所和行业优秀企业共同发起的中国中药协会中药质量与安全专业委员会在北京市成立，同期召开了第二届中药质量控制与风险管控学术研讨会，国家医药主管部门、医药行业专家、企业领导及代表共500余人参加了此次行业盛会。

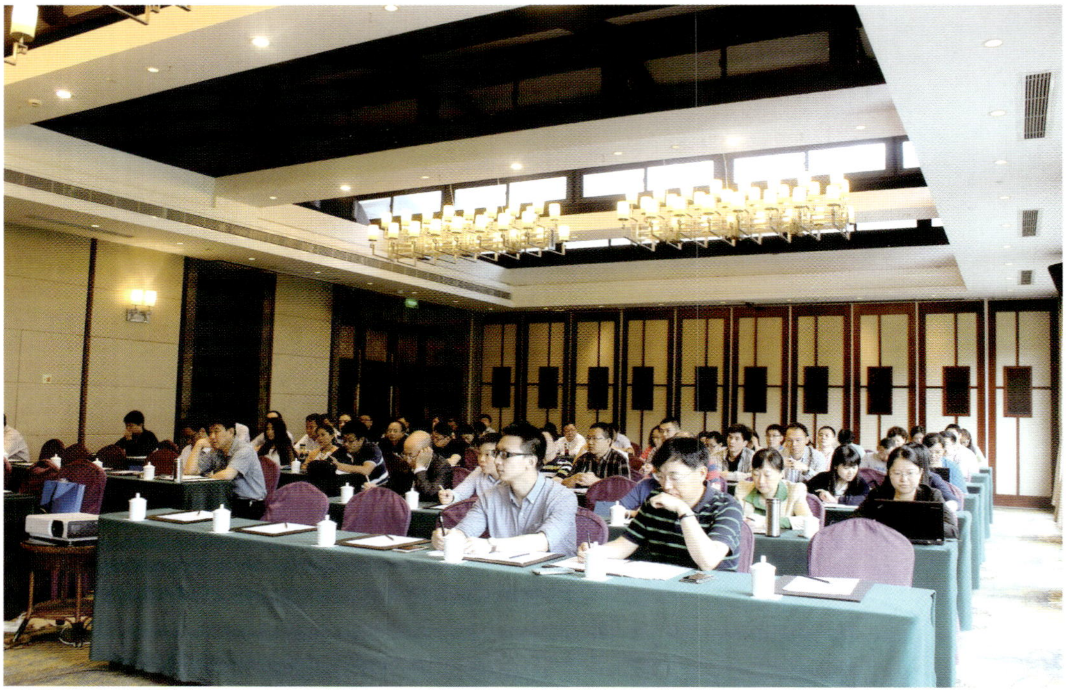

▲ 2016年5月23日至24日，2016年医疗器械检验机构比对试验工作会议在浙江省杭州市召开。全国各医疗器械检测机构负责人和医疗器械比对试验专家共70余人参加会议。

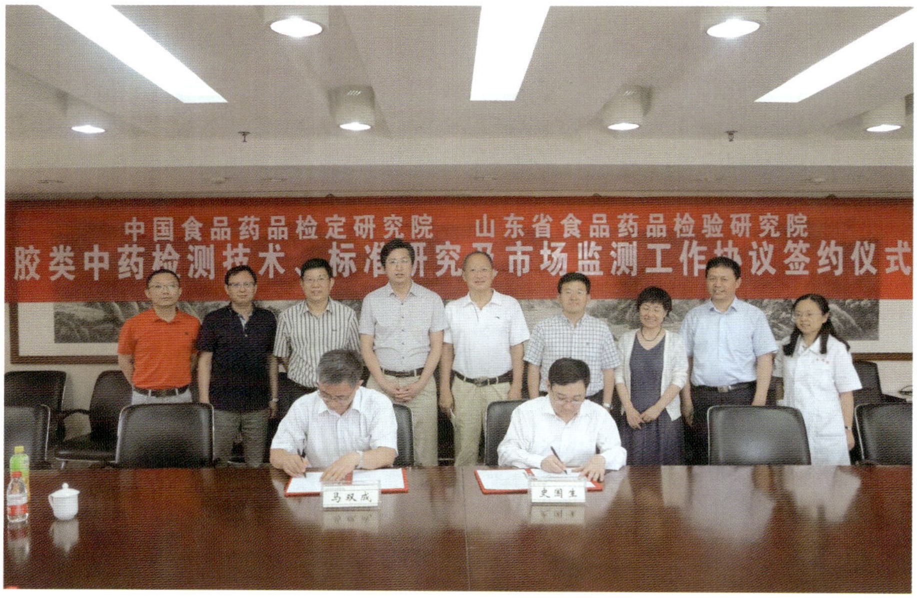

◄ 2016年6月7日，中国食品药品检定研究院中药民族药检定所与山东省食品药品检验研究院签署《胶类中药检测技术、标准研究及市场监测工作协议》，双方就胶类中药的检测和研究展开全方位的探讨与合作。

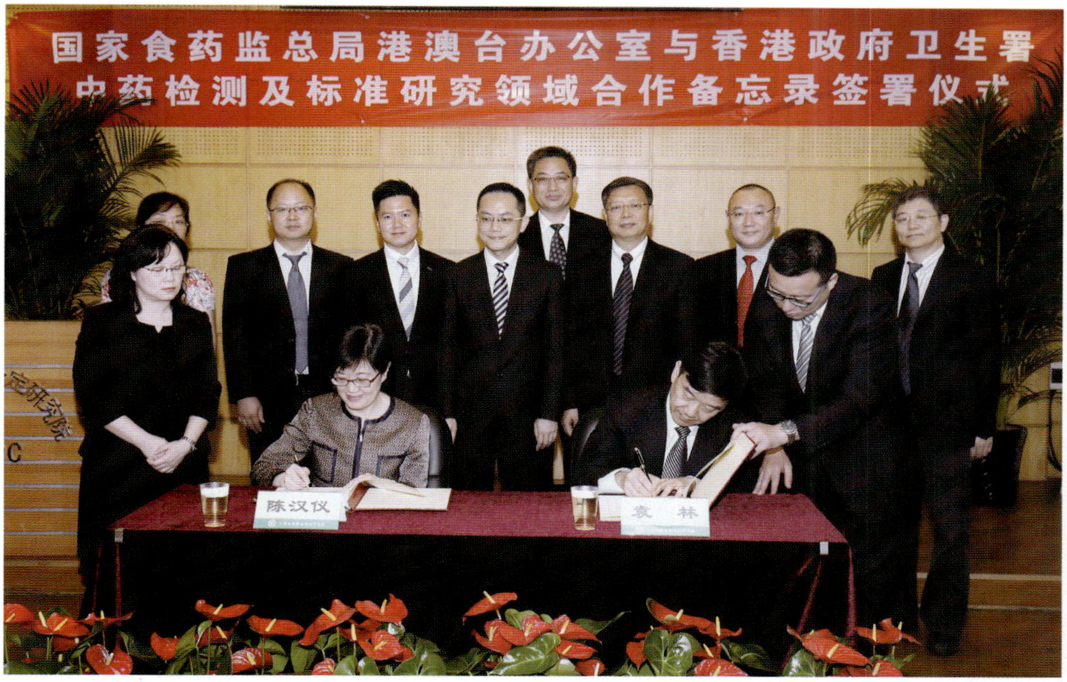
国家食药监总局港澳台办公室与香港政府卫生署
中药检测及标准研究领域合作备忘录签署仪式
陈汉仪
袁 林

▲ 2016年6月15日，国家食品药品监督管理总局港澳台办公室主任袁林与香港卫生署署长陈汉仪在中国食品药品检定研究院共同签署了《关于中药检测及标准研究领域的合作协议》。

► 2016年6月23日至24日，中国食品药品检定研究院顺利通过中国合格评定国家认可委员会（CNAS）对实验室认可暨资质认定监督、扩项及变更现场评审检查。

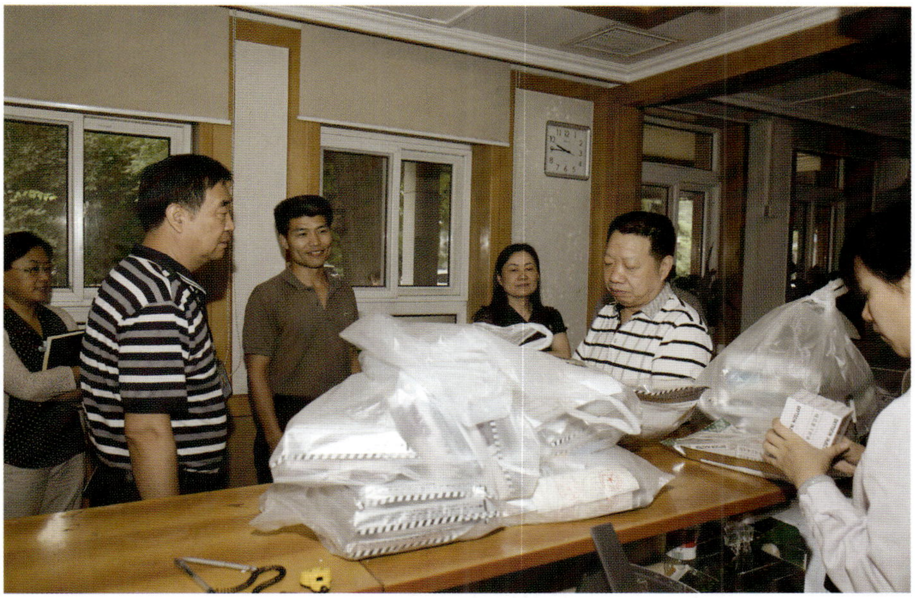

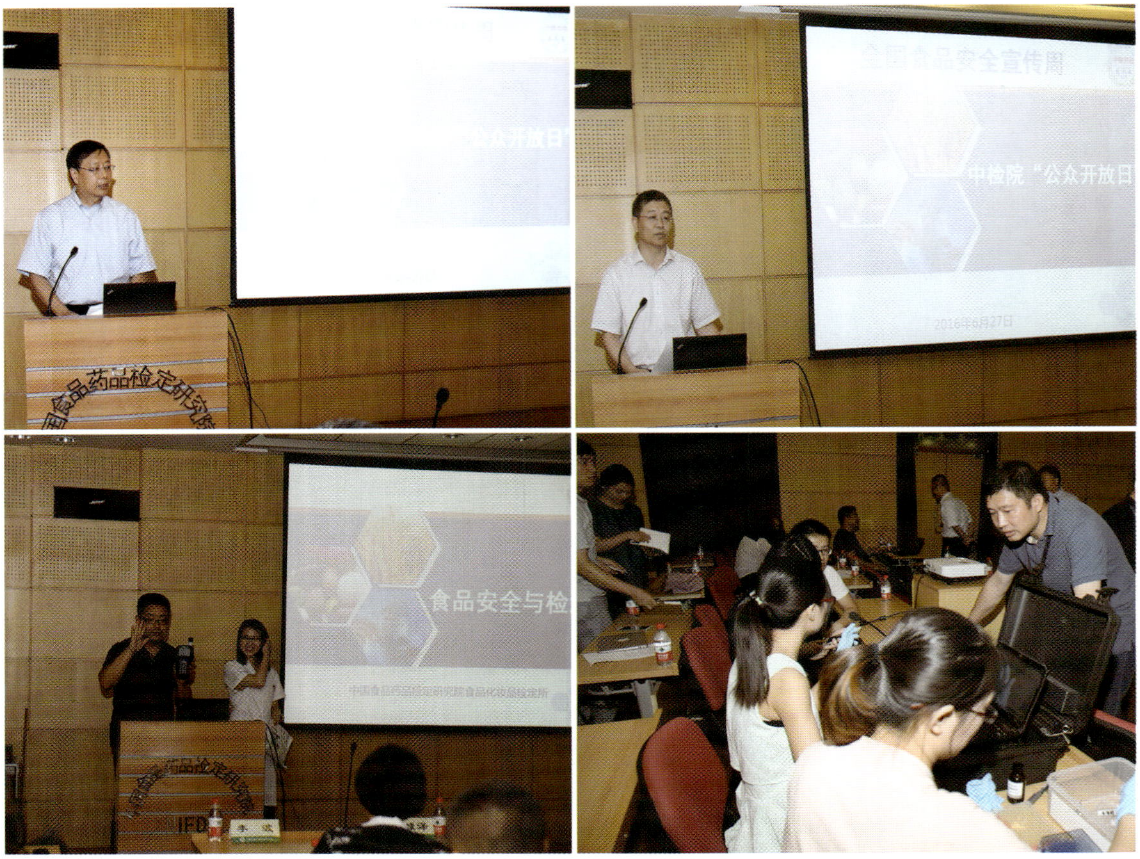

▲ 2016 年 6 月 27 日，中国食品药品检定研究院举办主题为科技铸就食品安全新防线公众开放日活动。该活动是 2016 年全国食品安全宣传周国家食品药品监督管理总局主题日系列活动之一。

► 2016 年 7 月 8 日，中国食品药品检定研究院召开《医疗设备质量检测与校准》教材编写会。《医疗设备质量检测与校准》教材是国家卫生和计划生育委员会“十三五”的规划教材，也是人民卫生出版社组织的生物医学工程专业（临床工程方向）第一轮规划教材。

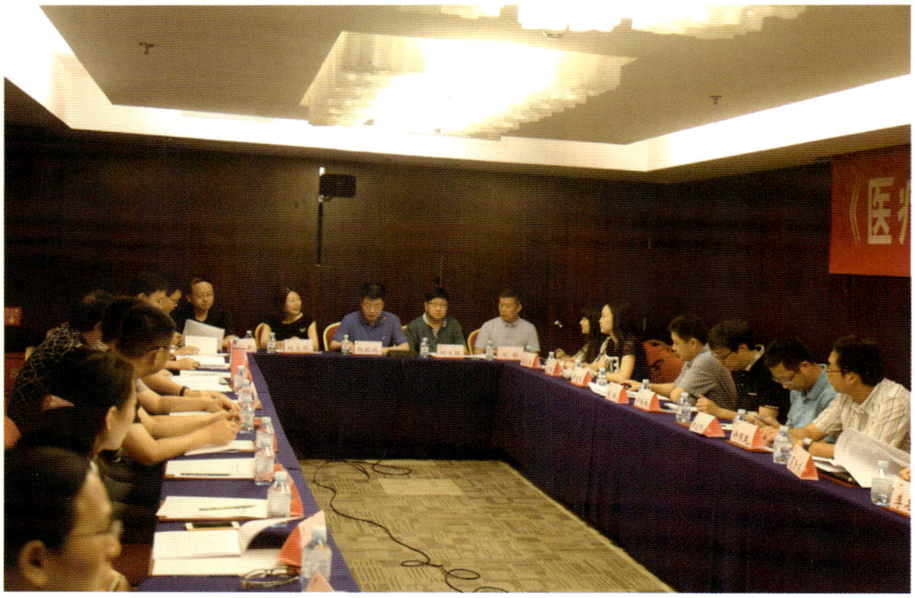

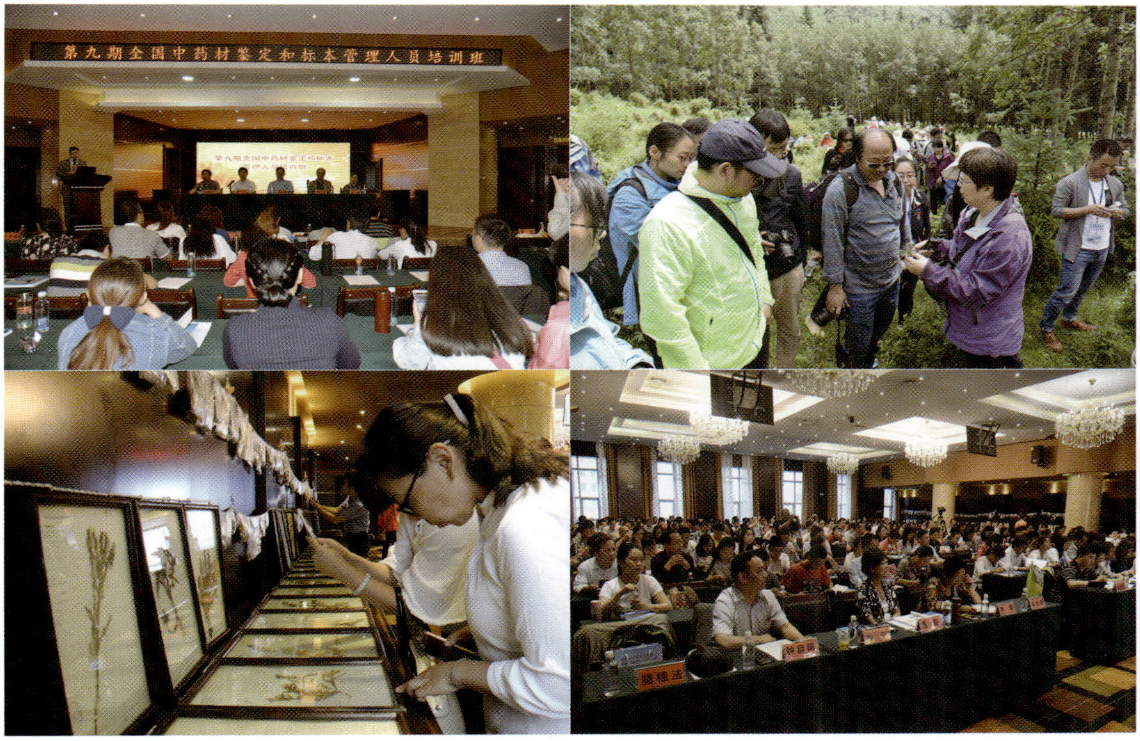

▲ 2016年7月10日至15日，由中国食品药品检定研究院主办、青海省药品检验检测院和青海省药学会承办的第九期全国中药材鉴定和标本管理人员培训班在青海省西宁市举办。

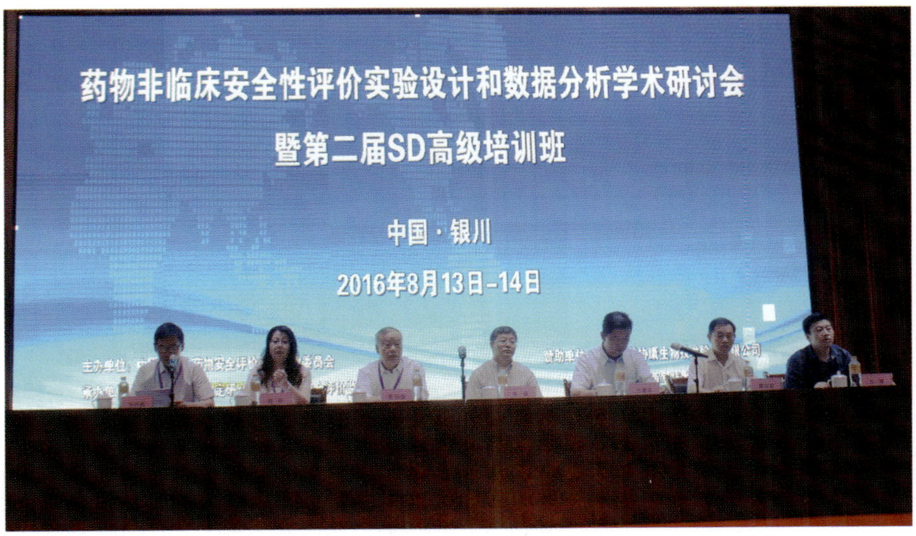

► 2016年8月13日至14日，由中国药学会药物安全评价研究专业委员会主办，中国食品药品检定研究院食品药品安全评价研究所承办，宁夏回族自治区药品检验所协办的药物非临床安全性评价实验设计和数据分析学术研讨会暨第二届专题负责人（Study director, SD）高级培训班在宁夏回族自治区银川市召开。

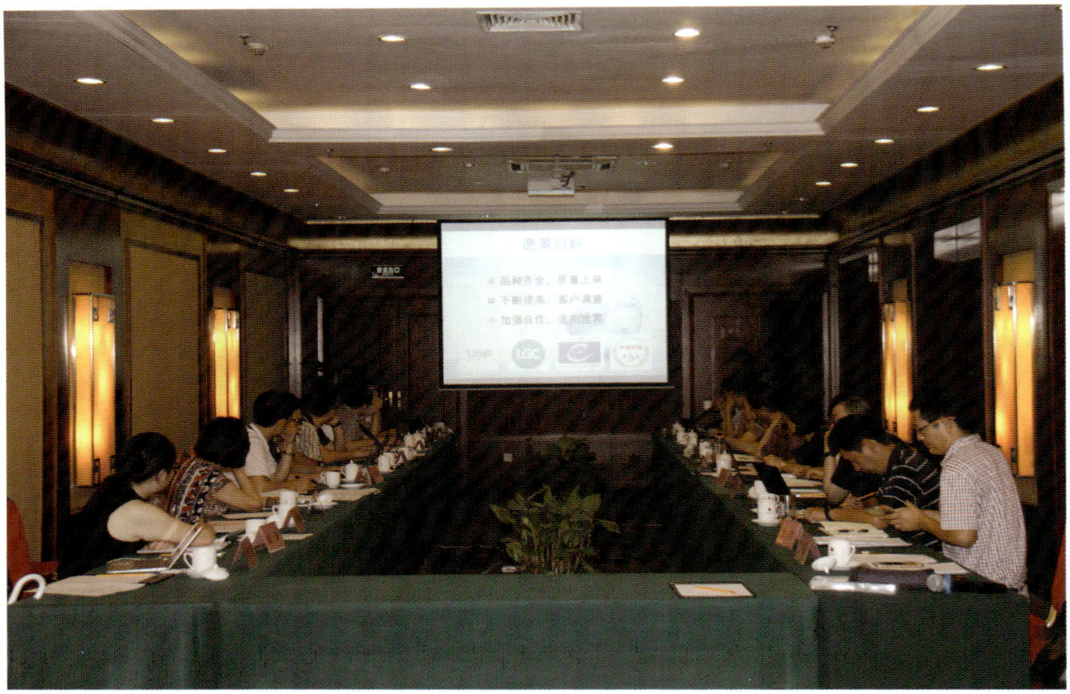

▲ 2016年8月18日，由中国合格评定国家认可委员会（CNAS）主办，中国食品药品检定研究院承办的ISOCASCOJWG43认证认可国际标准国内对接工作会议在北京市召开。

► 2016年9月20日至22日，由中国合格评定国家认可委员会（CNAS）主办的第五届中国能力验证论坛在北京市举行。中国食品药品检定研究院检验机构能力评价研究中心主任负责人应邀作大会学术报告，从食药检系统实验室概况、食药检系统能力验证开展情况、未来工作设想等3个方面系统介绍了我国食药系统能力验证工作。

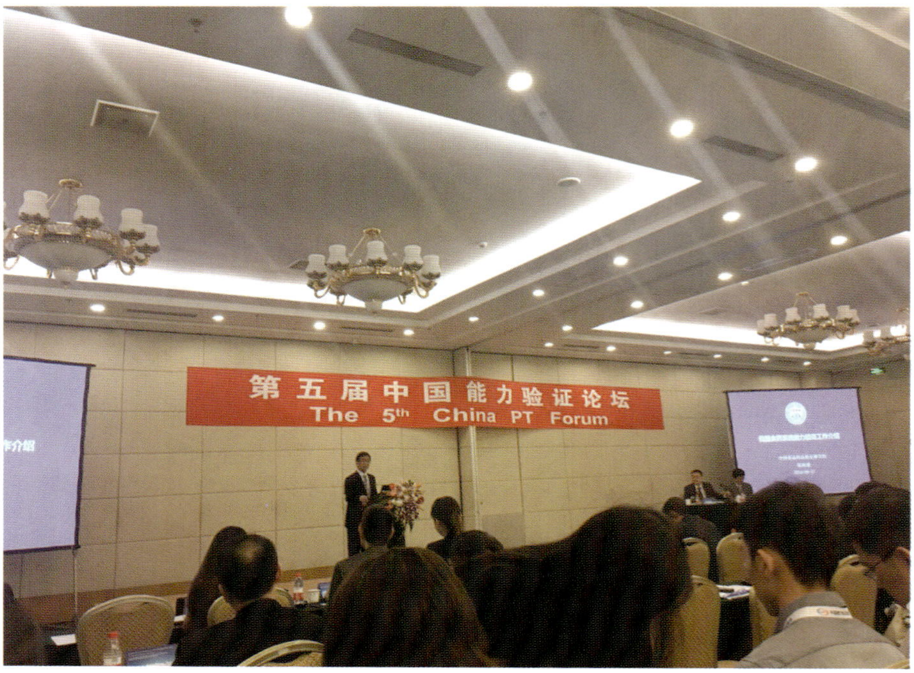

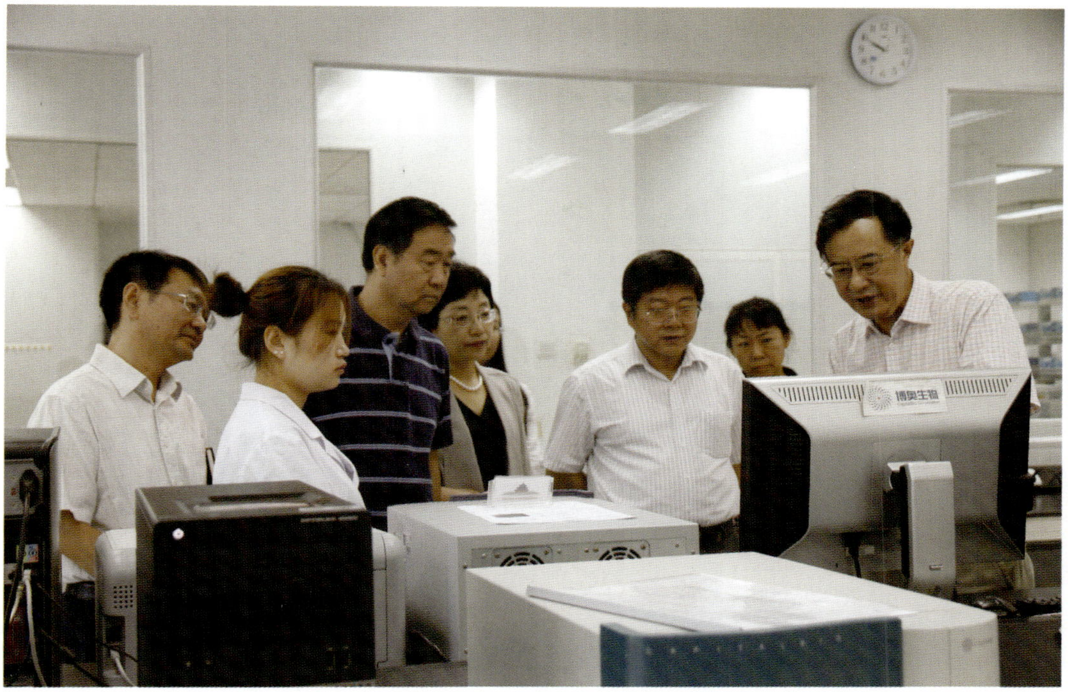

▲ 2016年9月20日上午，中国食品药品检定研究院王佑春副院长一行到博奥生物公司调研，并就体外诊断试剂检验等工作进行交流。

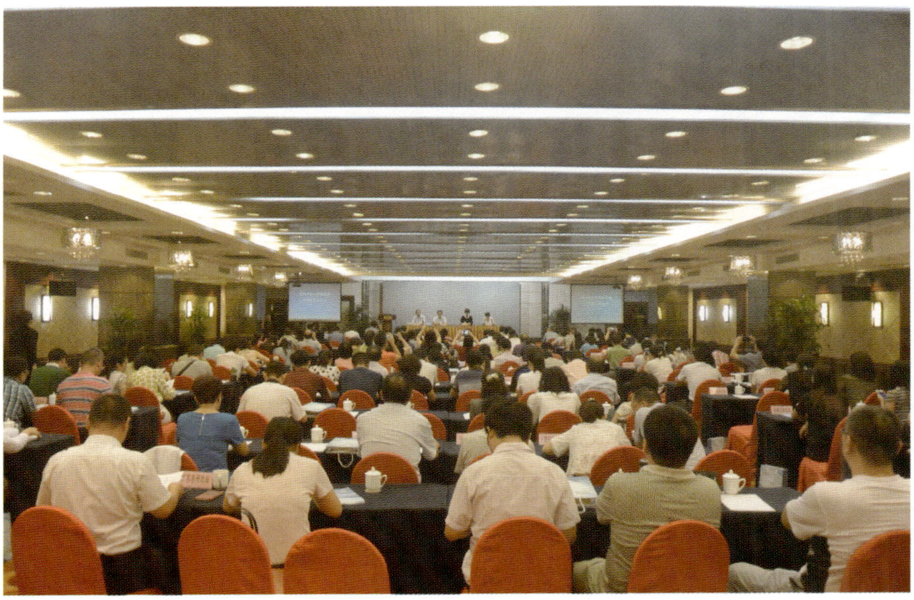

◀ 2016年9月26日至29日，中国食品药品检定研究院在江苏省苏州市组织召开医疗器械分类界定管理工作培训会。来自全国省、市局医疗器械监管、技术审评、不良反应以及检测等部门代表共160余人参加培训。

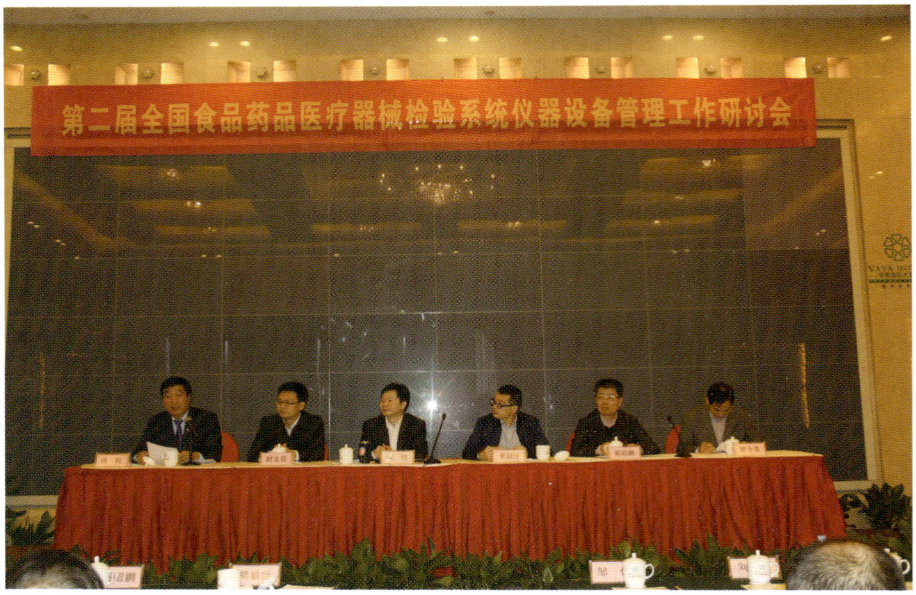

► 2016年10月27日至28日，由中国食品药品检定研究院主办，湖南省药品检验研究院协办的第二届全国食品药品医疗器械检验系统仪器设备管理工作研讨会在湖南省长沙市召开。

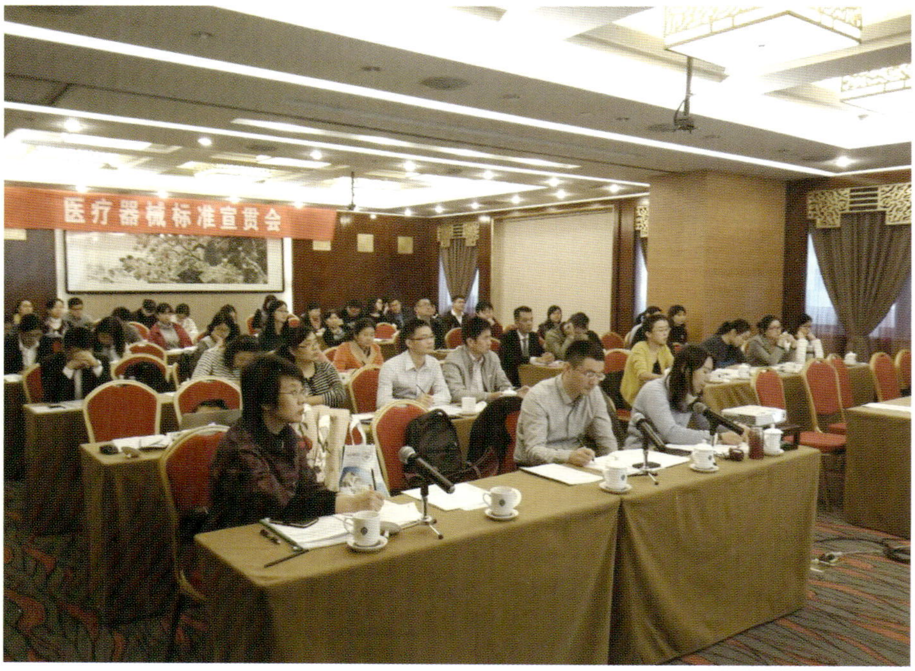

◄ 2016年10月27日，中国食品药品检定研究院在北京市召开医疗器械行业标准宣贯会。来自全国的临床、检验检测、科研机构和审评中心及相关企业代表共50余人参加会议。

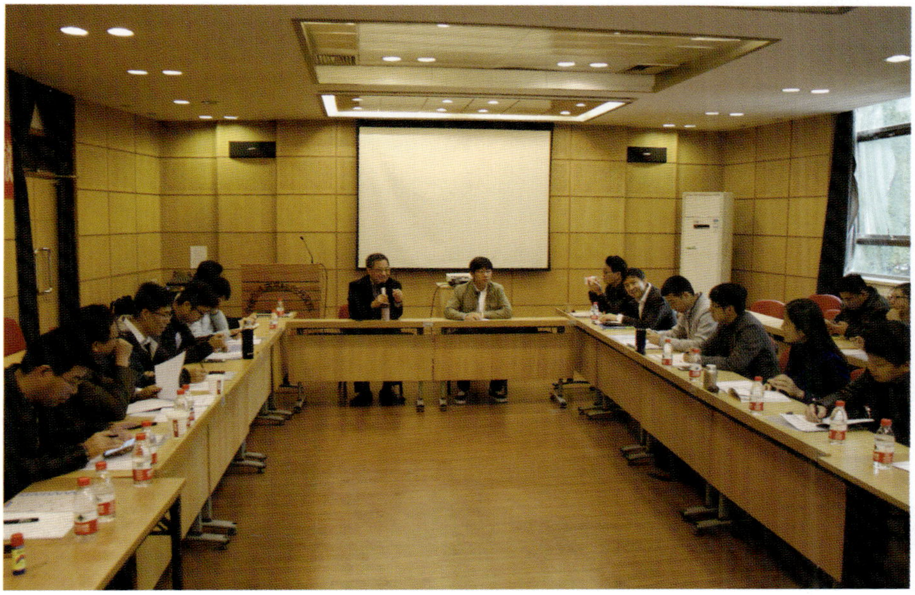

◄ 2016年10月28日，中国食品药品检定研究院召开数字标准物质平台开发与应用启动会。来自全国药检系统部分省市、自治区食品药品检验院（所）中药室的相关人员近40人参加此次启动会。

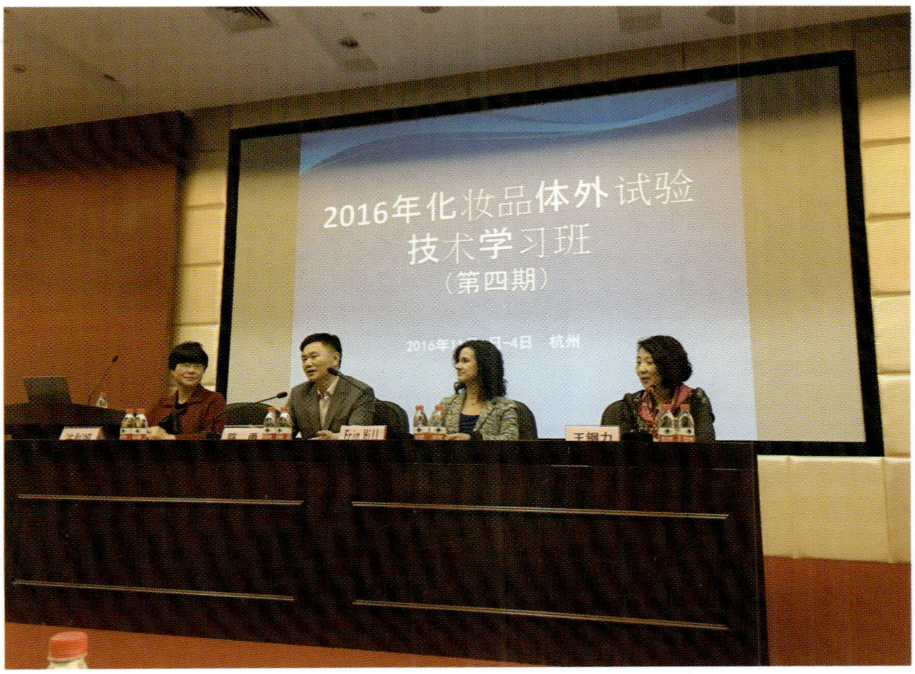

► 2016年11月1日至4日，由中国食品药品检定研究院与美国体外科学研究院（IIVS）联合主办，浙江省食品药品检验研究院承办的第四期化妆品体外试验技术学习班在浙江省杭州市举行。中国食品药品检定研究院副院长路勇、浙江省食品药品检验研究院院长洪利娅、中检院食品化妆品检定所负责人以及来自美国体外科学研究院的Erin Hill女士出席开班仪式并致辞。来自全国22家单位共40余名学员参加学习。

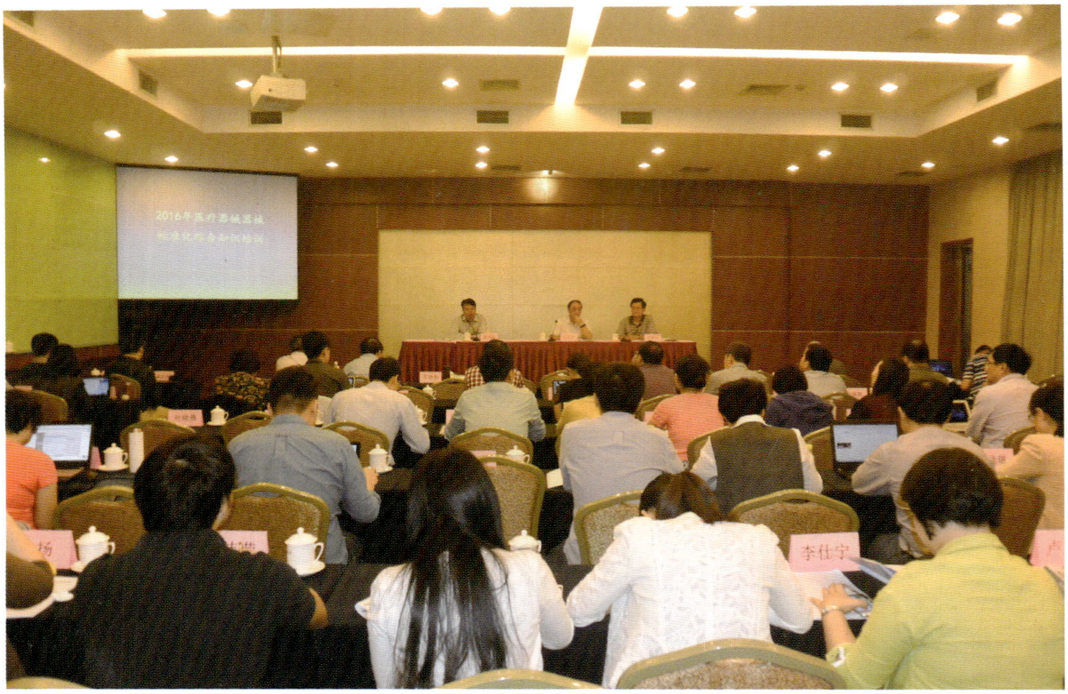

▲ 2016 年 11 月 7 日，中国食品药品检定研究院在广东省广州市举办 2016 年医疗器械标准化综合知识培训班。

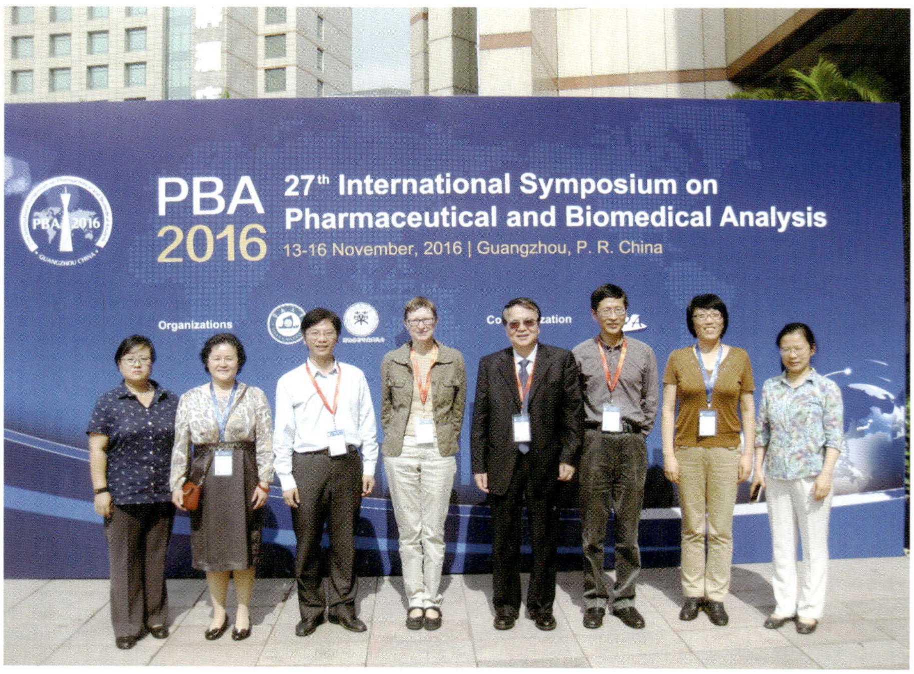

► 2016 年 11 月 13 日至 16 日，由中国药学会药物分析专业委员会和暨南大学联合承办、中国食品药品检定研究院《药物分析杂志》协办的第 27 届国际药物及生物分析大会（PBA 2016）在广东省广州市召开。

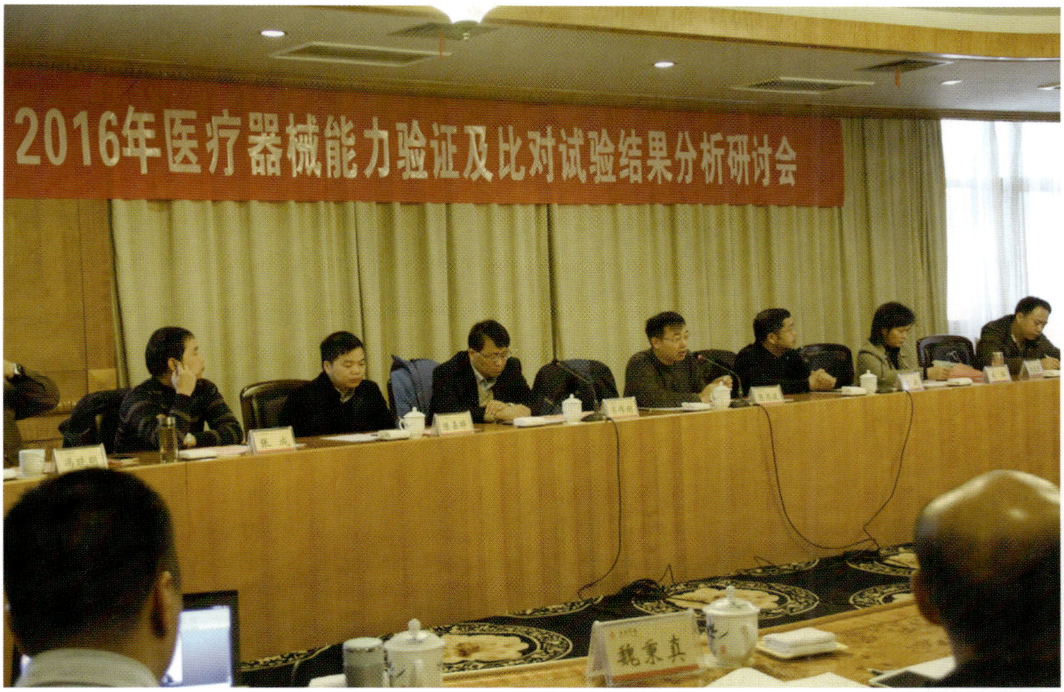

▲ 2016 年 11 月 24 日至 26 日，由中国食品药品检定研究院主办、湖南省医疗器械检验检测所承办的 2016 年医疗器械能力验证及比对试验结果分析研讨会在湖南省长沙市召开。

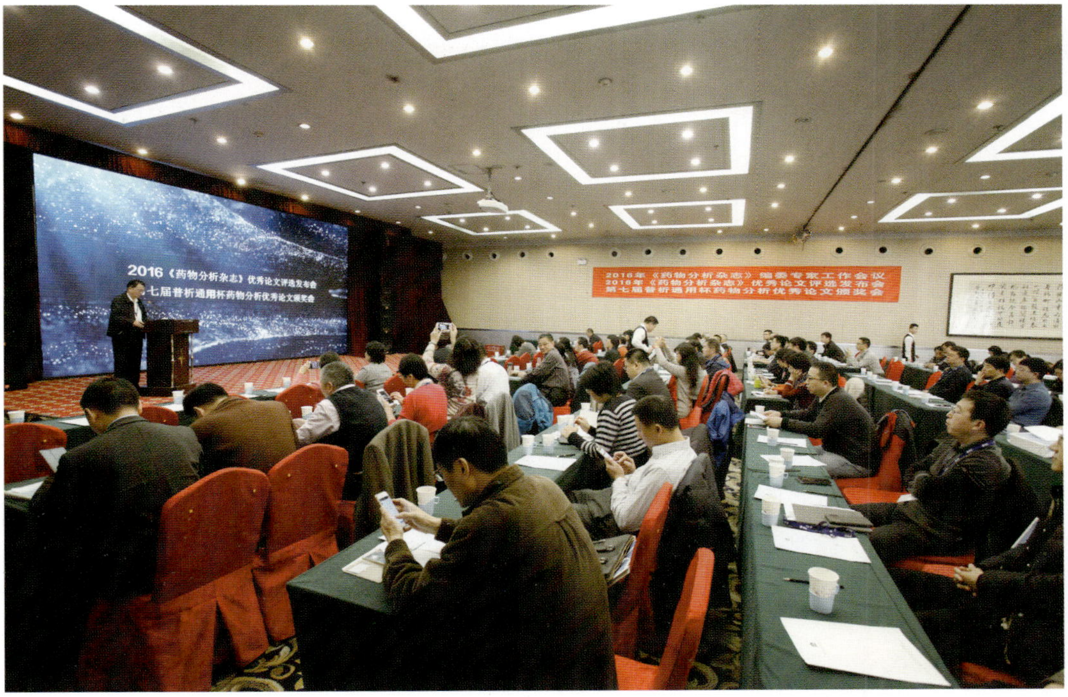

▲ 2016 年 12 月 3 日至 4 日，由中国食品药品检定研究院《药物分析杂志》编辑部和北京普析通用仪器有限公司共同主办的 2016 年《药物分析杂志》优秀论文评选暨第七届普析通用杯药物分析优秀论文颁奖会在北京市召开。本次会议恰逢中国药检办刊 65 周年、《药物分析杂志》更名 35 周年。

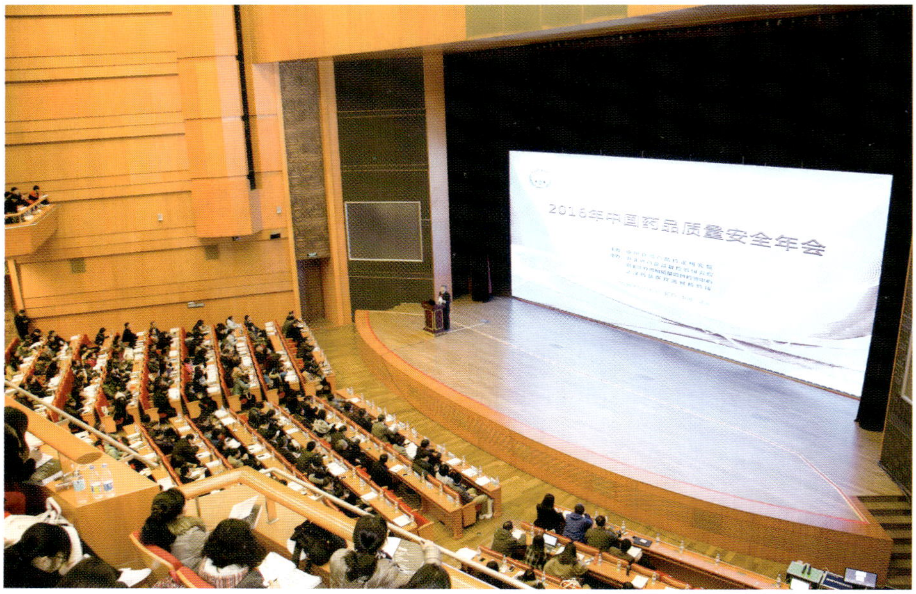

◀ 2016 年 12 月 15 日，2016 年中国药品质量安全年会在武汉市召开。国家食品药品监督管理总局副局长、党组成员、药品安全总监孙咸泽到会并讲话，湖北省食品药品监督管理局副局长邓小川，中国食品药品检定研究院党委书记、院长李波致辞，副院长张志军主持年会。

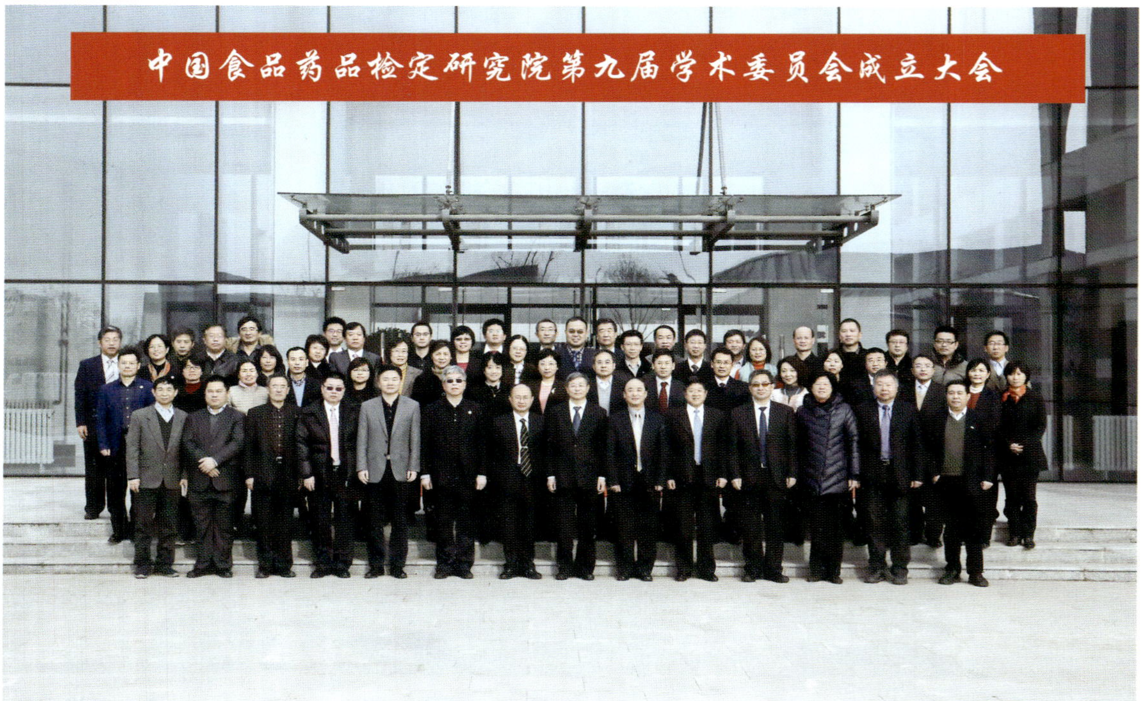

▲ 2016 年 12 月 26 日，中国食品药品检定研究院第九届学术委员会成立大会在北京市大兴区新址召开。

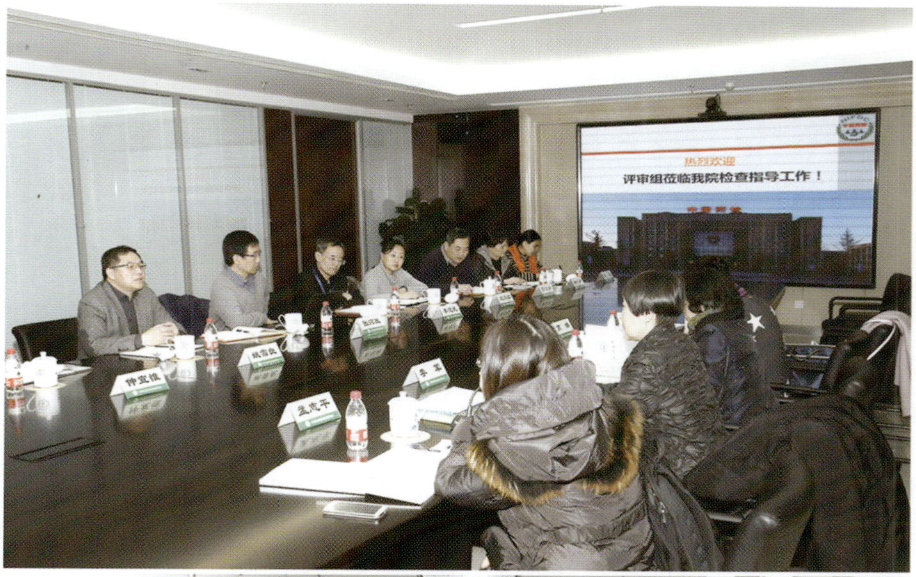

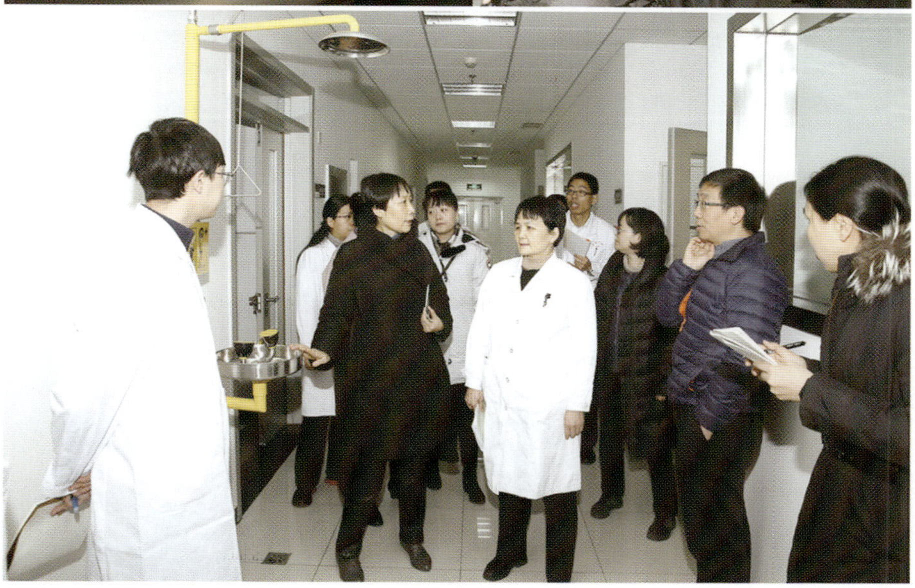

▲ 2016年12月27日至28日，中国合格评定国家认可委员会（CNAS）派出6名评审员对中国食品药品检定研究院新址进行了实验室认可、资质认定二合一扩项现场评审检查。

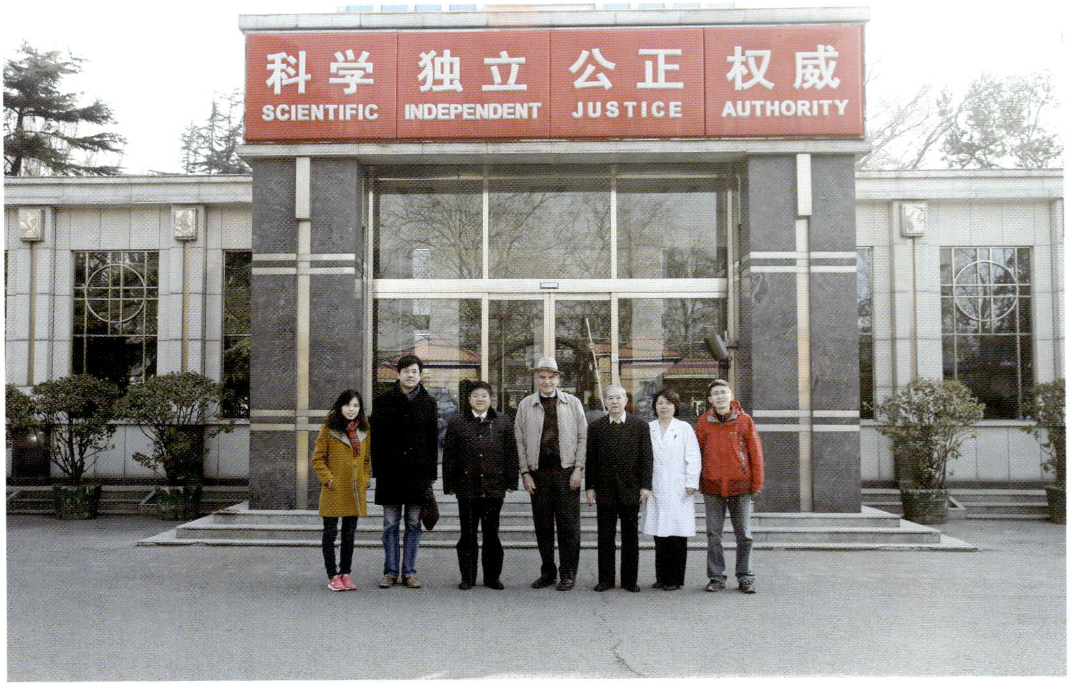
科学 SCIENTIFIC
独立 INDEPENDENT
公正 JUSTICE
权威 AUTHORITY

▲ 2016年3月1日，应中国食品药品检定研究院俞永新院士邀请，美国黄病毒疫苗研究领域的著名专家、登革热疫苗研究鼻祖、登革抗体增强效应（ADE）发现者 Scott BHalstead 教授访问清华大学期间顺访中检院，并就登革热疫苗的研究进行学术交流。

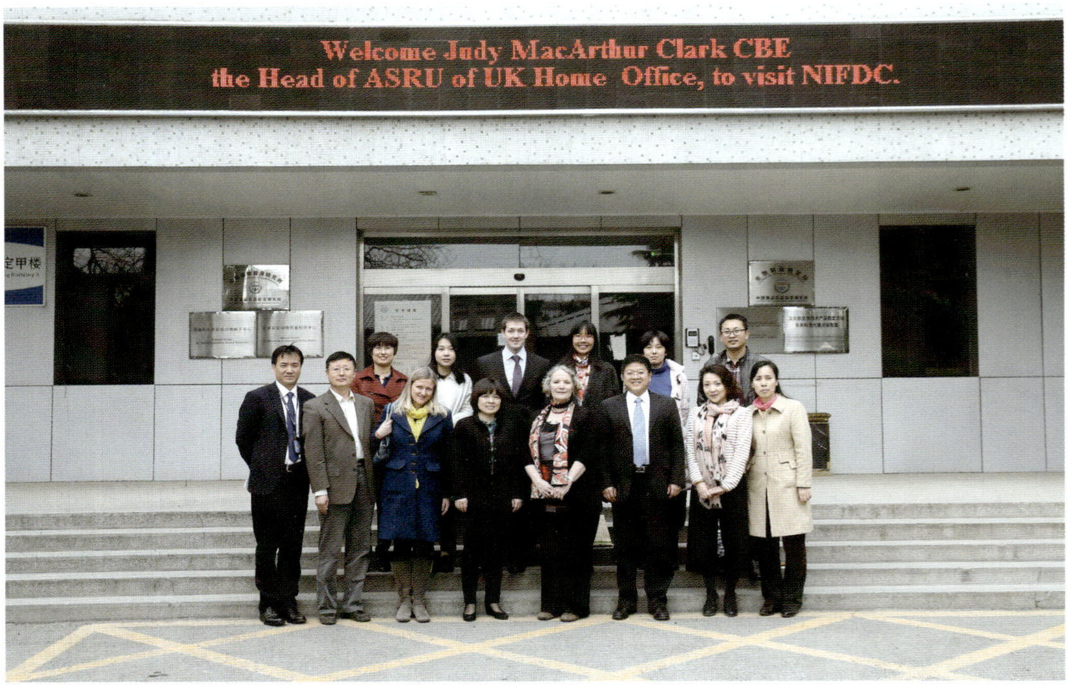
Welcome Judy MacArthur Clark CBE
the Head of ASRU of UK Home Office, to visit NIFDC.

▲ 2016年3月22日，英国内政部实验动物监管司负责人 Judy MacArthur Clark CBE 一行到访中国食品药品检定研究院。

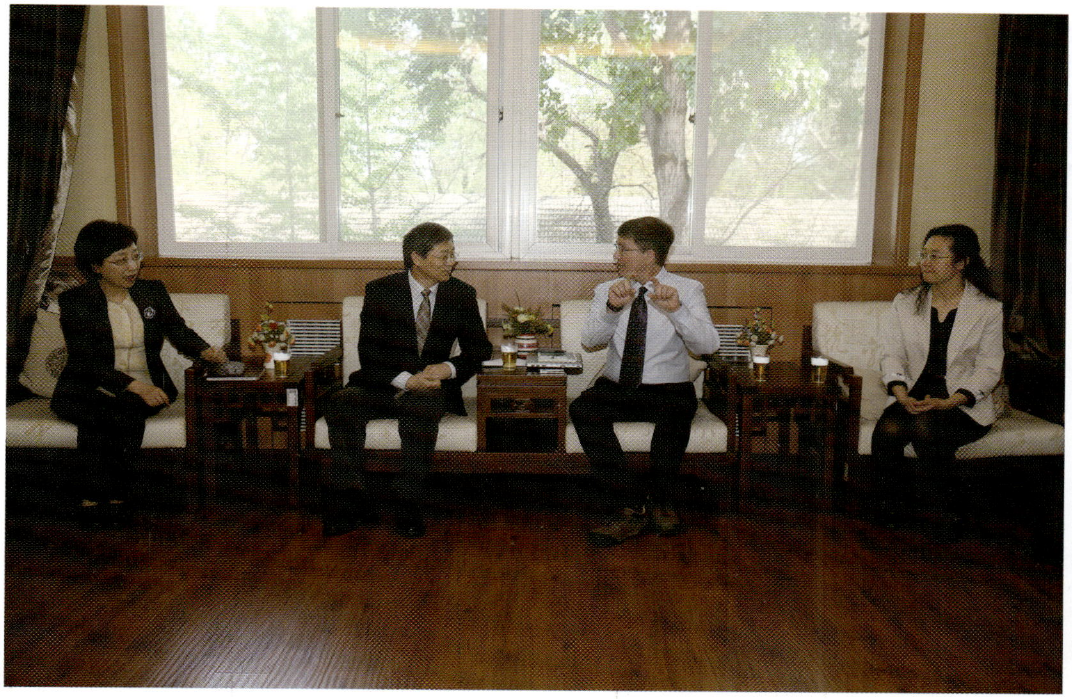

▲ 2016 年 4 月 14 日，中国食品药品检定研究院邀请第八届国家药品标准物质委员会外籍委员 Matthew W. Borer 就标准物质国际合作等工作进行探讨。

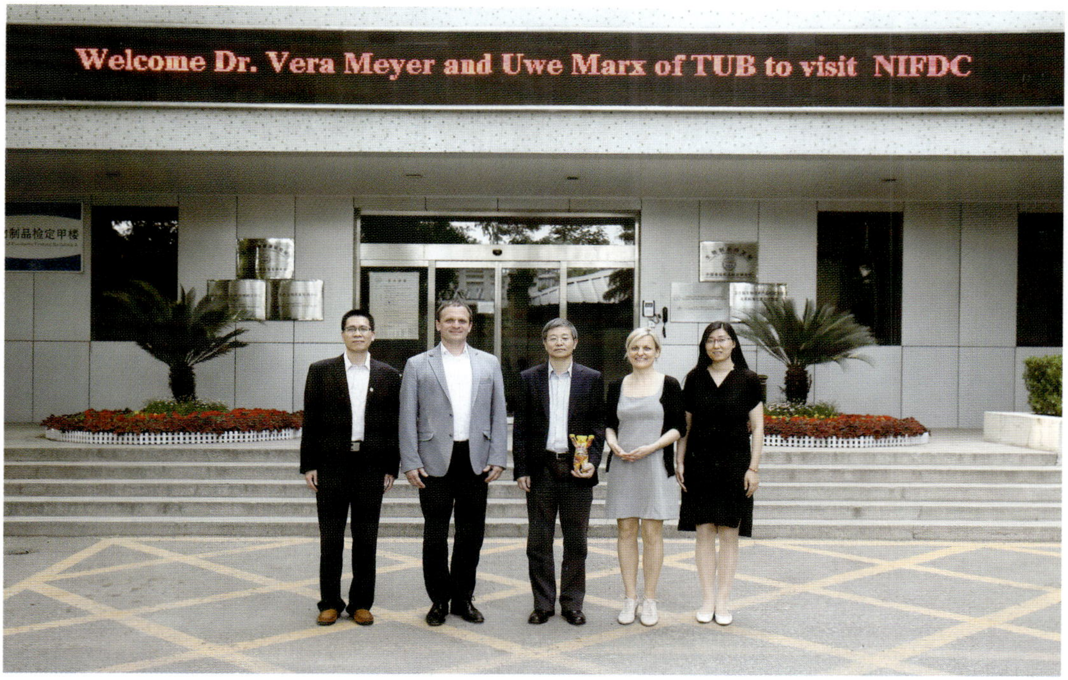
Welcome Dr. Vera Meyer and Uwe Marx of TUB to visit NIFDC

▲ 2016 年 5 月 19 日，德国柏林科技大学生物工程学院 Vera Meyer 博士和 Uwe Marx 博士访问中国食品药品检定研究院。此次访问进一步确定了长期合作关系，详细制定了从 2016 年至 2020 年期间的具体合作内容和发展规划，并达成重要共识，签订了长期合作备忘录（MOU）。

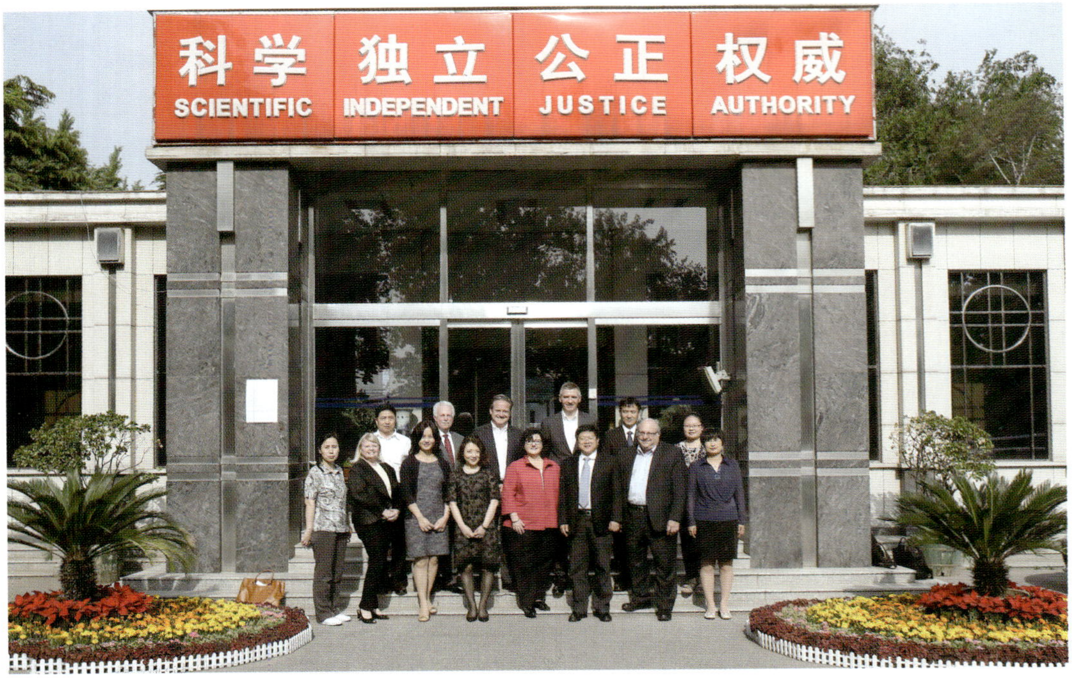

▲ 2016年5月19日，美国MKBC(明凯)国际有限公司董事长琼·麦肯蒂女士（原美联邦商务部副部长）率领美国个人护理品协会（PCPC）执行副总裁兰馥馨等一行9人访问中国食品药品检定研究院。

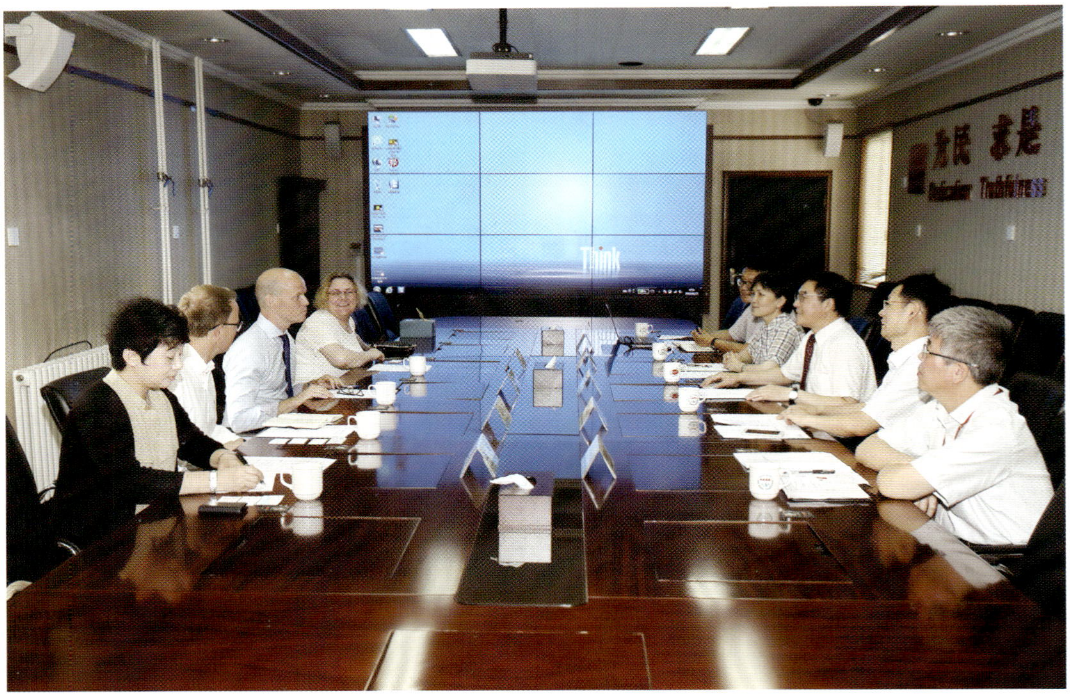

▲ 2016年6月21日，丹麦药品监管局副局长 Mr. Jakob Cold 一行4人访问中国食品药品检定研究院。双方一致认为在中丹食品药品监管合作框架下，就药品上市前注册检验及上市后的市场监督、伪劣药品检验方法建立等方面有着进一步合作的需求。会谈就下一步签署合作备忘录形成了共识。

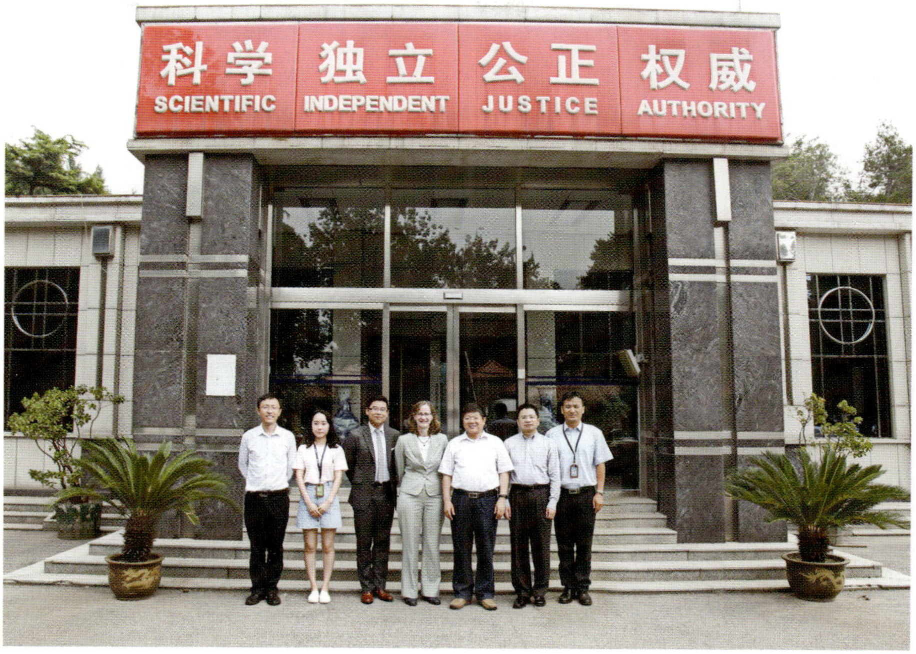

► 2016年7月7日上午，美国药典委员会（USP）国际法规事务副总裁 Katherine Bond 博士、美国 USP 副总裁兼中华区总经理冯兵兵博士等一行3人访问了中国食品药品检定研究院。

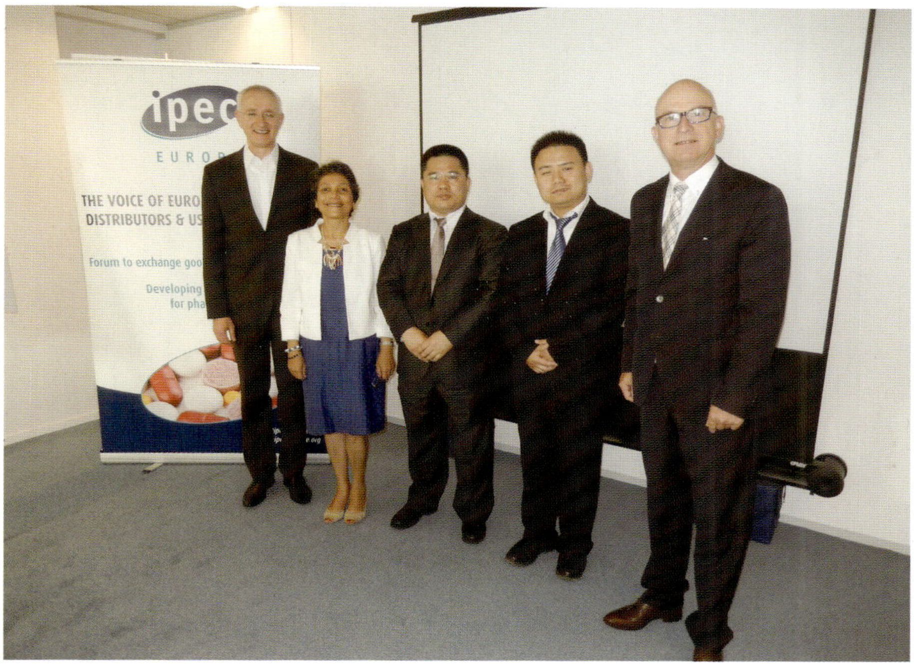

◄ 2016年7月18日至24日，中国食品药品检定研究院包装材料与药用辅料检定所孙会敏研究员、杨锐副研究员赴欧洲参加“药用辅料管理圆桌会议”和“磷脂及相关辅料质控技术研讨会”，并介绍了我国药用辅料管理制度和质控技术。

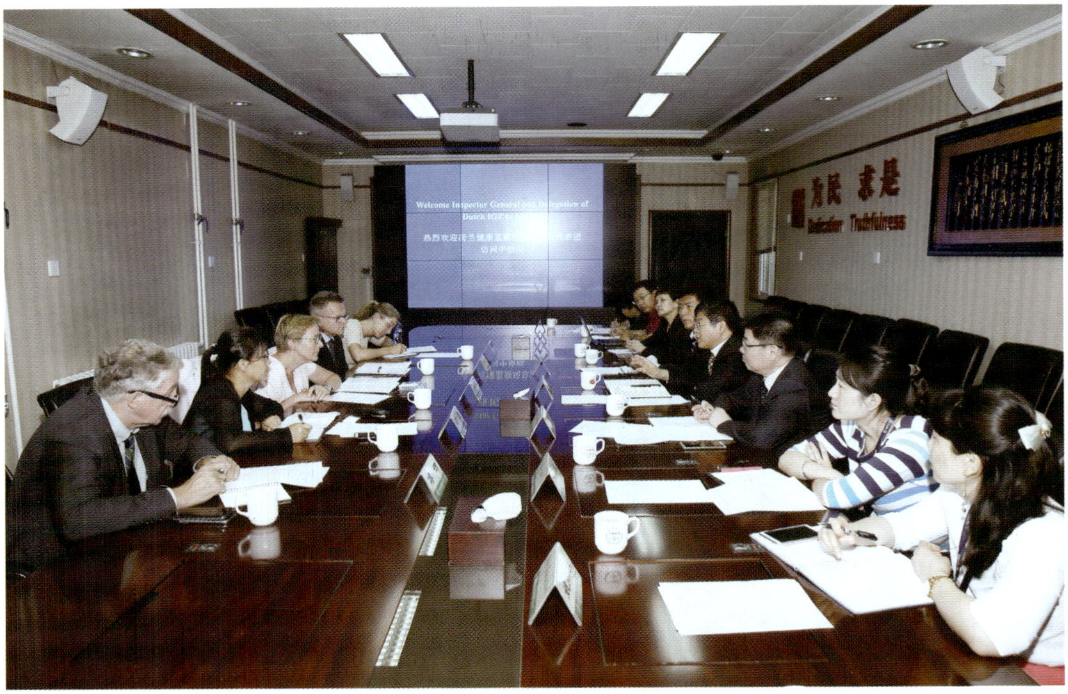

▲ 2016 年 7 月 20 日，荷兰健康监察局罗妮·凡·迪门总监察长一行 5 人访问中国食品药品检定研究院。

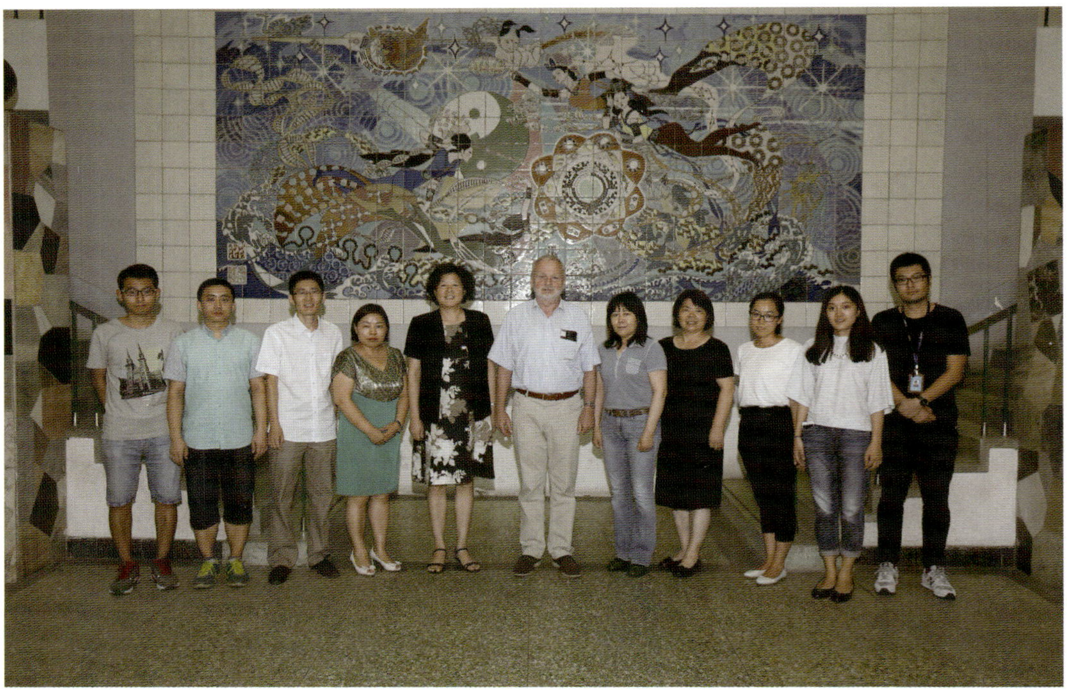

▲ 2016 年 9 月 9 日，德国马普生物物理研究所所长哈特穆特·米歇尔教授携助手彭国宏博士访问中国食品药品检定研究院并作了题为 Membrane Proteins Importance: Structures, Mechanisms（膜蛋白：重要性，结构与机制）的演讲。

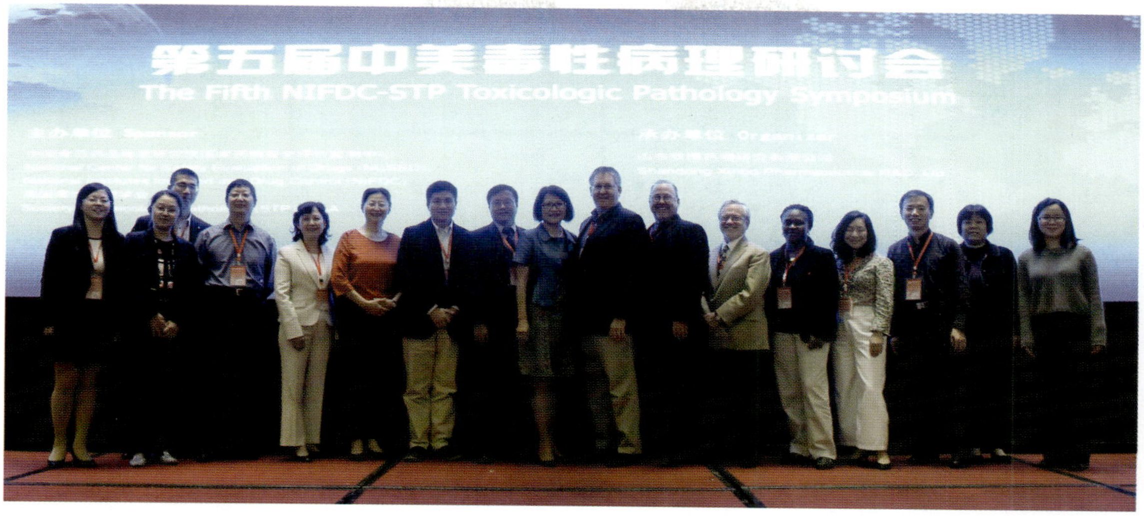

▲ 2016年10月12日至14日，由中国食品药品检定研究院与美国毒性病理学会主办，山东欣博药物研究有限公司承办的第五届中美毒性病理研讨会在山东省济南市召开。

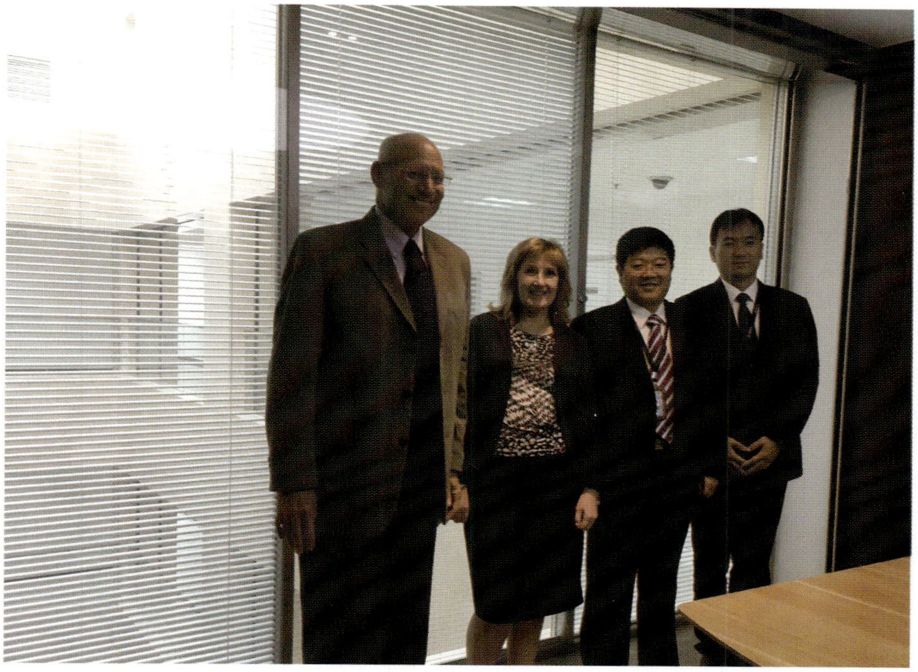

► 2016年10月24日，亚太经合组织生命科学论坛（APEC LSIF）药品监管机构协调委员会药品快速检测技术工作组共同主席 Jeffery Gren 先生和英国药监局（MHRA）稽查处高级政策经理 Lynda Scammell 女士访问中国食品药品检定研究院新址。

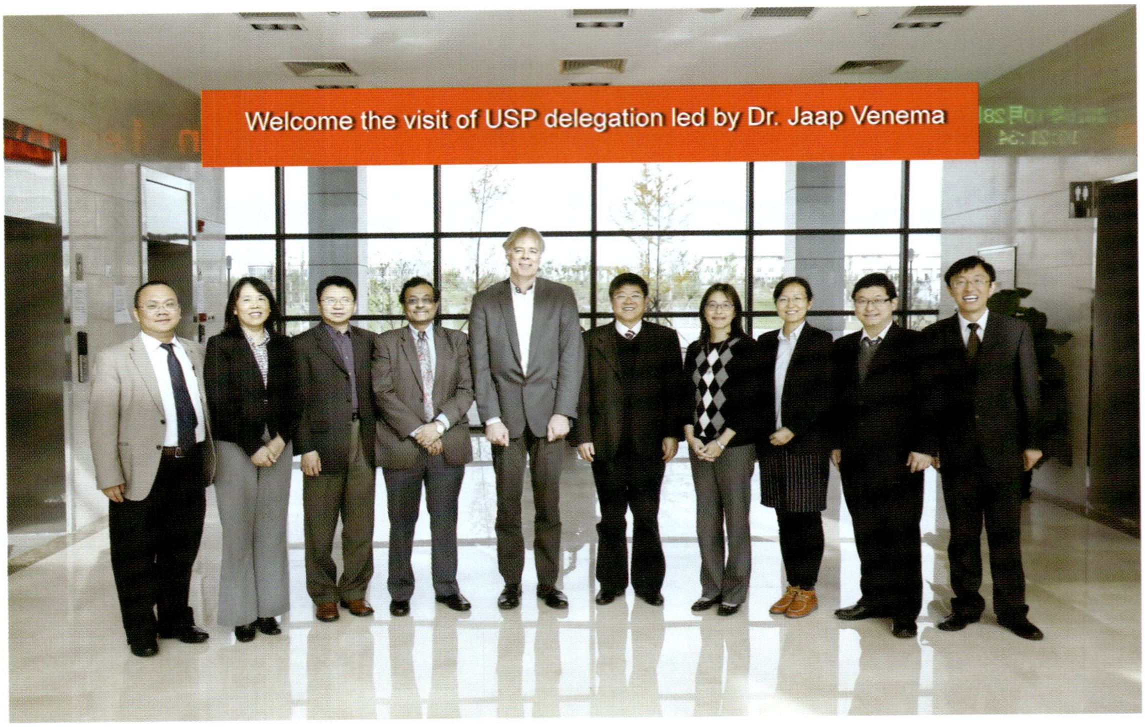
Welcome the visit of USP delegation led by Dr. Jaap Venema

▲ 2016 年 10 月 28 日上午，美国药典委员会（USP）全球执行副总裁兼首席科学官 Jaap Venema 博士、美国 USP 副总裁兼中华区总经理冯兵兵博士等一行 8 人访问中国食品药品检定研究院新址。

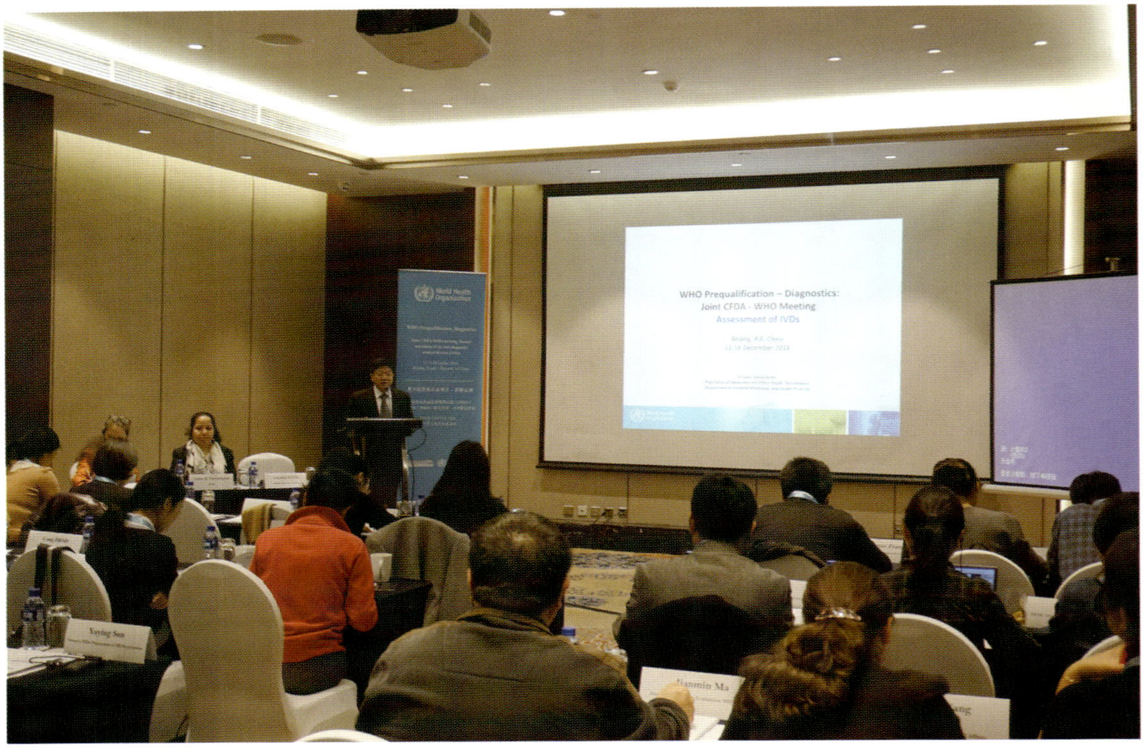
WHO Prequalification – Diagnostics:
Joint CFDA - WHO Meeting
Assessment of IVDs

▲ 2016 年 12 月 12 日至 16 日，由国家食品药品监督管理总局和世界卫生组织联合主办、中国食品药品检定研究院协办的体外诊断试剂预认证研讨会在北京市召开。

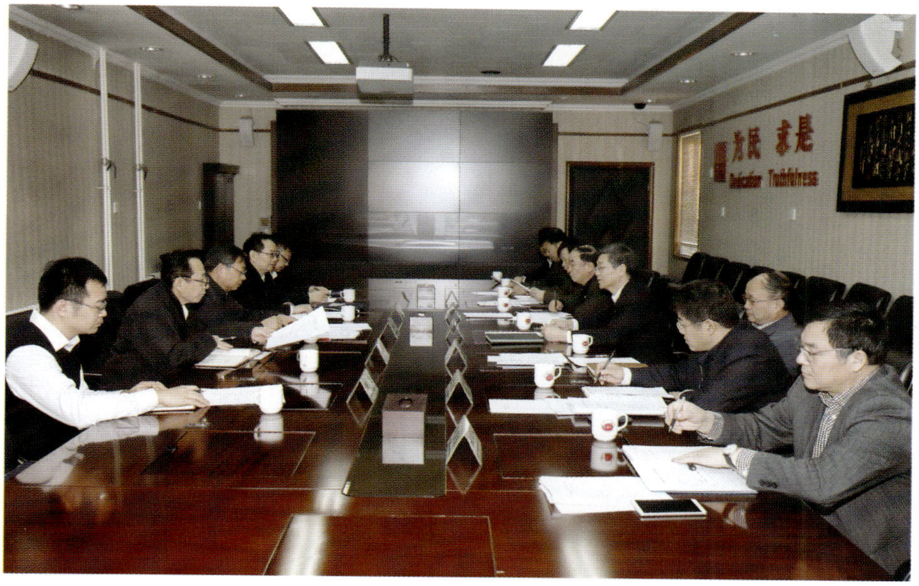

◄ 2016年1月13日，中国食品药品检定研究院领导班子召开“三严三实”专题民主生活会。

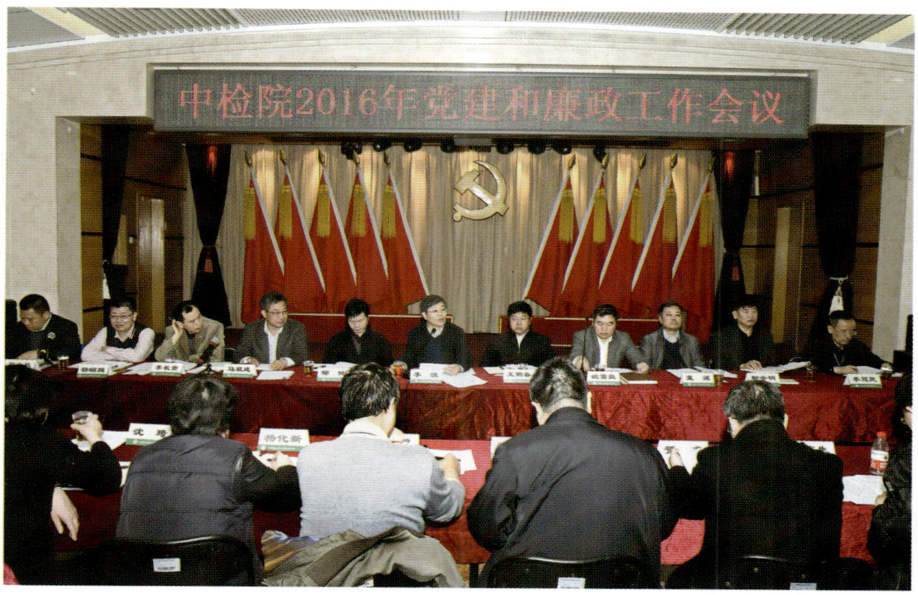

► 2016年3月4日，中国食品药品检定研究院召开2016年党建和廉政工作会议。

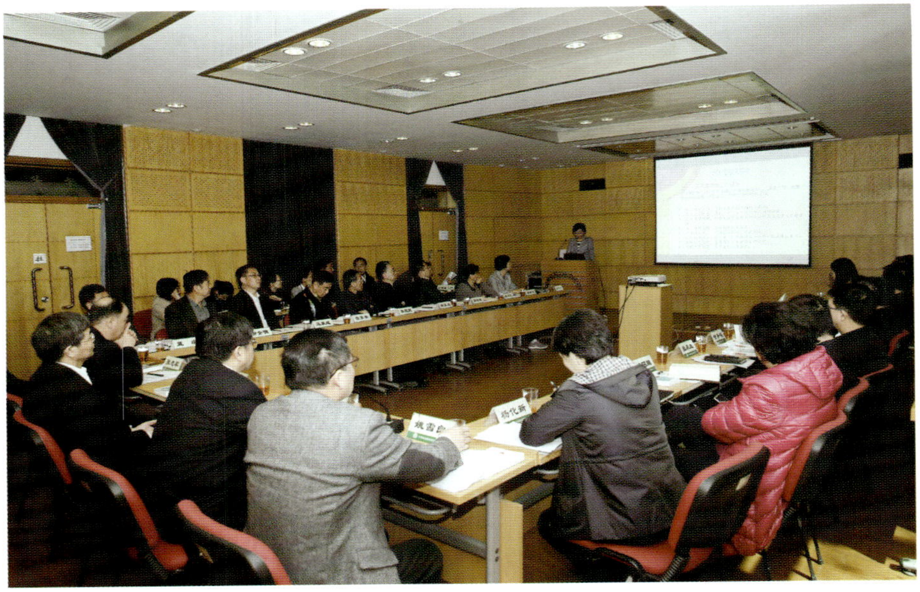

◀ 2016年3月25日，中检院召开以传达学习全国“两会”精神为主要内容的党委理论中心组学习会议。

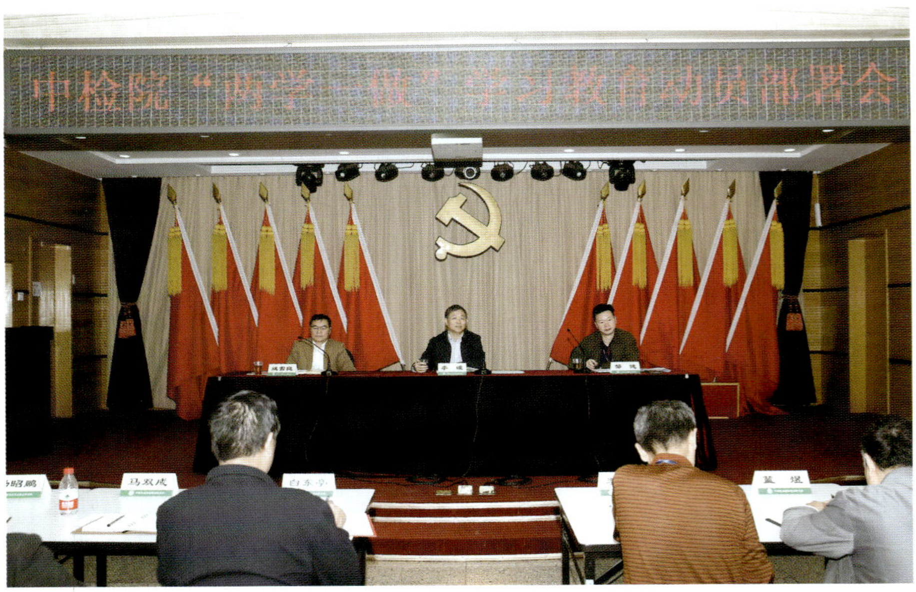

► 2016年4月26日，中国食品药品检定研究院召开学党章党规、学系列讲话，做合格党员学习教育动员部署会。

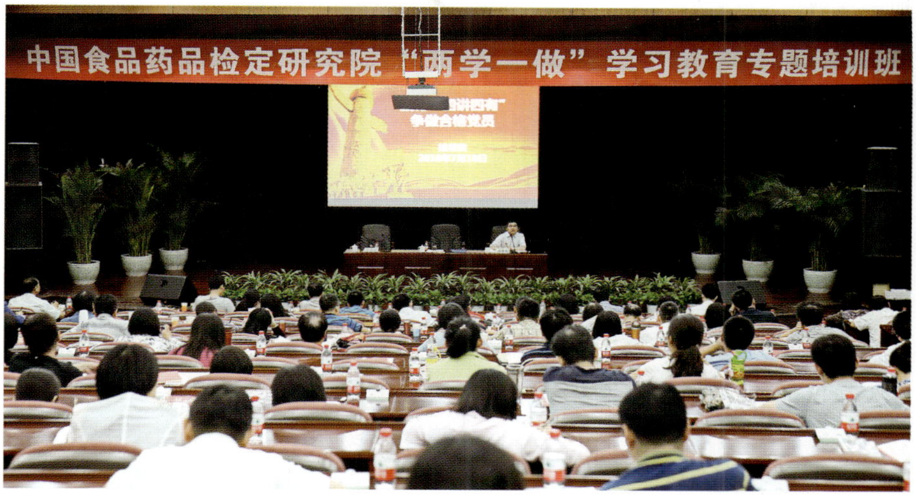

► 2016 年 7 月 18 日至 22 日，中国食品药品检定研究院举办两期"两学一做"学习教育专题培训班。

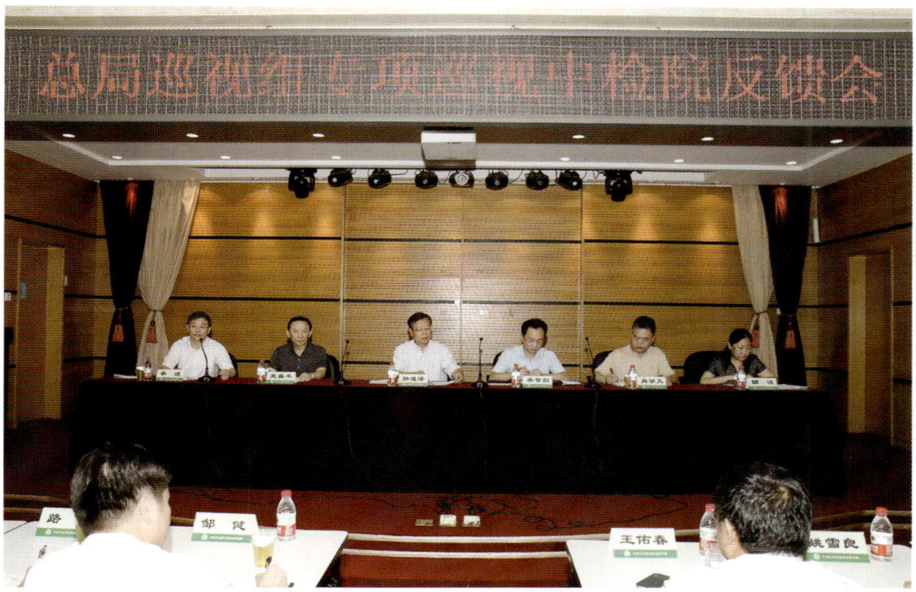

◄ 2016 年 7 月 25 日，国家食品药品监督管理总局第二巡视组组长代表巡视组对巡视情况进行通报，国家食品药品监督管理总局副局长、党组成员、药品安全总监孙咸泽同志出席会议并讲话，中国食品药品检定研究院党委书记、院长李波代表院党委作表态发言。

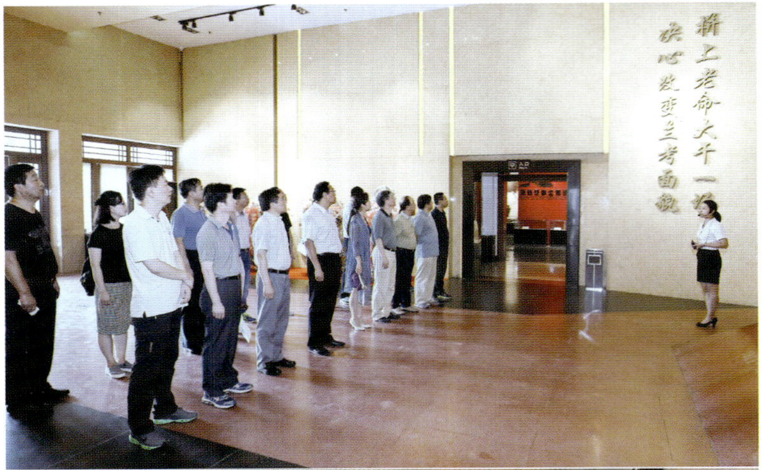

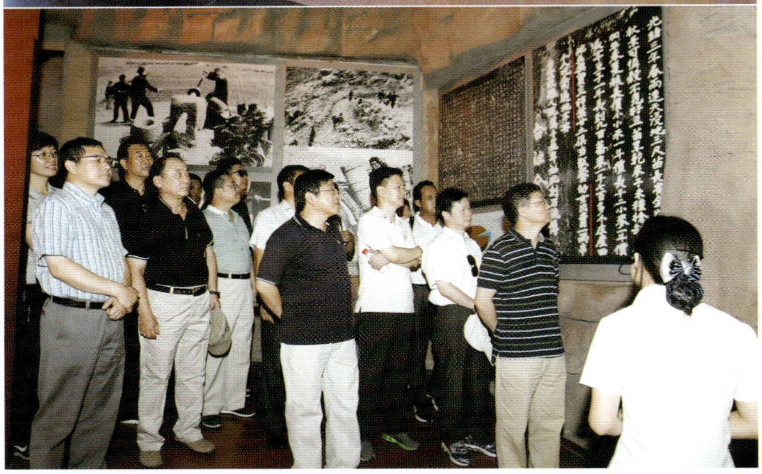

◀ 2016年8月10日至12日，为认真学习贯彻习近平总书记“七一”讲话精神，扎实推进“两学一做”学习教育活动，积极培育领导干部勇于担当、务实苦干的工作作风，中国食品药品检定研究院党委理论中心组联合国家食品药品监督管理总局机关党委，赴河南林州、兰考开展弘扬“红旗渠精神”“焦裕禄精神”主题联学活动。

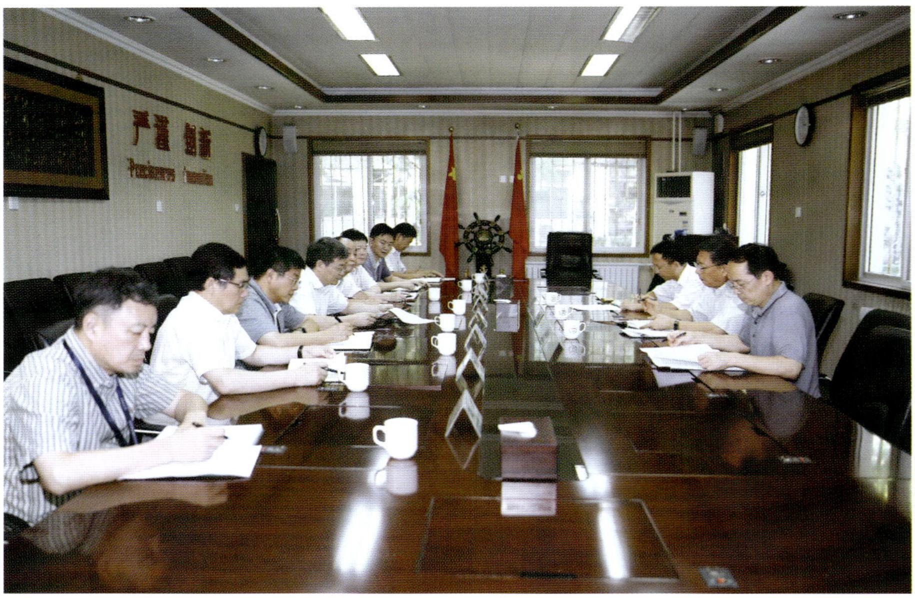

▶ 2016年8月30日，国家食品药品监督管理总局副局长、党组成员、药品安全总监孙咸泽同志带领机关党委常务副书记段永升同志、中央纪委派驻纪检组副组长杨威同志到中国食品药品检定研究院专题检查指导党建工作暨巡视整改落实情况。中国食品药品检定研究院党委书记、院长李波同志作专题汇报，领导班子成员分别作补充发言。

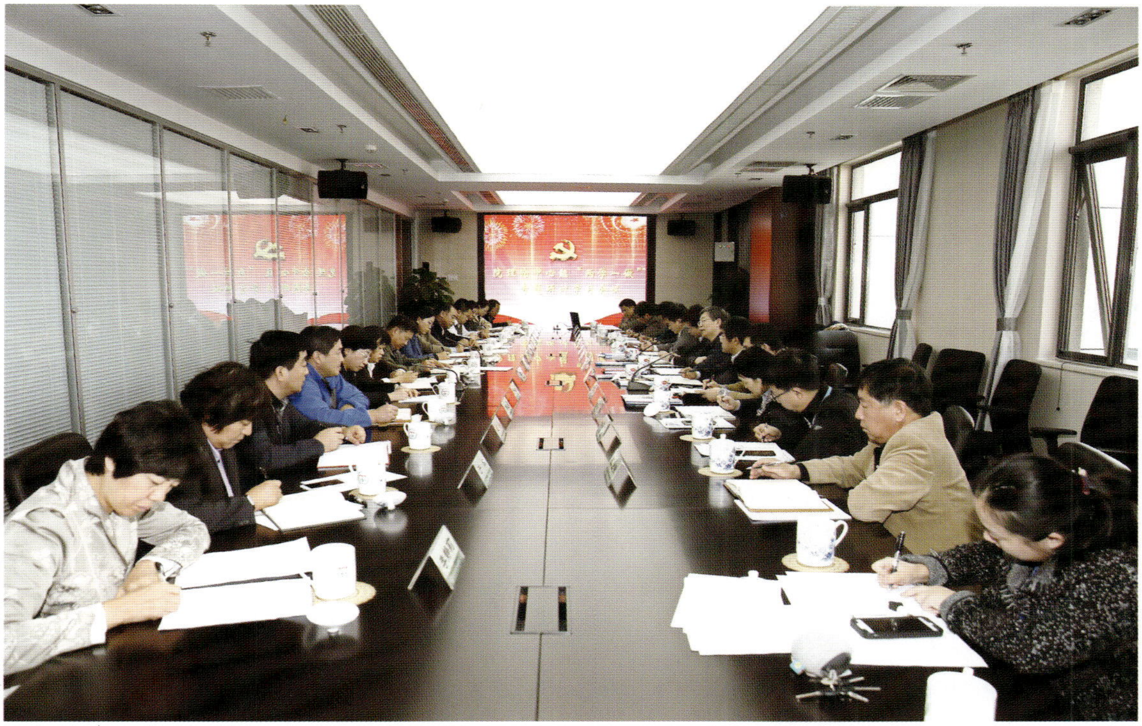

▲ 2016年10月14日，中国食品药品检定研究院召开理论中心组“两学一做”专题研讨学习会议。会议紧紧围绕严格落实“八项规定”精神，持之以恒抓好作风建设这一主题，认真学习中办发电〔2016〕25号及国家食品药品监督管理总局党组《关于总局党组贯彻落实中央“八项规定”精神的实施意见》的文件精神，组织学习研讨。

► 2016年11月16日，中国食品药品检定研究院召开十八届六中全会精神学习动员部署会暨党的十八届六中全会精神专题辅导报告会。会议邀请中央党校李民教授就党的十八届六中全会精神作辅导报告。

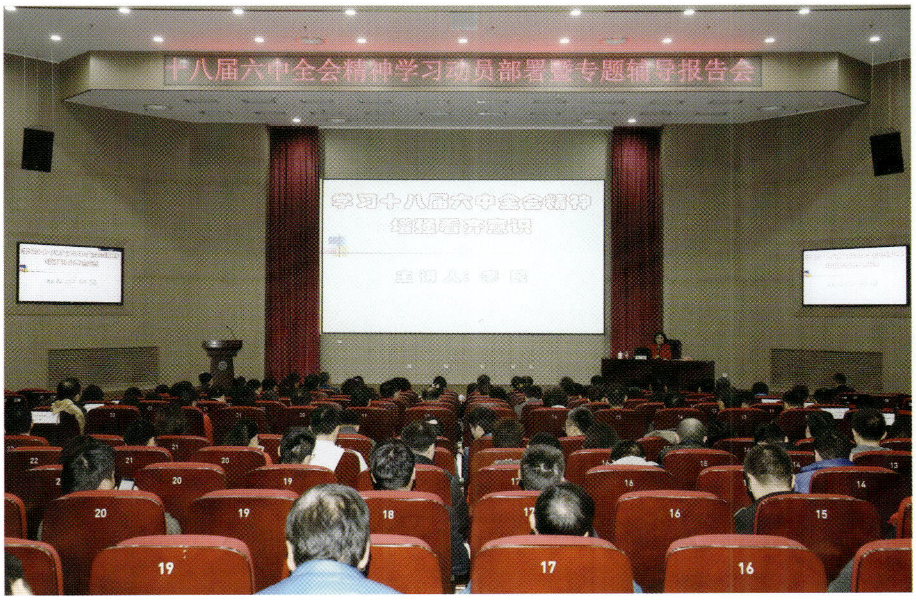

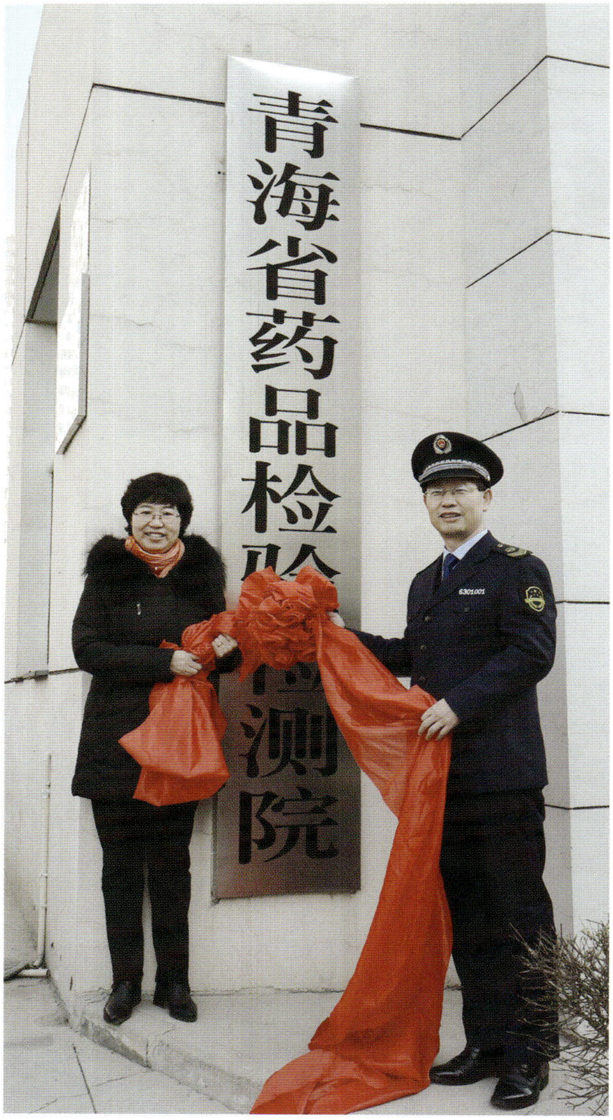

◀ 2016年1月6日，青海省食品药品检验所正式更名为青海省药品检验检测院并举行挂牌仪式，正式将餐饮食品、保健食品检验职能和检验人员划转至青海省食品检验检测院，另增加19名医疗器械技术人员编制。

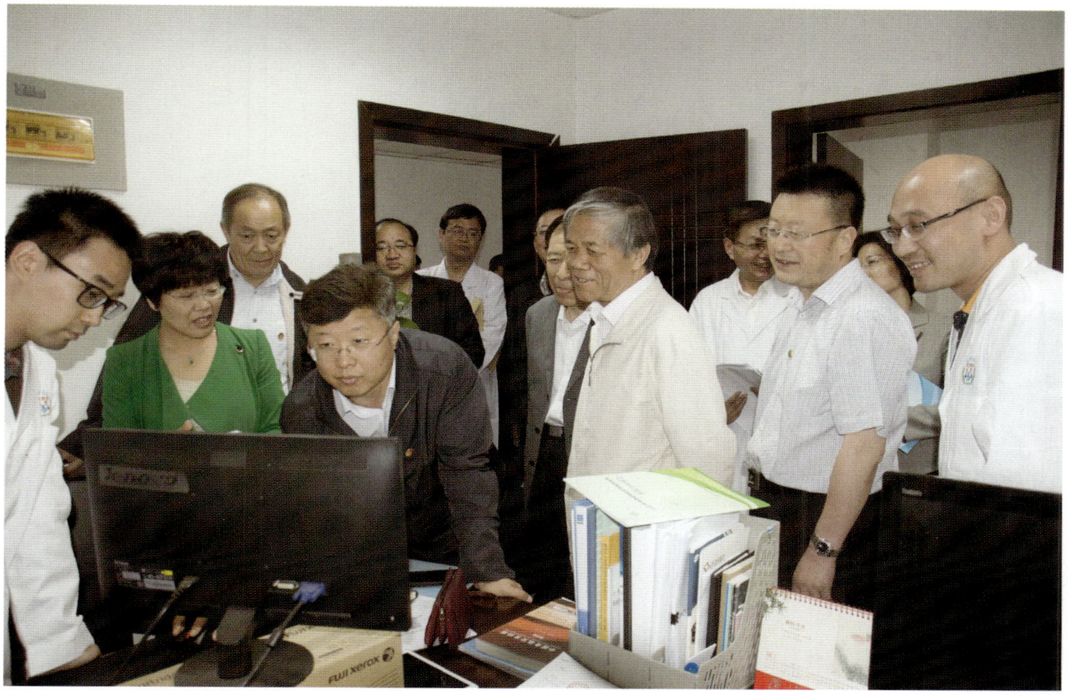

▲ 2016 年 5 月 25 日，全国人大执法检查组莅临陕西省食品药品检验所视察工作。

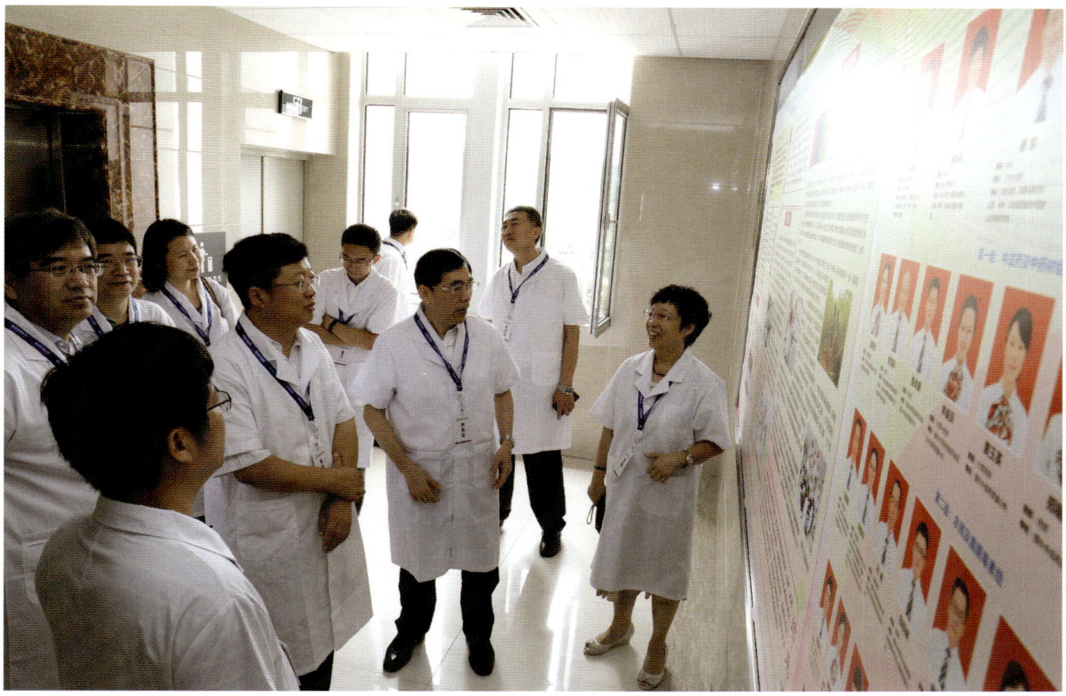

▲ 2016 年 7 月 5 日上午，国务院食品安全办副主任、国家食品药品监督管理总局副局长滕佳材带领工作组一行 5 人，调研广西壮族自治区食品药品检验所检验工作。

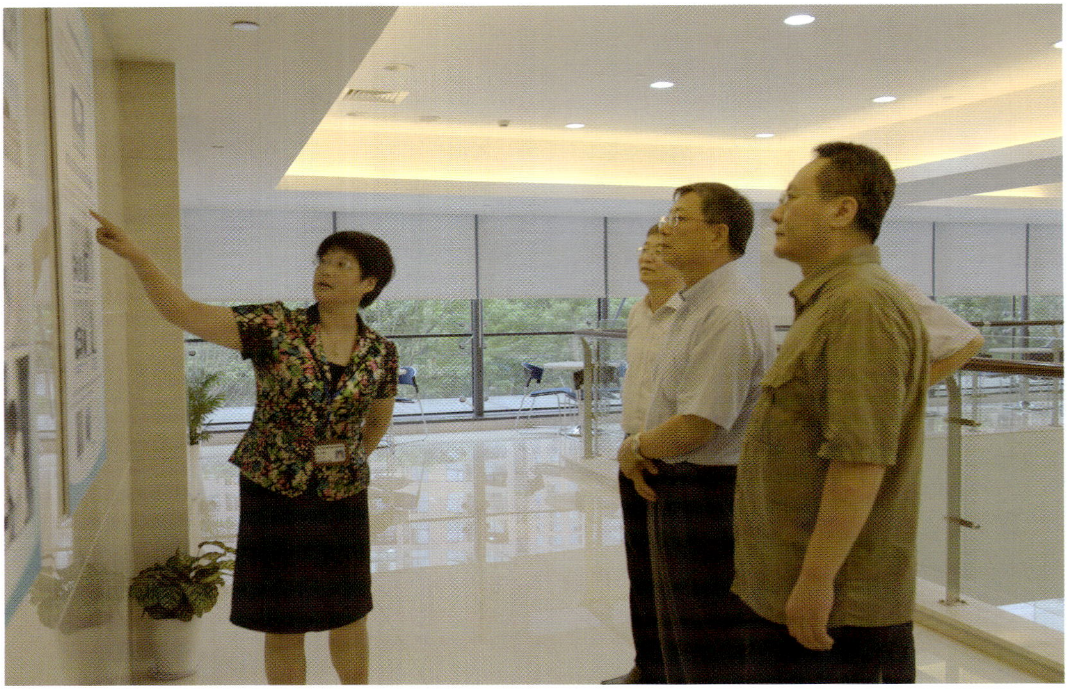

▲ 2016年7月13日至15日，国家食品药品监督管理总局副局长、党组成员、药品安全总监孙咸泽出席全国食品药品医疗器械检验工作座谈会，期间到浙江省食品药品检验研究院调研指导工作。

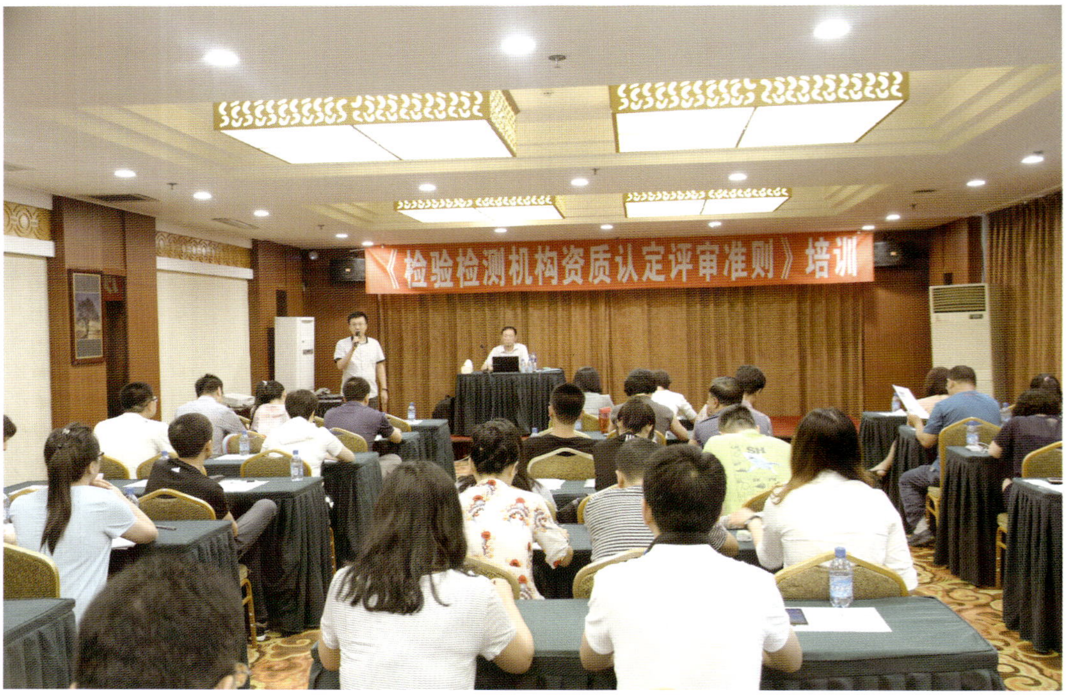

▲ 2016年7月16日至17日，辽宁省食品检验检测院举办《检验检测机构资质认定评审准则》培训班。

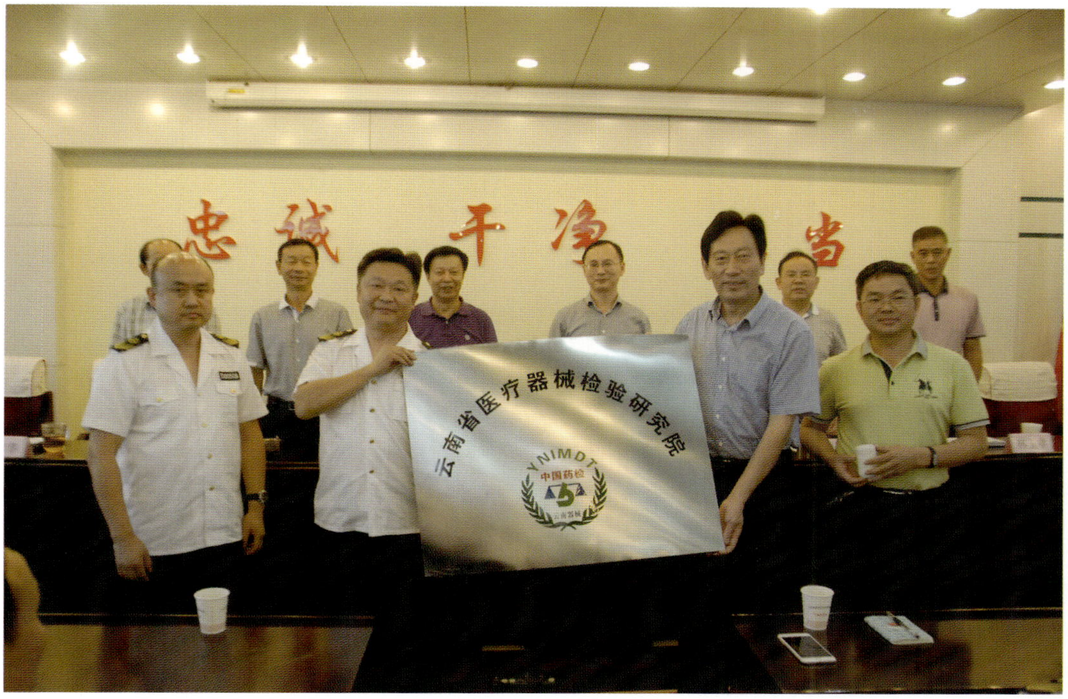

▲ 2016年7月22日，云南省食品药品监督管理局局长陈洪为云南省医疗器械检验研究院授牌授印。

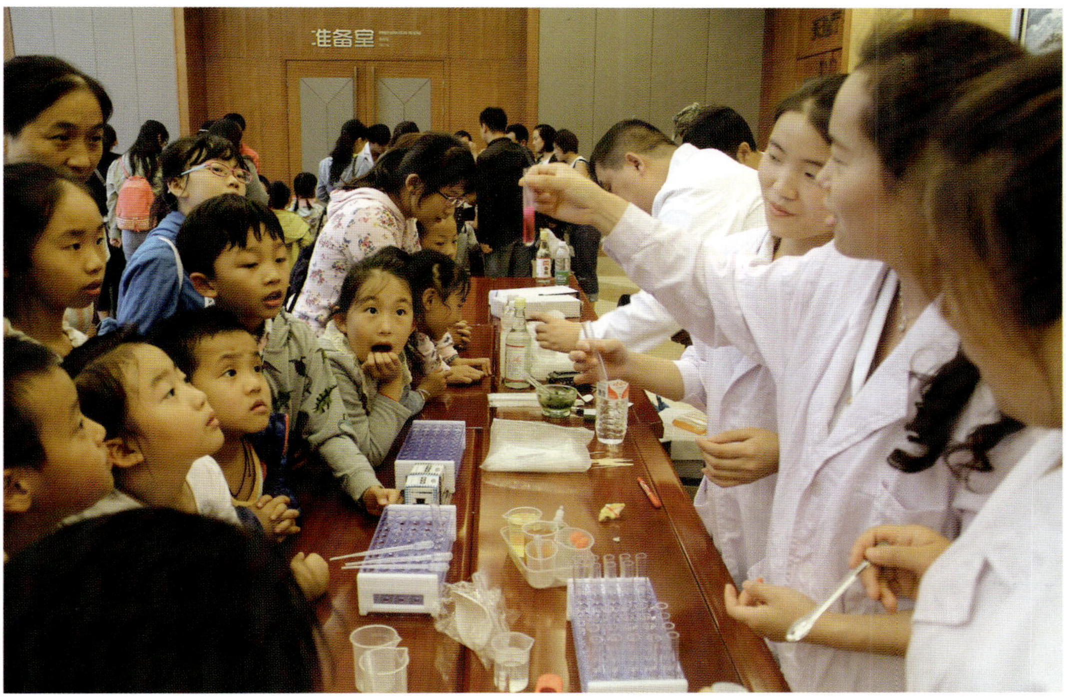

▲ 2016年8月5日，云南省食品药品监督检验研究院成功举办食品药品安全大讲堂活动。150余名青少年儿童及家长集中接受了食品药品安全知识教育，并现场体验了食品中二氧化硫、亚硝酸盐等快速检测试验及丰富多彩的趣味实验。

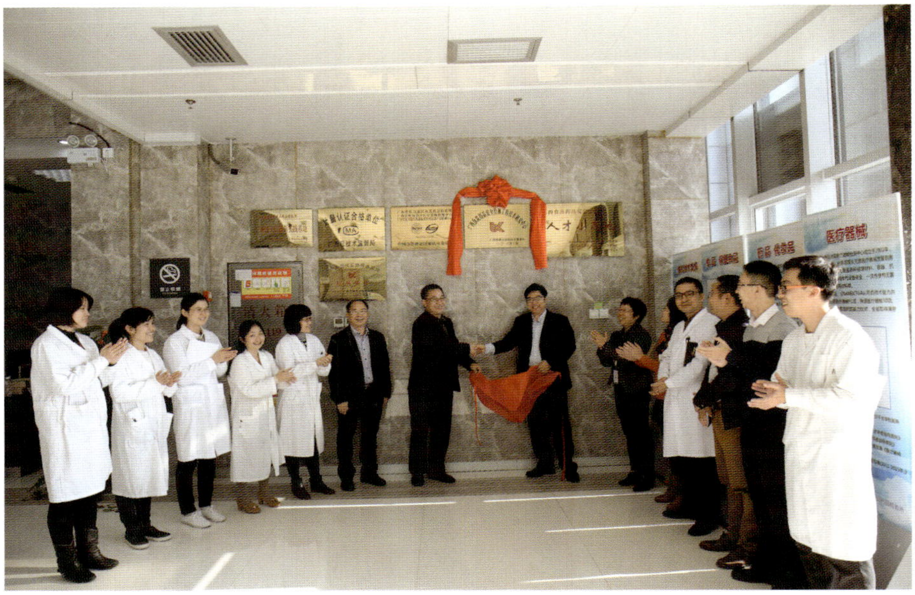

► 2016年10月30日，经过两年的建设期，由广西壮族自治区食品药品检验所组建的广西食品药品安全检测工程技术研究中心获准认定为第九批广西工程技术研究中心，这也是广西食品药品检测领域首个工程技术研究中心。

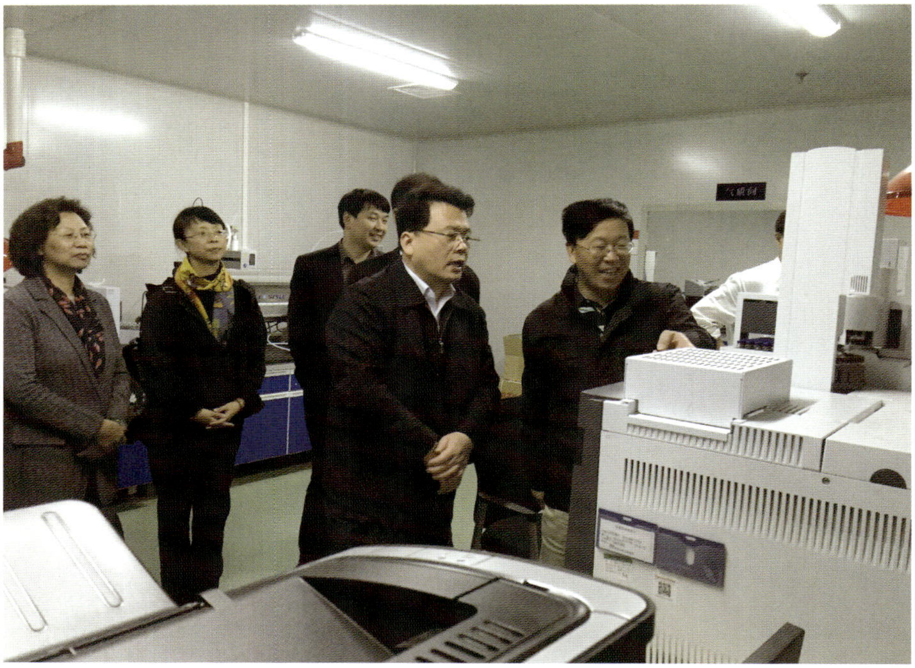

◄ 2016年11月2日，云南省副省长刘慧晏，到昊邦健康产业园视察云南省食品药品监督检验研究院食品检测实验室，调研食品检验检测能力建设情况。

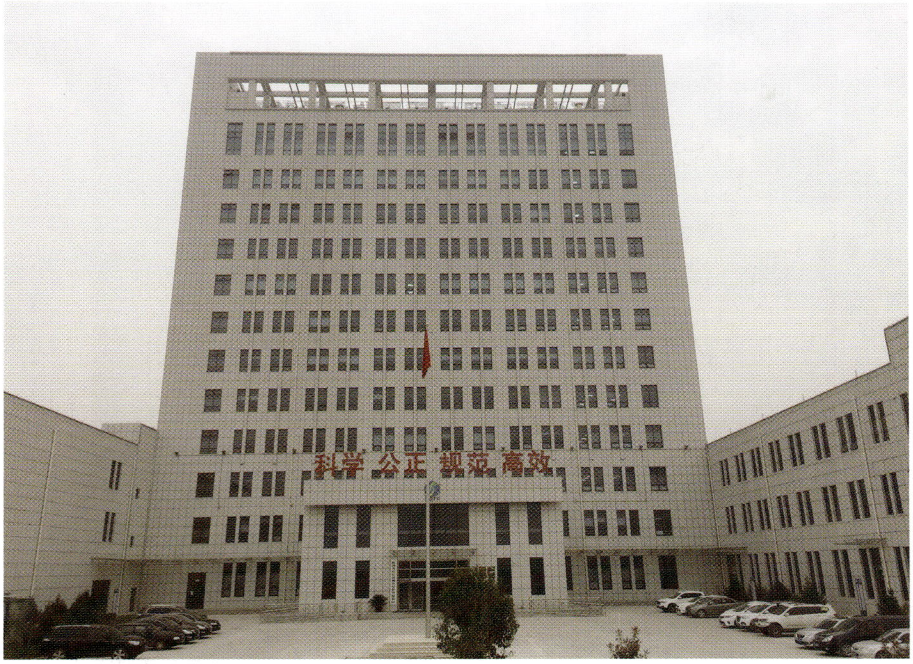

◀ 2016年11月23日，陕西省医疗器械质量监督检验院顺利搬迁至西咸新区沣西新城新址。

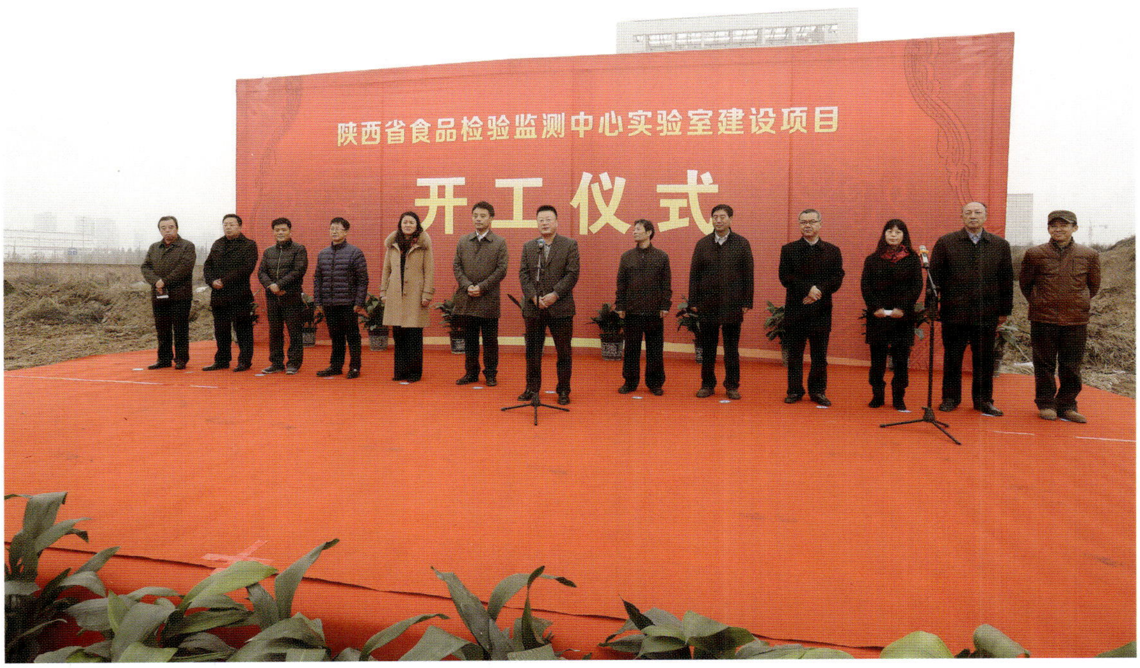

▲ 2016年11月29日，陕西省食品检验监测中心实验室项目举行开工仪式。

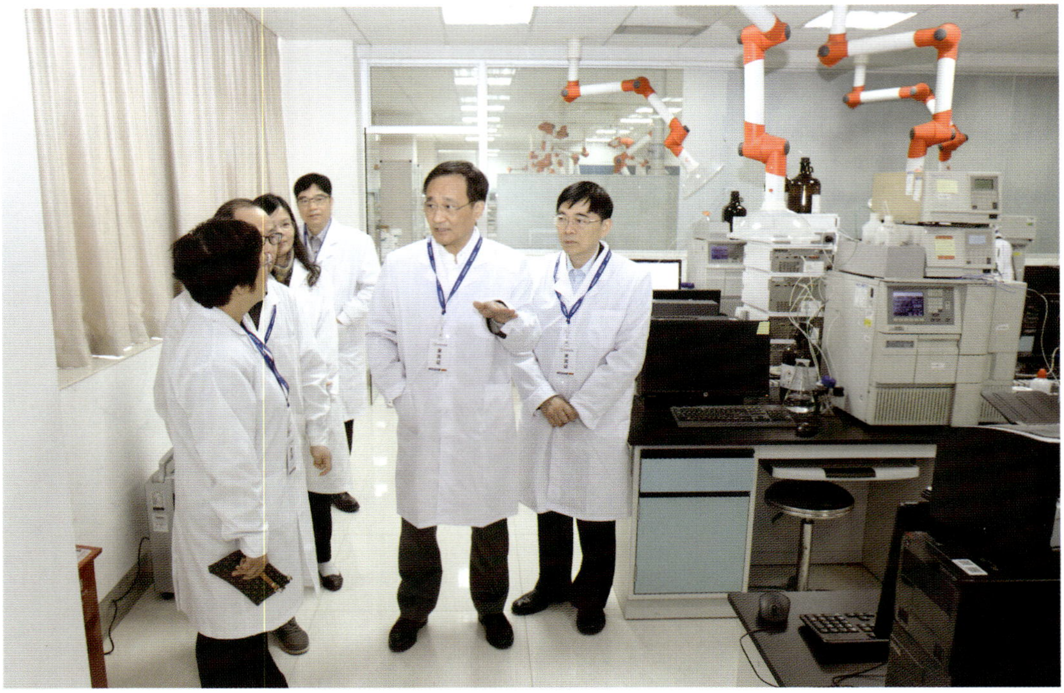

▲ 2016年12月7日，国家食品药品监督管理总局副局长吴浈到广西壮族自治区食品药品检验所调研指导。

目 录

特 载

第一部分 检验检测

第二部分　标准物质与标准化研究

第三部分 食品药品技术监督

第四部分 质量管理

第五部分　科研管理

第六部分　系统指导

第七部分　国际交流与合作

第八部分　信息化建设

第九部分 党的工作

第十部分 综合保障

第十一部分　部门建设

第十二部分 大事记

第十三部分 地方食品药品检验检测

附　录

Contents

Features

Part I Inspection and Testing

Part Ⅲ Food and Drug Technology Supervision

Part Ⅳ Quality Control

Part V Scientific Research Management

Part Ⅶ International Exchange and Cooperation

Part Ⅷ Information Construction

Part Ⅸ Party Work

Part XI Departmental Construction

Part XII Chronicle of Events

Part XIII Local Food and Drug Inspection and Testing

Appendix

重要会议与讲话

国家食品药品监督管理总局副局长、党组成员、药品安全总监孙咸泽在2016年全国食品药品医疗器械检验工作电视电话会议上的讲话（节选）

一、充分肯定2015年食品药品医疗器械检验检测工作的成效

2015年，有媒体称之为最严监管年。这一年，新的《食品安全法》实施，健全严密的法规制度；2015版《中国药典》发布，建立严谨的药品标准体系；抓实“四有两责”，严格全过程风险防范。这一年，我们全面落实习近平总书记“四个最严”要求，从临床数据核查到打击银杏叶提取物非法添加、小牛血制剂专项整治、火锅底料专项整治等等，重拳出击整治市场秩序，查处违法案件35万余起。这一年，我们还全面启动了药品医疗器械审评审批制度改革，推进了仿制药一致性评价，开展了药品上市许可持有人制度试点，完善了医疗器械管理规范，这些都取得了鼓舞人心的成效。这其中，从强化监管执法，到深化改革创新，从法规标准的源头，到安全风险的“兜底”，都离不开检验检测工作的有力支撑。全系统各级检验机构在食品药品监管部门的领导下，克服体制调整磨合期的各种困难，认真贯彻落实党中央、国务院各项决策部署，围绕监管工作大局，坚持问题导向，创新支撑举措，各项工作取得了新的成绩。主要体现在以下方面。

一是标准方法研究成绩显著。经过多年的努力，标准研究工作在2015年取得重要成果，支撑了2015版药典发布，完成《国家药包材标准》出版，全年完成药典标准提高466项，医疗器械标准制修订549项，极大促进我国用药水平、制药水平以及监管水平的提升。我们还推进快检技术研究和应用，快检建模总量达到5455个，开通了网络快检数据库平台，在基层执法中发挥了重要作用。积极申报药品补充检验方法，补充检验方法总量达到212个，同步在专网公开，有力支撑打击药品掺杂掺假，彰显了检验检测工作的作用和成绩，受到毕井泉局长的多次表扬。

二是监督抽验深入开展。按照总局部署，全系统进一步加大抽验工作力度，“四品一械”抽样检验近百万批次。其中，食品抽验创新高，达到58万批次，提供线索查处案件4.4万余个。药品抽验24万批次，查出不合格/问题产品1.5万批次，探索性研究发现33个品种非法添加、掺杂使假的重大质量问题。总局已经据此发布通告6期。抽验后，及时向社会公布结果，召回问题产品，查处违法行为，同时还强化了结果的汇总分析和综合利用，食品由总局发布42期近11万条抽验结果，各省发布1000多期，得到了社会的高度认可。药品则通过成功举办中国药品质量安全年会，将共性质量问题向有关生产企业进行通报，切实发挥了监督抽验在食品药品安全整体工作中的基础性、指引性和震慑性作用。

三是专项工作支撑有力。针对“四品一械”质量安全存在的突出问题，开展了全国范围的花生油、保健酒、铝食品添加剂、银杏叶药品、生化药品、体外诊断试剂和各地高风险品种、重点区域的专项治理，极大震慑了不法分子，有力规范了市场秩序。特别是在银杏叶药品专项整治中，检验检测系统表现出色。中检院冲锋在前，摸排检验发现了含量异常问题，并在最短时间内建立7个补充检验方法，为飞行检查和企业自查

提供了依据；各级检验机构科学组织、快速响应，高质高效地完成了三个阶段的检验任务，为彻底清理和整顿银杏叶产品市场赢得了先机，得到了总局党组的高度肯定。

四是推进审评审批制度改革做出贡献。全系统贯彻落实国务院《关于改革药品医疗器械审评审批制度的意见》（国发〔2015〕44 号）和总局的部署，积极推进药品医疗器械审评审批制度改革。在药品临床数据核查中，药检机构全力支援，选派最好的人员，提供了现场核查 5 个团队大部分成员，保证了核查工作顺利开展。在解决注册品种积压中，中检院积极配合，承担部分生物制品创新药、化学仿制药审评工作；山东、江苏、上海、浙江、广东、重庆、四川等地派出得力人员，协助审评工作，努力使审评任务完成 9390 多项，解决注册积压取得成效。在仿制药质量与疗效一致性评价工作中，中检院第一时间组建仿制药质量研究中心，动员全系统 36 个单位积极参与，完善了仿制药评价工作流程，公示了 2 个技术指导原则，完成 9 个参比制剂研究，75 个品种递交阶段性研究报告。在此基础上，组建了总局仿制药质量一致性评价办公室，组织协调全面的仿制药质量一致性评价工作。

五是体系建设有了新的进展。各地抢抓机遇、加快发展，按照总局《关于加强食品药品检验检测体系建设的指导意见》要求，基本完成了药品和医疗器械检验机构布局，食品检验机构的地市级到位率超过了 87%，县级也在积极推进，2015 年完成 30 家县级机构整合。在各级政府支持下，一批重点建设项目完工，地市级以上机构实验室面积扩大 66%，仪器设备资产增长 34%，基础设施有了明显的改善。同时，各地结合自身优势和当地需求，积极探索差异化发展道路。青岛打造海洋药物、海洋食品、海洋化妆品优势学科，促进当地蓝色经济增长。宁夏拓展清真食品检验检测方法，服务自治区清真食品发展规划。广西开展壮药、瑶药标准科技攻关，融合地区民族药产业发展。实现了特色发展、优势发展，从而更好地推动了系统整体发展。

六是思想作风建设取得成果。各级检验机构深化“三严三实”专题教育，把思想作风建设作为检验检测工作的支撑点，准确把握干部职工思想动态，切实改进工作作风，及时破除思想障碍，保证了磨合期队伍不乱、工作不断、力度不减。同时提高了技术队伍的思想政治素养，涌现出以李长贵同志为代表的一批先进个人和先进集体，获得党和国家的荣誉奖励。全系统响应总局号召，以先进典型为榜样，鼓励干部职工以实际行动弘扬爱岗敬业、勇于创新、敢于担当、清正廉洁的新风正气，为检验事业发展和深化改革创新提供了保障。

2015 年的检验检测工作成效明显，在食品药品监管大局中发挥了重要作用，为人民饮食用药安全和经济社会发展做出了积极贡献。全系统的广大干部职工为此付出了艰辛的努力，应予以充分肯定。在此，我受井泉局长的委托代表总局党组，对你们所取得的成绩表示祝贺，对你们付出的劳动表示衷心地感谢！

二、深刻认识当前食品药品检验检测工作面临的形势

刚刚结束的全国监管工作会议，对当前食品药品监管形势进行了分析：一是党中央、国务院的高度重视，是做好监管工作的重要前提；加快新型城镇化发展，推进供给侧机构改革，对提升食品药品安全水平十分有利。二是食品药品产业体量巨大而整体质量不高，“本”的不牢固问题依然是最大制约。三是农业面源污染问题日益凸显，加上生产成本上升、招标竞价压力加大，“产”的不安全因素变得日益复杂。四是监管网底不牢、监管队伍不强、技术水平不高、法规标准不健全、主观能动性不够，使得监管工作的“管”还不到位，特别是市县级“三合一”机构改革，造成了食品药品专业监管队伍被稀释。会议要求重点抓好六大方面的任务，一是加大基层

工作力度，强化基层监管力量；二是加大基础建设力度，完善法律法规、标准规范、检验检测体系；三是加大监督检查力度，落实企业安全规范；四是加大产品抽检力度，防范区域性系统性风险；五是加大案件查处力度，维护社会公众权益；六是加大审评审批制度改革力度，全面提升药品质量水平。

检验检测系统要认真学习、深刻领会全国食品药品监管工作会议精神，特别是要认清总局将检验检测作为监管工作的重要基础、放在监管大局的重要位置，切实增强责任意识，自觉站在全局，自觉融入大局，努力推动检验检测事业在新时期取得更大发展。

一要把握好检验检测事业发展的新机遇。十八大以来，新一届中央领导集体高度重视食品药品安全工作。十八届五中全会提出了实施食品安全战略、提高药品质量的总体要求，“十三五”规划将食品药品安全作为国家战略进行全面部署，意义十分重大。各地必将更加重视食品药品安全监管工作，更加重视检验检测体系建设。总局也将利用食品药品安全“十三五”规划确定的项目，系统深入地解决基础建设中存在的问题，必将推进检验检测发展迈上新的台阶。全系统要切实抓住机遇，谋划好自己的发展，与国家和总局加强检验检测建设保持步调一致。

二要研判好产业转型升级带来的压力。中央经济工作会议提出的加快供给侧机构改革，将有力促进食品药品产业转型升级，也使整个产业面临着成本提升、资源配置和淘汰落后产能的巨大压力。在刚刚结束的全国食品药品监管工作会议上，总局提出了寓监管于服务之中，企业既是我们的监管对象，也是我们的服务对象，只有服务到位才能监管到位。我们检验检测系统既要服务于产业结构调整优化，又要加强标准方法的研究，防范未纳入监管视野的风险，及时发现各领域的“潜规则”，提高监测、预警和处置的风险防控能力。建设检验检测、科学研究、风险预警、技术服务的四位一体显得更加紧迫和必须。

三要解决好机构调整中产生的遗留问题。客观上说，机构调整后，全系统各级检验机构增加了职能，但投入还没有同步跟上。一是有的只加任务不增投入，导致资金缺乏、人员不足，与任务量大的矛盾很突出。其次，在机构调整的磨合过渡期，基层能力的完备率大幅落后于机构改革进度，更没有形成预期的合力，整体检验能力与监管需求还有差距。此外，当前检验工作面临的问题多、难度大，有的同志因此畏难不前，有的消极应付，工作积极性与需要迎难而上的大环境很不适应。这些都是影响我们核心竞争力的关键问题，需要全系统认真研究。

总之，我们既要看到党和国家高度重视食品药品安全，食品药品领域的深层次问题也在逐渐解决，工作基础的越来越好；也要认识到存在的风险挑战，工作中还有不足，基础还不牢。只要我们坚定信心，迎难而上，勇于担当，开拓创新，就一定能把检验检测工作做好。

三、认真做好 2016 年食品药品医疗器械检验检测工作

2016 年进入了全面建成小康社会的决胜阶段。作为小康社会建设的重要组成部分，食品药品安全监管责任重大，任务艰巨，使命光荣。全国各级食品药品医疗器械检验检测机构要贯彻落实全国监管工作会议精神，把思想和行动统一到总局对形势的分析和对工作的部署上来，围绕提高食品药品质量安全水平这个中心，以五大发展理念为引领，强化“四有两责”，按照总局检验检测体系建设指导意见的要求，加强检验检测能力建设，全面落实“四个最严”要求，积极推进仿制药一致性评价，努力推动检验检测事业在新时期取得更大发展。

（一）以五大发展理念为引领，做好“十三五”时期发展规划和布局。

理念是行动的指南。创新、协调、绿色、开放、共享的发展理念，是“十三五”乃至更长时

期我国的发展思路、发展方向和发展着力点的集中体现。我们要深入学习这一发展理论的重大创新，指导检验检测工作发展。一要强化创新意识。创新发展是五大发展理念之首，我们要顺应创新发展的大趋势，面对新技术、新业态、新模式，能够适应创新、服务创新、引领创新。通过制度创新激发检验检测工作活力，迸发出更大创造力。二要促进协调发展。优化好资源配置，统筹好区域整体，推动“四品一械”检验工作协调发展，促进检验检测和产业融合发展，还要注意检验工作和文化建设同步发展。三要注重效率手段。不断探索检验检测工作新机制、新方法。利用全系统抽验大数据资源和全国抽验工作信息化平台，实现“互联网+”背景下的智慧检验，加快资源整合、信息共享、结果互认。做好信息公开，推动监管关口前移，发挥企业自治、社会监督功能。四要提升国际化水平。按照提高我国在全球治理中的制度性话语权的要求，积极实施技术标准国际化战略，充分利用全球技术资源提高自身技术力量，努力实现实验室管理达到国际先进水平。五要守住安全底线。坚持问题导向，加强风险防控，保护千家万户百姓的饮食用药安全，这是实现好、维护好、发展好最广大人民根本利益的重要体现。

（二）以能力建设为抓手，切实加强检验检测体系建设。

“十三五”期间，国家将开展食品药品检验能力提升项目。在国家层面，完成中检院二期建设，支持监管重点实验室建设。在省级、市级，进行实验室升级改造，全面提升检验能力。在县级，全面推进资源整合，建成一批具有技术辐射功能的检验中心。但光硬件建设是远远不够的，必须把软实力同步提上去。一要加强自身能力建设。适应监管的领域扩大、链条变长，积极开展资质增项，检验能力要能完全覆盖监管的领域。特别是药检机构，要对照2015版药典做好能力扩项。各地还要注意结合自身特长和产业特点，规划特色发展。尤其是食品和医疗器械，门类众多，不要追求大而全，要练就一手绝活。比如广西，把米粉这一项做好，就树立了领域的权威，也能提高产品标准，进而促进产业的发展。二要加强质量管理体系建设。要向先进的质量管理理念学习，通过构建良好的质量保证体系，保证检验检测结果准确、可靠。要加大能力验证工作力度，通过能力验证发现质量管理的薄弱环节，再通过针对性的培训进行完善。三要加强科研体系建设。检验检测科研的特点明显，能够很快转化为法规、标准得以实施，辐射带动作用突出。全系统要统筹科技资源，强化全链条科技部署和成果转化。从食品药品安全基础研究、关键技术研究和新技术示范应用三个方面，加强检验技术、标准研究、风险预警、应急处置等重点领域的科技支持力度。四要加强培训体系建设。中检院要利用好教育培训中心，在模块化培训的基础上，完善培训课题体系建设和培训教材的编撰工作；各级机构要摸清需求，引导培训力量要向基层倾斜，着力提高基层能力水平，尽快适应监管任务需要。五要建立健全业务指导体系。全国监管工作会议强调，强大的监管，不只是对企业严格检查、严厉处罚，更重要的是规范、教育、引导，寓监管于服务之中。检验检测系统要加强业务指导，以技术指导原则为突破口，通过对发达国家技术指导原则的翻译和研究，及时转化为我国的技术指导原则，为生产企业少走弯路提供指南。

（三）以“四个最严”为主线，充分发挥技术支撑作用。

一要加强食品药品安全标准建设。“十三五”期间，国家将以现有检验机构为主体，建设一定数量国家标准研究核心实验室。总局正在研究制定政策，对标准制修订工作给予鼓励。各级检验检测机构作为参与标准制修订的单位，要承担起重任，重点关注标准缺失、滞后、不配套等问题，把标准体系的网眼织得更密。要加强基础性研究工作，为制修订标准提供科学依据。要与时俱进制修订食品药品安全标准，逐步实现与国际标准全面接轨。要加大标准的宣传力度，强化标准制定和执行的有效衔接，严格依据标准开展检验，充分发挥标准的作用和效能。

二要加强补充检验方法研究。补充检验方法是打击制售假劣的重要执法依据，能够有效弥补常规标准对非法添加质量控制的无力，达到揭穿行业“潜规则”，规范行业生态的目的。毕井泉局长强调，检验机构强要强在检验方法上，这是衡量业绩的标准。去年 11 月，总局调整了药品补充检验方法的协调管理部门，由总局稽查局变为总局科技标准司。目前科标司正会同中检院研究制定药品补充检验方法管理办法，争取在上半年拿出来来征求意见。在此，我也请各地积极参与此项工作，敢于创新，多提出宝贵意见。就药品补充检验方法立项而言，既要体现作为“事后”监管执法依据的可行性和时效性，也要保持一定的前瞻性和先进性，对可疑产品具有“事前”的筛查潜力，真正发挥药品补充检验方法的作用。

三要加强监督抽检力度。按照抽验工作统筹计划、问题导向、合理分工、规范管理的总体要求，积极推进对“四品一械”重点品种、重点项目、重点区域和食品生产经营过程的全面覆盖。中检院要发挥好技术监督中心职能作用，完善抽验工作协调机制，建立风险排查体系，以抽验信息系统升级为契机，引领全系统实现抽验项目规范化管理。各省要从地区实际出发，做好规划，要盯住安全问题多发环节，盯住食品药品产业集中区域，减少重复抽检，提高资金使用效率。市、县要提高抽检监测的针对性，落实农兽药残留、添加剂滥用等风险的监督抽检责任。同时，全系统要利用好抽验信息系统平台，积极上报抽验数据，做好信息公开。

（四）以落实责任为重点，大力推进仿制药一致性评价。仿制药质量与疗效的一致性评价是今年全系统的重点任务。总局已经成立了一致性评价办公室，并将仿制药工作意见有关文件上报国务院，将以国务院文件印发。全系统要按照国务院 44 号文、药品审评审批制度改革工作会议和即将印发的仿制药工作意见要求，抓好落实。中检院要在去年全国一致性评价工作会议基础上，组织好全国药品检验机构，形成全系统的合力。各地要安排最优秀的技术人员，投入最好的技术力量，加强对辖区内药品生产企业的指导与培训，引导企业抓紧前期基础性研究，指导企业寻找合适的参比制剂，同时也要建立良好的检验、复核和评价机制。仿制药一致性评价工作的重要性，总局已经反复多次强调。

这里，我谈谈最近的临床数据核查工作带来的体会，这同样也是改革药品审评审批制度的重点任务。去年 7 月，总局启动药物临床试验数据自查核查工作，对待批生产的 1622 个药物临床试验项目数据真实性、规范性进行核查，并分 3 批派出 20 个检查组开展现场核查。截至 1 月 12 日，撤回和不通过合计 1151 个，其中企业主动撤回占到 77%，剩余待核查项目 273 个。这项工作从开始到现在，仅有半年的时间，推进的速度，取得的成效，都令人瞩目。习近平总书记，李克强总理，刘云山、张高丽同志，刘延东、汪洋副总理最近都对这项工作作出了重要批示，对工作成绩高度肯定，并对下一步工作提出了要求，这项工作的经验对我们开展仿制药一致性评价有很大的启发。一是要有高度的责任感。药品质量安全关系到我们每一个人，保障药品质量安全就是保护我们家人的安全，要用对家人负责、对社会负责的高度责任感做好仿制药一致性评价。二是要有完备的工作预案。充分考虑到各种情况，工作伊始就明确重点方向，迅速取得突破，掌握工作的主动。三是全程信息公开。总局和中检院将在网站上设立仿制药一致性评价专栏，对政策进行解读，澄清模糊认识，对问题进行曝光，督促各方责任落实，也赢得社会公众的理解支持。四是及时有效沟通。在工作的各个阶段，充分听取各方意见，对关注度较高的问题，要尽快征求意见，不要议而不决、决而不议。加快研究国际成功的经验，翻译、转化和发布我国的技术指导原则和参比制剂目录，指导一致性评价工作。五是坚持工作原则。一把尺子量到底，决不能前紧后松，决不能让“老实人”吃亏。六是强化保障措施。加强组织领导，保障经费投入，严格考核评估，通过建立长效工作机制，确保仿制药一致性评价工作稳步推进。同时，争取总后和武警药检所的参与，通过一致性评价工作共同提升检验检测能力，共同保障军民用药安全。

（五）以“三严三实”为载体，深入推进党风廉政建设。

全国监管工作会议传达了中央纪委六次全会精神，并就加强全系统党风廉政建设作出部署，要求全系统各级党组领导班子要切实加强党建工作，担负起管党治党的政治责任，落实好党风廉政建设的主体责任。各级纪检部门要找准职责定位，落实好“三转”要求，聚焦主责主业，强化监督执纪问责。要持之以恒反“四风”，坚持落实好中央八项规定精神。

做好检验检测工作，离不开党风廉政建设的“保驾护航”。一要抓好党组织建设。牢固树立“抓好党建就是最大政绩”的理念，进一步健全党建工作的组织体系。认真落实党组织经常性工作，注重提高把方向、管全局、抓大事的能力，发挥好党组织战斗堡垒和先锋模范作用。同时，要加强职工代表大会和工会、青年、妇女组织的建设，充分发挥凝聚智慧、加强思想文化建设、维护群众利益的作用。二要践行“三严三实”要求。全系统党员干部要认真学习、深刻把握、带头践行“三严三实”，把“三严三实”专项教育活动的成果贯彻到检验检测工作的各个方面，持之以恒改进工作作风。在当前的深化改革阶段，要增强责任意识，树立担当精神，敢于涉险滩，敢于碰难题，推动改革在重点领域和关键环节取得突破，以扎扎实实的行动推进检验检测工作与时俱进。三要落实主体责任和监督责任。把党风廉政建设摆在突出位置，与业务工作一道布置、一道检查、一道考核，一岗双责落到实处。要学习贯彻好《廉洁自律准则》和《纪律处分条例》，把纪律和规矩挺在前面。要完善制度机制，推进政务公开工作，切实加强对权力运行的监督制约，要抓早抓小，防微杜渐，及时发现苗头性和倾向性问题。对违法违纪的，要严肃查处、坚决纠正，发现一起，查处一起，切实维护纪律的严肃性，以良好的党风、政风确保各项任务的圆满完成。

同志们，今年是“十三五”开局之年，做好今年的食品药品医疗器械检验检测工作意义重大。总局将在机构改革、事业单位改革、资源整合和政府购买服务的探索等方面加大指导力度；在专业技术职务、岗位设置、聘用人员的管理、薪酬待遇的改革等方面加强探索；在检验检测基础设施建设和能力提升方面加大支持力度；同时协调、解决检验检测有毒有害岗位津贴补助等待遇问题。各级食品药品监管部门，要重视检验检测工作，关心这支队伍，用好这支队伍，充分发挥这支队伍的技术支撑作用。检验检测系统的广大干部职工，也要认清形势，融入大局，努力工作，推动检验检测事业取得更大发展，为全面建设小康社会做出新的更大贡献。（2016年1月22日）

锐意进取　奋发有为
推动检验检测事业新发展

——中国食品药品检定研究院党委书记、副院长李波在2016年全国食品药品医疗器械检验工作电视电话会议上的讲话（节选）

一、2015年主要工作回顾

2015年是全面推进依法治国的开局之年，也是食品药品检验机构深化改革的关键之年。目前，系统整合重组工作还在进行，统一权威的检验检测体系正在形成。全系统攻坚克难，围绕确保公众饮食用药安全这一中心任务，在各级监管部门的坚强领导下，以全面提升检验检测能力为核心，锐意进取谋发展，各项工作均取得了明显成效。

（一）技术支撑作用成绩显著

扎实完成检验检测工作。一年来，全国副省级以上政府部门设置的检验机构共受理各类产品检验检测任务 96.7 万批，发出检验报告 90.9 万份。完成进口药品检验 7.6 万批，生物制品批签发检验 8524 批。通过监督抽验，发现假劣药 986 批次，发现存在重大质量安全风险的产品 611 批次，发现不合格医疗器械 231 批次；发现不合格食品 1658 批次、问题食品 1459 批次；不合格化妆品 254 批次、问题化妆品 1835 批次；不合格保健食品 313 批次、问题保健食品 70 批次。总局以上述检验结果为依据，严肃查处有关生产企业。

此外，全系统完善了药品质量风险防控体系，搭建了重大药品质量风险信息报送平台。23 家承检机构通过此平台报送了 771 批次样品涉嫌假药或存在重大安全隐患等重大质量风险信息。总后所、武警所也努力完成各类检验检测任务，为军队加强药品监督提供了保证。

专项工作和应急检验卓有成效。全系统在专项检验中检出不合格样品 79 批，涉及企业 58 家。北京药检所、总后药检所、上海药检所、浙江省医疗器械检验院等单位分别在银杏叶提取物、极草专项抽验、小牛血类产品、体外诊断试剂专项抽验以及医疗器械“回头看”等专项工作中，快速响应，建立补充检验方法，为彻底清理和整顿相关产品赢得先机，确保了事件处置顺利进行，获得总局领导的多次表扬。快速完成我国首个重组抗埃博拉单抗和埃博拉疫苗的应急检验任务，保证了国产疫苗继美国和加拿大之后全球第 3 个进入临床试验，为控制西非埃博拉出血热疫情提供强力支持。中检院医疗器械检定所的张春涛同志因为在有关工作中的突出贡献，被人社部等七部委联合授予“埃博拉出血热疫情防控先进个人”荣誉称号。

创新医疗器械检验有新进展。在创新产品上市过程中，医疗器械检验机构按照《创新医疗器械特别审批程序（试行）》要求，早期介入、专人负责，标准不降低、程序不减少，优先开展检验。辽宁省、广东省等医疗器械检测所对乳腺 CT、基因测序仪等产品开展快速高效的注册检测，有力地加快了创新产品的上市速度，促进了创新产业的发展。

（二）能力建设持续深入

科研数据不断刷新。2015 年全国副省级以上政府设置的检验机构承担课题数量 273 项，总经费 4.5 亿元；发表论文 1647 篇；科研成果获省部级奖励 31 项，其他 21 项；获得具有自主知识产权的国家发明专利 105 项。系统培训不断完善。全系统（地市级以上）开展技术培训 2 万多次，受训人数 20 多万人。副省级以上开展培训近 8000 次，受训人数 8 万人。培养培训模式不断创新。上海市食品药品包装材料测试所通过技术比赛，层层筛选的方式，远拔业务骨干到国际知名研究中心进修。中检院继续举办 2 期全国地市模块化培训班，培训学员 280 余名。

（三）体系建设初见成效

各地陆续划入职能，构建起检验检测系统的基本架构。结合实际情况，合理整合资源，不断完善检验检测“4－3－2”体系。30 个省级辖区内已有 248 家地市级检验检测机构具备承接食品、保健食品、化妆品等检验的能力。全系统地市级以上检验机构具备药品检验能力的 386 家，食品的 336 家，保健食品的 312 家，化妆品的 313 家，医疗器械的 168 家，药包材与药用辅料的 107 家。随着职能划转到位，配套设施建设持续增强。各地新址建设如火如荼。北京市药检所、湖北省药检院、辽宁省药检院等顺利搬迁到新址。建立了食品药品医疗器械检验检测工程项目建设标准，解决了全国实验室建设标准不统一的问题。全系统在建和拟建实验室面积达到139.8万㎡。

（四）信息化建设推进有力

随着国家信息化战略的实施，全系统信息化基础设施条件不断夯实，基本实现了全国药检机构信息的互联互通，地方信息化建设水平明显提高。上海、广东、北京、浙江等所（院）先后建设了符合国家实验室认可要求的实验室管理系统（LIMS）、电子实验记录本系统（ELN）、科学数据管理系统（SDMS），实现了从业务受理、检验检测，到质量控制，及实验室资源全过程管理。福建院启动了国内首个检验信息管理云平台项目，广东所开展了检验检测云服务模式与体系架构研究。将全系统信息化水平提升到了一个新的高度。建成了一批全国性信息化系统，信息上报系统已经包括了全国942家省市县级检验检测机构的基础数据，为以后总局开展其他数据调查上报工作奠定了坚实的基础。

同志们，过去的一年，全系统奋发有为、开拓进取，扎实推进了检验检测工作，推动了食品药品监管事业的不断进步。这些成绩，与总局和各级监管部门的领导关心和大力支持、与全系统干部职工的勤劳奉献密不可分。在此，我代表中检院向全系统的干部职工表示衷心的感谢！

成绩值得欣慰，但新常态下国际国内局势的变化对我们的工作提出了新的要求。从全国经济社会发展的大局来看，深化改革进入攻坚阶段，各行各业都面临着挑战。食品药品监管形势随着国家经济方针政策的调整发生变化。中央经济工作会议提出的供给侧结构性改革，明确了国内经济“去产能、去库存、去杠杆、降成本、补短板”的任务，食品药品产业资源的重新配置和产业结构转型升级迫在眉睫。这些都会给监管工作带来新的挑战。

首先是战略定位的挑战。2016年是十三五规划的开局之年，谋划好、编制好全系统的十三五规划，对于我们今后五年乃至更长一段时间的发展有着十分重要的引领意义。我们必须理清发展方向，找准优势，认清劣势，避免进一步加剧同质化建设，互为错位补充，走各自特色发展的道路。

其次是市场竞争的挑战。随着第三方检测机构的发展，以及政府购买服务的导向和力度不断加强，我们已经感觉到不再是一家独大，从长远看，在四品一械的全部领域都需要和第三方去比拼，求生存。最近中央编办和质检总局联合召开的全国检验检测认证机构整合改革工作会议上明确提出，要进一步放宽市场准入，推进政府采购服务。我们的战略空间会越来越小，竞争压力会越来越大。如何强化自身建设，优化内部管理，充分利用各级政府加强食品药品和医疗器械检验检测体系建设的大好契机，以时间换空间，全国食品药品检测系统一盘棋，形成合力，以技术联盟整体应对市场化竞争压力，是对我们决心和智慧的考验。

第三是人才队伍的挑战。检验检测行业已经进入发展的快车道。面对新形势新变化，作为有序开展工作的“四有”条件之一，人才储备是基础。培养不出人才，留不住人才，没有形成合理的人才梯队，面对市场化竞争，只能是心有余而力不足。我们需要直面困难与挑战，解放思想，创新发展，在2016年努力开创检验检测事业新局面，为食品药品安全监管提供更有效的支持。

二、2016年重点工作

刚刚结束的全国食品药品监管工作会议，对今年的监管工作提出了明确要求。全系统要统一思想和认识，切实把总局的工作部署落到实处，努力推进各项工作。

（一）以质量安全为目标，做好食品检验工作

一是加强标准及新方法研究。以新近颁布的国家食品安全标准、国际食品法典等为主要目标，加紧国内外标准、方法的比对研究，建立和

完善食品安全标准，为科学开展抽检监测计划奠定基础。以问题为导向，积极开展食品真伪检测技术、非法添加识别检测方法研究，增强技术储备，应对不断变化的食品造假和非法添加环境。二是强化数据分析，提升抽验效能。加大数据深度利用，逐步实现食品安全质量状况分析、趋势分析、预警分析和风险评估，让数据为食品安全溯源与安全控制服务，不断提升抽验效能。三是着眼能力培养，提高检验质量和时效。目前参与食品抽验的机构约150家，涉及食药系统、卫生系统、质检、出入境和第三方检验机构，检验能力参差不齐。针对这一情况，准备着手编制食品检验技术规范，规范检验工作，同时强化实验室比对、能力验证、盲样考核等多种形式的质控活动，提高检验的规范性与时效性。

（二）以创新和质量为核心，稳步推进药品、器械和化妆品检验工作

一是以问题为导向，鼓励技术创新。从风险信息入手，集中技术力量，鼓励开展打击假冒伪劣、非法添加、改变生产工艺等相关补充检验方法的研究；值得一提的是，在去年总局银杏叶制剂专项行动中，多个药检所中药检验人员齐心协力，攻克技术难关，在短时间内完成补充检验方法研究复核，为后续的行政执法奠定了坚实的技术基础。毕局长多次肯定检验人员的贡献，并明确要求建立奖励机制，鼓励打击假冒伪劣产品的补充检验方法。鼓励对辖区内创新性研发和生产企业开发的新型技术产品的质量标准制定进行跟踪或早期介入，尤其鼓励对同类产品通用技术标准开展技术指南的研究，为同类产品质量标准制定提供指导。寓技术监督于技术服务之中，不仅有利于检验人员技术水平与研发人员同步，也有利于推动产业的发展。二是大力推进基层能力建设。随着基层检验机构的快速增长，年轻技术人员大量涌入，基层检验机构技术培训需求十分迫切。中检院在过去的三年中，已经积累了全国地市药检所模块化培训的经验，并且在前期获批的新三定方案中，增设教育培训中心，将和各省级检验机构一起探索灵活、适用的各类和各级培训模式，组织编写统一的培训教材，开展系统培训，切实提升基层检验技术水平。三是加强快检技术研究，满足基层需求。近十年快检技术的深入研究和推广应用，极大地丰富了基层监管手段，促进了基层监管工作，尤其是农村和边远地区。是监督和检验完美结合的典范，也是我们引以为傲、引领国际同行发展的技术领域。在新的一年里，仍然需要我们各级检验机构同行齐心协力，大力推动快检技术开发、验证和评价的不断发展，希望有更多、更精准的快检技术方法，不断满足基层监管队伍的装备需要。四是加快能力验证发展，促进质量管理。近期总局临床数据核查结果和美国FDA对中国企业GMP检查的结果，在业内引起巨大的反响，发现了大量生产企业或临床试验机构在实验室质量管理方面存在的数据真实性、数据规范性和数据完整性的问题。问题之严重，触目惊心；问题之广泛，发人深省。核查发现的主要问题包括实验用药不真实、编造数据、谎报瞒报数据、擅自修改数据、数据不可溯源。与仪器分析有关的问题包括，未开启分析仪器中的数据审核追踪（Audit trail）；多次进样、选择对结果评价有利的数据；修改图谱；没有原始记录，数据不可溯源。全系统每年有近百万批次的产品抽样检验，足以引起我们对数据质量的关注和警觉，大家要对照检查，加强质量体系建设，深入研究解决数据规范问题。同时，为了促进各级检验机构能力水平的提高，确保数据的准确可靠，为政府购买第三方服务提供技术支撑，总局科技标准司正在规划和推动实验室能力验证工作，为配合总局工作，中检院将组织省级检验机构开展系统内、系统外、第三方，以及有关生产企业的能力验证工作。五是全国统筹规划，大力推进数据共享。推动国家、省、地市三级抽验计划的整体规划，国家抽验重在全国流通领域产品，地市关注辖区内生产企业产品，分工明确，

各司其职，减少各级抽验间的重叠交叉。避免检验资源浪费、加强数据分析、信息挖掘，促进信息利用。建立全国统一的质量公告信息查询系统，对公众开放，实现抽验数据为民所用，满足公众期待，营造良好的舆论氛围。

（三）以一致性评价为抓手，配合改革推进

去年8月9日，国务院印发了《关于改革药品医疗器械审评审批制度的意见》，仿制药质量和疗效一致性评价工作是其中重要任务之一，也将是整个系统今后的中心工作之一。该工作是国家“十三五”期间的重要民生工程，对提升我国仿制药质量、推动药品质量提高和产业结构升级有着重要意义。中检院新三定批复后，在第一时间成立了仿制药质量研究中心，并抽调了十几名技术骨干，与总局一致性评价办公室合署办公，承担了总局的仿制药一致性评价的具体技术工作。随着工作的深入，预计会有大量复核检验工作，以及大量补充申请申报材料的审评工作，一方面计划向社会招聘一批技术人员，也会向省级药品检验机构临时借调部分技术人员。各级药品检验机构要高度重视此项工作，大力支持此项工作，投入最好的技术力量，形成全系统的合力；开展此项工作，要坚持科学性、关注政策性，要加强对辖区内药品生产企业的指导与培训。承担任务单位要加强从业人员的廉政和保密教育，建立廉政机制与利益冲突回避制度，确保一致性评价工作的公平、公正。

（四）以器械标准等工作为基础，推进改革任务落实

一是大力推进医疗器械分类工作。该工作是医疗器械审评审批机制改革的重要工作之一，也是新版《医疗器械监督管理条例》的核心内容之一。目前，医疗器械分类目录整体修订工作已经启动，成立了集中工作组，并选派技术骨干做为牵头负责人。医疗器械标准化技术委员会秘书处挂靠单位也成立了工作小组。分类目录修订工作时间紧、任务重，工作难度大，在人员紧缺的情况下，要圆满完成各项任务，需要各参与单位的高度重视和大力支持，为目录的发布和顺利实施奠定基础，使推进医疗器械审评审批制度改革落到实处。二是继续完善医疗器械标准建设。各医疗器械标准化技术委员会秘书处挂靠单位要增加标准化人员数量，加大专业人员培养培训力度；厘清归口的标准、完善归口技术领域标准体系，理顺标准层级关系、确立标准性质（强制、推荐）标准原则，深入开展标准适用性研究，提高标准质量。积极推动战略新兴产业相关医疗器械标准化技术委员会的筹建。三是做好医疗器械命名、编码工作，配合推进医疗器械审评审批制度改革。

（五）以信息化建设为重点，保障工作有序高效

加强顶层设计，统筹规划。围绕检验数据科学化、规范化、标准化目标，统一建设标准，解决信息不对称、数据无法共享等关键问题，为构建国家、省两级数据中心扫除障碍，促进全系统信息化建设整体协同发展。做好资源整合与科学管理工作。大力推进食品药品安全检验信息化网络建设项目，统一规划建设相关的应用和系统，包括全国药检机构资源信息直报系统、网上送检系统、资源决策支持系统、国家药品抽验数据共享平台等。提升系统资源的科学分析、决策能力，不断提高食品药品检验检测管理水平。做好信息化基础建设。全系统要进一步巩固信息系统互联互通基本条件，强化网络系统和硬件体系建设；加强信息网络监测、管控能力建设，提高风险隐患发现、监测预警和突发事件处理能力；强化安全防护设施，同步规划、同步建设、同步运行，确保网络和重要信息系统安全。

（六）以清正廉洁为目标，切实加强队伍建设

全系统要深入学习党的十八届四中、五中全会和中央纪委六次全会精神，学习习近平同志系列重要讲话，巩固和发展“三严三实”专题教育

成果，深入开展学习党章教育活动，打牢党员干部队伍思想政治基础。进一步加强队伍建设。坚持把人才建设作为基础性工作，进一步完善选拔、培养、考核等制度机制，扩宽成长成才的通道，充分调动干部职工的创新积极性。着眼人才梯队建设，做好人才储备，避免人才断层。坚持把党风廉政建设放在突出位置，严格落实抓党风廉政建设“两个责任”。广泛开展以落实准则、条例为主要内容的党纪政纪条规教育。进一步完善制度机制，深入开展检务公开工作，切实加强对权力运行情况的监督。坚持抓早抓小，防微杜渐，及时发现苗头性问题。大力宣扬身边的先进典型，进一步营造风清气正的良好环境，为完成全年各项任务提供政治保障。（2016 年 1 月 22 日）

中国食品药品检定研究院党委书记、院长李波在中国食品药品检定研究院“两学一做”学习教育动员部署会上的讲话

下面，结合院里实际，我对“两学一做”学习教育工作讲几点意见。

一、深刻认识“两学一做”的重大政治意义

同志们，“两学一做”学习教育，是继党的群众路线教育实践活动、“三严三实”专题教育之后，深化党内教育的又一次重要实践，是推动党内教育从“关键少数”向广大党员拓展、从集中性教育向经常性教育延伸的重要举措。开展“两学一做”学习教育，不是一次活动，而是要把“两学一做”学习教育作为一项重大政治任务。要深入学习领会并贯彻落实习近平总书记系列重要讲话精神，切实增强政治意识、大局意识、核心意识、看齐意识，把思想和行动统一到习近平总书记的要求上来，统一到中央决策部署上来，增强责任感、使命感、紧迫感，进一步解决党员队伍在思想、组织、作风、纪律等方面存在的问题，保持发展党的先进性和纯洁性。

开展“两学一做”学习教育，要把党的思想建设放在首位。要以尊崇党章、遵守党规为基本要求，以用习近平总书记系列重要讲话精神武装全党为根本任务，自觉按照党员标准规范言行，进一步坚定理想信念，提高党性觉悟；要进一步强化宗旨观念，勇于担当作为，在推动我国药检事业科学发展的过程中起到先锋模范作用；要为在思想上政治上行动上的团结统一夯实基础，为协调推进“四个全面”战略布局、贯彻落实五大发展理念提供坚强组织保证。

中央开展“两学一做”学习教育是贯彻全面从严治党要求的重要部署，是推进思想政治建设常态化制度化的重要实践，对于强化党的领导，加强党的建设，保持党的先进性和纯洁性，提高党的执政能力和执政水平，发挥党员先锋模范作用和党组织的战斗堡垒作用具有重要意义。

二、牢牢把握“两学一做”的基础关键

开展“两学一做”学习教育，基础在学，关键在做。“学”是基础，是前提，要带着问题学；“做”是关键，是着眼点和落脚点，更要针对问题改。两者必须紧密结合，要确保把党章党规和系列讲话学深学透、融会贯通，坚持把“学作风”持续不断地深入下去，坚持“做为关键”，努力实现以学促做、知行合一；要增强针对性，着力解决一些党员理想信念模糊动摇、意识淡化、宗旨观念淡薄、精神不振、道德行为不端等问题，持之以恒纠正“四风”，抓好不严不实突出问题整改，推动党的作风不断好转。

学习党章党规，要逐条逐句的领会，结合自己日常行为反复自省自查，对照自己的短板、不足和问题，不打折扣、毫无保留地列出问题清单，实实在在把修身律己、做事用权、谋事为人、廉洁勤政方面的不合格、不达标、不称职问题查清，自己打分、定位、评判，看自己离合格党员的差距究竟有多远；学习系列讲话，要逐篇逐段学习习近平总书记关于改革发展稳定、内政外交国防、治党治国治军的重要思想，认真学习以习近平同志为总书记的党中央治国理政新理念

新思想新战略，深入领会系列重要讲话的丰富内涵和核心要义，深入领会贯穿其中的马克思主义立场观点方法，用科学的思想来武装自己的头脑。

学习只是锤炼党性修养的“敲门砖”，最终落脚点重在“行”这个“压舱石”。群众评价一个党员的修养、品行和作为，不是看一时，而是看长期性、一惯性、持久性。所以要经常在言与行上引正纠偏，照一照、比一比、查一查，对不符合标准的行为及时、主动、刚性约束自己改正过来。努力争做讲政治、有信念，讲规矩、有纪律，讲道德、有品行，讲奉献、有作为的合格共产党员。

三、确保教育活动工作取得实效

“两学一做”学习教育在中央政治局常委会领导下进行，由中央组织部牵头组织实施。我们在“两学一做”学习教育工作中，要强化组织保障，层层落实到位。

各总支、支部要把开展“两学一做”学习教育作为一项重大政治任务，尽好责、抓到位、见实效。根据刚才院里的学习教育方案，各总支、支部书记要切实承担起第一责任人责任，率先垂范，做在前面，用实际行动引领、带动身边党员做好“两学一做”学习教育工作。

在工作开展过程中，要加强督促检查，彻底避免形式主义，贯彻从严要求。对于理想信念模糊动摇、意识淡化、宗旨观念淡薄、精神不振、道德行为不端的党员切不可熟视无睹、松散不察。要坚决贯彻执行五个“着力解决”的问题，立足问题本身，大小问题一齐改。

要坚持工作常态化，加强统筹推进。要把“两学一做”学习教育工作作为日常工作的一部分、作为日常生活的一部分。要在日常药品检定检测过程中履行好党和人民赋予给我们的神圣职责，牢牢把住食品药品安全的技术检验关口，为人民的生命健康恪尽职守、尽职尽责。（2016 年 4 月 26 日）

国家食品药品监督管理总局副局长、党组成员、药品安全总监孙咸泽在全国食品药品医疗器械检验工作座谈会暨仿制药一致性评价培训会上的讲话（节选）

一、积极推进仿制药质量和疗效一致性评价工作

2016 年是推进一致性评价工作破冰之年，关键之年。今年 2 月，国务院办公厅印发《关于开展仿制药质量和疗效一致性评价的意见》（国办发〔2016〕8 号），对一致性评价工作的评价对象、工作时限、参比试剂、评价方法、主体责任、管理职权和配套政策等提出了明确要求。6 月 21 日，总局仿制药一致性评价工作会议，又做了全面部署。毕井泉局长的重要讲话，再次强调了推进仿制药质量和疗效一致性评价工作的必要性和重要意义，明确了一致性评价工作的主要思路和措施，并提出了新的要求。

会后，各地积极传达会议精神，向省委、省政府做专题汇报，并结合实际，协调有关部门进行工作动员和部署。大家对这项工作已经有了一定认识。在此基础上，今天下午，一致性评价办公室的同志们将为大家详细讲解一致性评价工作的各项要求。在培训中，请大家在认真学习的同时，加强交流，把在检验检测一线了解的情况、存在的问题反馈给一致性评价办公室的同志，帮助完善培训内容，以便下一步更好的开展对企业的分批培训。全系统要攻坚克难，全面落实国务院关于仿制药质量和疗效一致性评价工作各项要求，认真执行总局关于一致性评价的各项工作安排，积极推动工作开展。

第一，充分认识一致性评价工作的意义。仿制药一致性评价工作是医药产业供给侧结构性改革的重要举措。首先，有利于提高药品的有效性，保障人民群众用药安全、有效、可及。目前，国产仿制药整体上虽然能够保证安全性，但确实很多品种在质量和疗效上与原研存在差距。

开展一致性评价，保证质量与疗效一致，人民群众用药的有效性也能随之得到保障。其次，有利于降低人民群众的用药支出，节约医疗费用。通过一致性评价的仿制药，其质量和疗效与原研一样，但价格远低于原研。临床上可优先使用替代原研药，大幅降低医疗支出，减少人民群众负担，减少医保支出，提高医保资金的使用效率。三是有利于提升我国医药行业发展水平，推动医药产业国际化。我国是制药大国，却非制药强国。在国际医药市场，我国还是以原料药出口为主，制剂出口无论规模还是品种数量都很小，这说明我国制剂水平还相对落后。仿制药一致性评价，将能持续提高我国药品质量水平，加快我国医药产业优胜劣汰、转型升级，提升国际竞争力。四是有利于推动医药行业供给侧结构性改革。开展仿制药一致性评价，实现仿制药原研药的可替代，将有力促进我国医药产业升级和品种结构调整，有利于淘汰落后品种，为优质仿制药腾出更多市场空间。仿制药一致性评价在我国是补课，也是创新。提升食品药品安全水平，是食品药品监管工作的根本出发点，也是执政为民理念的重要体现和义不容辞的责任，全系统要勇于担当，积极作为。

第二，认真学习和贯彻国办 8 号文件精神。国办 8 号文是国务院关于一致性评价工作的总体要求和部署，是一致性评价工作的纲领性文件。大家要认真吃透文件精神，充分理解一致性评价工作的重要性、复杂性和紧迫性，积极作为，履行好工作职责，不能坐等、观望。各省所（院）一定要高度重视，按照 8 号文的要求和总局的具体部署，结合本区域实际情况，制定实施方案，科学规范指导企业开展一致性评价相关工作，并会同有关部门加强技术指导，共同推动一致性评价工作。

第三，积极做好一致性评价复核检验工作。一致性评价是一项全新的工作，时间紧，任务重，技术要求高。今年很可能会出现短期面临大量急迫任务的局面。各地要摸清家底，动态掌握辖区内需要评价的品种在产情况、评价计划和工作进度以及面临的问题困难等。要制定工作方案，细化到每个一致性评价的品种，在经费、技术、科研人员等方面提供有力支持和保障，保证仿制药评价工作顺利开展。有条件的可以建立仿制药一致性评价绿色通道。在开展复核检验的过程中，要严格按照技术要求对品种进行复核检验，做到先进先出。

第四，加强对辖区内企业的技术指导。各省所要准确把握一致性评价工作的各项政策规定，第一时间把总局的新政策、新变化原原本本的传达给企业。要整合全省药品检验检测资源，组织共同技术攻关，为企业开展仿制药质量和疗效一致性评价提供技术咨询。但同时要认清角色，明确企业在一致性评价中的主体责任。

参比试剂选择，原则上首选原研药品，也可以选用国际公认的同种药物。2016 年 3 月，总局发布了《普通口服固体制剂参比制剂选择和确定指导原则》，企业可根据这一指导原则正确选择参比制剂，总局、省局、省所、行业协会应提供必要的指导和帮助。对参比制剂存有争议的，总局可以组织专家公开论证。前期中检院等 36 家药品检验机构进行了 75 个品种体外药学研究，参比制剂的选择可提供给大家参考。

2018 年底前须完成一致性评价的品种有 289 个，国产批准文号 17636 个和进口药品注册证 104 个，涉及国内药品生产企业 1817 家和境外药品企业 42 家。企业很难对这么多药品文号都开展一致性评价的研究。文号的多少并不重要，质量和疗效与原研药品一致性才有意义。企业要选择最有把握的品种，充分做好体外药学试验、体内临床试验的研究，少走弯路。

第五，严格工作纪律要求。一致性评价工作是一项涉及面广、任务量大、政策性和技术性较强的新工作，对现有医药产业结构将带来极大的变革和冲击，利益各方博弈激烈。因此，大家在工作中严格执行有关政治纪律和工作纪律，遵守党风廉政建设各项规定，确保评价每一阶段的结果都真实、公正、可靠。要加大政务公开力度，完善信息发布程序，保证工作进程的公开透明。要及时向省局报告遇到的困难和问题，保证工作有序、平稳开展，力争按时完成交办的工作任务。

总局一致性评价办公室的工作由中检院牵头承担，中检院和各省所要建立有上有下，互联互通互动机制。中检院作为食品药品监管总局的技术支撑，承担着全国药检系统检验检测机构的业务指导职能。在开展一致性评价工作的过程中，要走出去，做好业务指导的相关要求。各省所要积极主动配合一致性评价各项工作，要抽调技术骨干到中检院轮训，为品种的复核检验工作做好准备。

二、在改革中不断加强食品药品检验检测体系建设

党的十八届三中全会明确提出：完善统一权威的食品药品安全监管机构，建立最严格的覆盖全过程的监管制度，建立食品原产地可追溯制度和质量标识制度，保障食品药品安全。自 2013 年以来，各级政府按照《国务院机构改革和职能转变方案》、《国务院关于地方改革完善食品药品监督管理体制的指导意见》（国发〔2013〕18 号）等要求，自上而下启动了食品药品监管体制改革，逐步建立了对食品药品实行集中统一监管的新体制。食品药品检验检测体系（包括食品、药品、保健食品、医疗器械、化妆品）作为监管的重要技术支撑，其体系规划和能力建设，事关食品药品监管事业全局。在此形势下，食品药品监管总局科技标准司牵头进行了调研，制定出台了《关于加强食品药品检验检测体系建设的指导意见》（食药监科〔2015〕11 号），明确了体系建设的顶层设计，对加快推进检验检测体系建设、提升检验检测能力提出了要求。

《指导意见》充分考虑了食品药品检验检测的专业性和技术性，按照优化配置资源、提升能力水平、保持检验检测体系的系统性的指导思想，确定了“到 2020 年，建立完善以国家级检验检测机构为龙头，省级检验检测机构为骨干，市、县级检验检测机构为基础，科学、公正、权威、高效的食品药品检验检测体系，充分发挥第三方检验检测机构的作用，使检验检测能力基本满足食品药品监管和产业发展需要”的总体目标。

在监管体制改革中，检验检测体系尽管也受到一定程度的影响，同时还面临着事业单位改革，以及第三方检验机构的挑战，经历着改革的“阵痛”，但同志们仍然取得了十分可喜的成绩，总局对此高度肯定，也请同志们振奋精神，认清肩负的责任，坚决贯彻落实好总局关于加强食品药品检验检测体系建设的一系列决策部署。

第一，坚定信心。欧美发达国家的监管经验表明，无论什么样的监管体制，监管队伍的专业化、监管力量的科学化，是食品药品监管工作的内在需求和必然路径。对于检验检测这支监管中专业和科学的代表性力量，总局将一如既往，高度重视，按照国家食品、药品安全“十三五”规划和总局《关于加强食品药品检验检测体系建设的指导意见》，持续推进检验检测机构整合，持续支持检验检测能力提升，持续完善食品药品医疗器械“432”体系建设，加快建设一批国家重点实验室。

第二，研究解决工作难题。对制约检验检测制约事业发展的机构建设、人才培养、人员配备、经费保障、明晰事权等方面的难题，要切实加强研究，主动向上级汇报，争取相关部门支持，将“四有两责”落到实处。特别是对于从业人员薪酬待遇与繁重的工作强度不匹配，十分不利于调动工作的积极性的问题，要加强研究解决，结合事业单位体制改革和政府购买服务的试点，积极推动建立技能水平与职业发展、薪酬待遇相挂钩的激励机制。

第三，扎实做好本职工作。食品药品监管责任重大，检验工作也在其中。6 月 28 日，中共中央政治局审议通过《中国共产党问责条例》，对于失职失责造成严重后果、人民群众反映强烈、损害党执政的政治基础的都要严肃追究责任，既追究主体责任、监督责任，又追究领导责任。全系统要坚持保障食品药品安全第一位不动摇，坚持切实履行好工作职责不动摇，本着高度负责的态度，做好本职工作，严守食品药品安全这道防线。

三、充分发挥检验检测工作的技术支撑作用

当前，食品药品安全监管已进入一个新的时期。一方面顺利推进全面决胜小康对食品药品安全提出了新的更高要求，另一方面全面深化改革过程中面临的各种矛盾和风险提出了新的挑战。当前形势下，检验检测工作如何充分发挥检验检测技术支撑作用，提升食品药品安全现代化治理能力，是全系统面临的新课题，请同志们一起来认真研究，围绕着服务监管、服务产业发展和服务社会需求，主动转变工作方式，抓紧在重点领域实现率先突破。

第一，改革监督抽验机制，实现从事后把关到事前、事中监管的转变。自 2008 年开始，总局对国家评价性抽验模式进行改革，由原来的分散抽验改为分散抽样、集中检验，由“检验——合格率——药品质量公报”模式转变成“检验——探索性研究——综合评价——发警告函或直接飞行检查”模式。2014 年，总局陆续发布《国家药品计划抽验质量分析指导原则》（食药监药化监〔2014〕93 号）、《食品安全抽样检验管理办法》（总局令第 11 号），强调抽验要以发现质量问题为目标，围绕排查质量问题和风险展开。目前，监督抽验已经有了全国性的抽验模式和工作平台，具备了很好的基础，全系统要进一步强化以问题导向统领抽验工作，实现从被动检验到主动发现风险的转变，切实发挥监督抽验在食品药品安全整体工作中的基础性和指引性作用。

一要强化重点领域的监督抽验与数据利用。统筹利用全国抽验资源，合理分工国家和地方、部门的风险监测和抽检重点，提高抽检覆盖面。将日常消费食品中农药兽药残留、食品添加剂、重金属污染的等重点领域监督抽检责任落到实处。健全信息公开机制，探索建立重点领域抽验数据统一公开平台，对人民群众关注高的产品，要曝光不合格产品，同时也公布合格产品，更好的实现抽验为民所用，引导企业诚信经营。

二要强化抽验数据挖掘利用。整合监督抽检数据，加强挖掘分析，实现信息共享、结果互认，建立多方研判会商机制，判断风险因素，揭示可能存在的系统性、区域性问题以及“潜规则”等问题。制定有针对性的管理措施，加大信息公开力度，充分发挥药品监督抽验在打击制假售假、药品质量风险预警、药企审核查验、药品标准完善、药品质量再评价、药品监督管理、生产企业自主提高药品质量等方面的综合作用。

三要强化食品药品质量探索性研究。结合当前监管中的突出矛盾和问题，从可能影响食品药品质量的关键因素和高风险因素入手，着力排查和揭示潜在质量隐患。2015 年，探索性研究发现 33 个品种非法添加、掺杂使假的重大质量问题，总局据此发布通告 6 期。前不久，枸杞和紫草的探索性研究，发现存在较多问题，不仅有力促进企业落实安全责任，更多的实现了抽验和日常监管的有效衔接，也推动了监管方式的转变，使食品药品风险管理更为前瞻，监管部门预判风险的能力得到进一步提升，安全保障水平自然就会稳步提高。

第二，加强科技创新，实现从跟随到引领的转变。5 月 30 日，全国科技创新大会、两院院士大会和中国科协第九次全国代表大会召开，意义十分重大。习近平总书记向全国发出了建设世界科技强国的号召，提出深入实施创新驱动发展战略五大重点任务，并专门指出，要聚焦重大疾病防控、食品药品安全、人口老龄化等重大民生问题，大幅增加公共科技供给，让人民享有更宜居的生活环境、更好的医疗卫生服务、更放心的食品药品。食品药品监管部门是科技创新的重要参与者，食品药品安全水平提升与科技创新密切相关，食品药品安全监管改革发展同样离不开科技支撑。全系统要把学习贯彻大会精神和监管实际结合起来，按照党中央、国务院要求，坚持科技创新与制度创新“两个轮子一起转”，切实推动监管事业改革创新发展。

要继续加大科技投入，统筹科技资源，围绕监管链配置创新链，围绕创新链配置资源链，集中力量抓重大、抓尖端、抓基本，加大关键技术攻关力度，在提高食品药品安全的关键环节和重点领域抓出具有标志性意义的重大成果。把系统化的优势充分发挥出来，出台加强科技创新的指导意见，在国家实验室建设、科研管理制度改革、薪酬激励制度改革等难度较大的方面，采取更有力度的举措，营造科技人才潜心研究的宽松环境，推进科研成果与劳动者共享，确保改革取得实质性突破。

检验检测系统的广大科技工作者，要利用好这个东风。特别是中检院和各省所，充当好科学与监管结合的桥梁，进一步梳理“十三五”科技目标、科研布局和重大科技任务部署等，加强满足产业升级要求的前瞻性、创新性新技术研究，加快监管所需的好用、管用、适用的新技术应用，加大具有自身优势、可望突破领域的资源部署，突破一批食品药品安全重点领域关键技术，建设一批国家级重点实验室，为全面实现小康社会提供技术支持。

第三，推动科普宣传，实现从单打独斗到社会共治的转变。加强食品药品安全宣传工作，是食品药品监管系统的重点工作。今年 6 月，总局联合 17 个部门，举办了“尚德守法，共治共享食品安全”为主题的全国食品安全宣传周活动，组织了法规宣讲、诚信教育、知识普及、成果展示、技能培训等 80 多场活动，促进形成德治、法制、社会共治的良好社会局面，让全体人民共享安全放心食品。但目前，检验检测系统参与科普宣传工作，途径还比较单一，大都体现在幕后，很少发出来自检验检测专家的权威声音。

根据中检院前期调研，全国系统机构近千家，在编专业技术人员 14000 多人，中高级专业技术岗位占比 60%；包括了院士 2 人，获中国青年科技奖 16 人，获中组部等部委表彰“全国留学回国人员先进个人”13 人，有突出贡献的中青年专家 48 人，新世纪百千万人才工程国家级人选 47 人。可以说，食品药品检验机构积累了一大批中高级技术人员，专业范围涵盖了“四品一械”领域，具备科普宣传工作的良好基础和巨大潜力，理应成为社会公众了解食品药品及如何安全使用食品药品资讯的专业权威来源。

全系统要重视食品安全宣传工作，把加强食品药品安全宣传、教育作为保障食品药品安全的基础性工作，鼓励检验检测专家参与科普工作，逐步建立食品药品科普宣传专家队伍。有条件的单位，要开辟新媒体阵地，让微博、微信、客户端这“两微一端”成为食品药品安全宣传工作的标准配置。目前，国家食品药品监管总局已在新浪开通了官方微博@中国食品药品监管，移动应用客户端“中国食药监管”也已上线运行；全国大多数省级食品药品监管部门都已建立官方微博和微信公众号。同时，还要增强科普宣传的针对性和实效性，加大开展群众喜闻乐见形式的宣传，发出来自检验检测的权威声音。近期，总局发布的宣传片《责任》，以及北京药检所发布的《药检人教您识别中药》文章，生动活泼，专业权威，都起到了很好的宣传效果。通过这些科普活动，使社会各方都能积极参与监管，实现社会共治。

第四，通过“两学一做”继续做好党风廉政建设各项工作。今年全党都在开展“两学一做”学习教育活动。3 月 1 日至 4 月 30 日，中央第十五巡视组对总局党组进行了巡视，揭示了食品药品监管存在的一些问题。食品药品监管范围广、链条长，客观上说问题隐患风险比较多。我们食品药品检验系统要认真汲取教训，主动加强管理，严肃党的纪律，强化“四个意识”，认真遵守政治纪律和政治规矩，时刻做到“四讲四有”（讲政治、有信念，讲规矩、有纪律，讲道德、有品行，讲奉献、有作为），永葆共产党员本色。

一要抓好思想建设。要把学习贯彻习近平总书记“七一”重要讲话精神作为当前和今后一个时期的重要政治任务，结合“两学一做”学习教育，积极开展学习研讨，深刻领会精神实质和丰富内涵，用讲话精神武装头脑，指导实践，推动工作。切实把工作的重心放在保障好食品药品安全上来，以对党、对人民、对事业高度负责的态度，扎实推进各项改革任务和监管工作。

二要抓好干部队伍建设。要坚持党管干部原则，突出抓好“关键少数”。坚决贯彻新时期好干部标准和“三严三实”要求，始终树立正确的选人用人导向，着眼事业发展全局“选精兵、配强将”。要以严管严治为标尺，把干部管理监督摆上更加重要位置，强化制度规定的刚性执行，在约束、防范和惩治不作为、乱作为的同时，保护和激励优秀干部能够尽职履责和敢于担当，让优秀人才、优秀干部源源不断脱颖而出。

三要抓好廉政建设。始终保持反腐败的高压态势。要运用好监督执纪“四种形态”，秉持严管就是厚爱的理念，把咬耳扯袖、红脸出汗的教育、提醒做在平时，小错即纠、小病快治。要把构建长效机制作为治本之策，进一步推进不敢腐、不能腐、不想腐的制度机制建设。

同志们，仿制药一致性评价是利国利民的举措，对于更好保障仿制药的有效性、安全性，有效推动供给侧结构性改革，切实增强企业国际竞争能力，都具有十分重要的意义。要做好这一项工作，无捷径可走，必须按照“四个最严”的要求，采用科学、合规的方法，结合我国国情严格执行。检验检测系统具有良好的技术力量，也有着优良的文化传统，在一致性评价过程中要继续传承、保持下去。让我们共同努力，积极进取，充分发挥技术支撑和服务保障作用，为实现全面建成小康社会做出应有的贡献。谢谢大家！（2016 年 7 月 14 日）

强化风险监测　创新工作方式
推动食品药品监管事业新发展

——中国食品药品检定研究院党委书记、院长李波在全国食品药品医疗器械检验工作座谈会暨仿制药一致性评价培训会上的讲话（节选）

一、高度重视，全力支撑仿制药一致性评价工作

仿制药质量一致性评价工作意义重大，时间紧迫，上至国务院领导，下至普通群众都高度关注。刚刚咸泽局长的讲话，对推进下一步工作提了明确要求，大家要认真贯彻落实。我强调四点。

一是要充分认识到，一致性评价工作是医药产业供给侧结构性改革的重要举措，是总局深化药品器械审评审批改革中最重要的工作之一，也是技术含量最高最复杂的工作。每一品种都不完全相同，都要认真研究。二是药检系统要本着为国家尽责，对人民负责的态度，全力以赴，派出精兵强将参与这项工作。要找准自己的角色定位，做好复核检验工作，要熟悉品种，做好参比选择、重要药学参数检验。三是要加强对企业的技术指导。四是工作中严格执行有关廉政工作纪律，廉洁自律，警惕“裁判员”和“运动员”角色重叠，严格按程序办事，保证工作平稳有序开展，力争按时完成交办的工作任务。

二、统筹规划药品抽验工作，形成系统影响力

（一）明确划分抽样范围

目前药品国家抽验、省级抽验和市级抽验工作中，一方面由于三级抽验计划制定不同步、不交流；一方面由于抽验品种均覆盖生产、流通和使用环节，因此交叉抽验、重复抽验现象严重，

浪费了本来就不充裕的检验资源。在食品安全抽样检验中也发现了交叉重叠抽验的现象，但其抽验实践中对中央和地方的抽验范围作了相对的界定，为我们提供了一些可以借鉴的经验。

建议药品国家抽验重点监管流通和使用环节的药品质量，抽取流通和使用领域的样品。每5年全覆盖基本药物品种一次。省市级抽验则侧重于所管辖区域内生产企业的产品质量，结合本辖区日常监督检查工作，抽取辖区内生产企业的生产品种，并定期全部覆盖辖区内全部品种。

总之，面对这一问题，需要我们认真思考如何划分三级抽验范围，如何科学共享资源，并尽快修订原国家食品药品监督管理局2006年发布执行的《药品质量抽查检验管理规定》。

（二）产品检验结果的公告问题

在药品检验结果公告方面，中检院技术监督所通过对31个省级食药监管部门的官方网站2014年公布信息的调研，发现药品检验结果的公布存在一定的问题。一是总局和26个省市局都在不定期发布药品抽样检验的结果，多个信息来源，不但不能形成权威发布，还可能产生一个地方发布某批产品不合格，其他地方患者仍然在服用该批号产品的可能，患者存在被伤害风险，政府监管部门存在法律责任风险。二是国家总局和部分省局只公开不合格产品信息，没有公开合格产品信息，这样很容易造成公众对不合格产品的强化关注，甚至恐慌。其实在《药品质量抽查检验管理规定》中，规定了定期发布药品质量状况，并没有规定只发布不合格信息。三是即使部分省市公开了合格与不合格信息，也仅仅是部分信息，并无法获得原始检验报告。并且各地公告的格式和内容五花八门，没有统一。

虽然检验结果的公告权利属于行政监管部门，不属于检验机构，但与我们检验结果的利用息息相关，与体现我们检验检测机构的能力和作用密不可分，我们必须给予关注。中检院正在起草调研报告，建议国家总局制定统一的质量公告发布程序，规范公告行为。及时统一发布包括合格和不合格药品在内的全部检验信息，同时在各省市检验机构数据库中集中各地方检验报告信息，在中检院数据库中可查到全部报告信息。并对公众开放。这样既有利于逐步形成权威的发布模式，满足公众的知情权，又有利于公众对企业的监督。

（三）强化抽验成果应用

抽验的目的，是要了解产品整体质量状况，监督和规范企业生产经营活动，指导公众安全用药，为制定监管政策服务。抽验成果的应用和转化就显得尤为重要。应用与转化与我们检验检测有关，但我们又不能完全把握。有些已经在推进（白皮书五大本），但推进得还不够。要考虑完善药品抽验质量风险分级处理机制。将抽验结果，依照风险大小，分出等级和类别，移交给行政监管部门，分别采取新闻曝光、质量公告、约谈、警告信、警示函等分级处理措施，督促企业主动提升产品质量，推动落实企业在药品安全中的主体责任。

要落实抽验成果转化的实效性。提高不合格报告和严重质量风险和隐患问题上报的效率；持续跟踪抽验问题严重生产企业，评估企业的整改效果。两级抽验联合起来，根据风险信息研判的结果，确定重点企业或品种，开展专项抽验。

三、转变工作方式，主动作为，发现系统风险

（一）工作方式问题

对于检验检测机构在四品一械产品质量监管中的作用，基本上存在两种截然相反的看法。一种来自我们在座的、从事检验检测具体工作的人员。我们自己清楚，每年大约30亿元资金，40多万批次的检验结果，倾注了一线检验检测人员大量辛勤劳动的汗水，尤其是在应急事件的检验中，常常废寝忘食，加班加点。在了解和掌握产品质量状况、为行政监管提供坚实的科学依据方面，功不可没。但另一种看法，来自于同行学术

领域或行政监管部门，常常认为检验的投入和产出不成正比，检验检测的作用发挥得不够。因此，现实是我们干得很辛苦，检验结果没有得到应有的重视，业内没有权威性，公众听不到我们的声音。

究其原因，很可能与我们的工作方式有很大的关系。目前检验检测机构还基本延续着传统工作模式，也就是：部分参与检验计划制定，部分参与现场抽样，检品抽到了或送来了就检验、发出品种报告后，工作就算完成了。这种检验工作模式是被动接受任务，被动完成任务，基本没有体现主动参与、主动作为。长久以来我们已经习惯了被动的角色，加上任务重、时间紧、人手少，没能停下来好好地思考。

去年的银杏叶制剂事件给我们的触动很大。中检院技术人员和国家总局药化监管司行政管理人员一起，在接到问题举报后，迅速建立现场快速检测方法，锁定重点怀疑的企业和样品批次，建立补充检验方法，并在随后的飞行检查中广泛使用，快速高效地支撑了行政监督执法。在此项工作总结中，中检院的工作多次受到毕井泉局长的表扬，同时，也要求中检院更多地开展补充检验方法的研究。其实领导就是在要求我们，转变工作模式，主动发现风险。今年中检院中药所在开展针对常用中药材中农药等外源性污染物残留监测工作时，发现枸杞中农药残留情况较为严重，主动收集样品，进行风险监测，同时深入产地调研，对样品筛查结果和调研情况进行分析，确证了枸杞种植中大量使用禁限用农药、超量使用农药的“潜规则”，发现了枸杞农药残留限量法定标准缺失。中检院及时将有关情况上报总局，总局领导高度重视，孙局长、吴局长、滕局长和毕局长均作了批示，要求有关司局向宁夏区政府发文，并抄报农业部，提示有关风险。这项工作充分体现了以问题为导向，主动调研产品情况，主动开展检验，发现行业潜规则，发现系统性风险的作用；避免了问题由小到大，由地域性向全国性蔓延的风险。这样的工作对于体现检验检测工作的关键作用，树立系统良好形象，从幕后走到台前，塑造系统公信力会产生十分明显的正面影响。

（二）合作机制问题

我们监管的四品一械产品，在流通方面，除部分食品类产品主要在限定地域内流通外，其余产品基本具有全国流通，甚至全球流通的特点。在生产方面，尽管各地生产企业生产的品种有一定的特色，但总体说来各地生产品种之间仍然存在很大的重叠。如果我们各检验机构均主动开展风险监测，必然会出现品种重叠、工作重复、人力物力浪费的现象。其实我们在四品一械抽样检验的长期实践中，已经发现了这一问题，在药品抽验中尤其明显。

去年开始的全国 17 家中药材专业市场所在地药品检验机构的合作，就是要信息共享，相互联动，减少资源浪费，提高监管效率。尽管还没有开展阶段性总结，暂时也还没有成果收获，总是一个模式的探索，一个好的开始。其次，中检院在去年年底启动了与四品一械行业协会战略合作的尝试，组织了有关合作的座谈会，拟组建合作联盟，签署合作协议。目的就是期望通过协会了解行业的情况，使技术力量的投放，有的放矢，研究更有针对性，更容易发现行业潜规则和系统风险。另外，与重庆市药监局达成合作意向，共同对重庆市辖区内的四品一械产品开展风险监测，发现风险。与山东省院签署有关阿胶风险监测研究的协议，充分利用中检院中药所过去十年对阿胶掺假检验技术的研究基础，利用山东阿胶企业集中的优势，共同研究阿胶类产品可能存在的行业潜规则。

上述模式都在探索阶段，还需要不断的发展完善。目标只有一个，就是发现问题，发现风险，化解风险，保障公众饮食用药安全。模式可以多变，机制可以灵活，途径可以多种，目标就是充分利用各种资源，从企业、协会、检验机构到行政监管机构，从基层检验机构、省级检验机构到中央检验机构，以问题为导向，以产品为载体，发挥基层机构熟悉辖区内情况的优势，发挥省以上检验机构雄厚的科研优势，引导从中央到地方的协作，建立各种合作机制，形成合力，信息互通，资源共享，主动开展风险监测。造就兄弟同心，其利断金的局面，共同推动监管科学的发展，产品风险的发现和公众利益的保障。

在具体的操作层面，可以利用国家总局药品检验专家库，建立全系统的专家委员会，定期召开会议，提出潜在风险研究的问题和品种，或对各检验机构提出的风险点进行专家论证，有的放矢，提高风险发现的成功率。在研究方式方面，可以突破单一的检验模式，引入问卷调查、实地调研等方式，与抽样检验相结合，提高靶向性。在调研报告形式方面，可以考虑两份报告模式，一份报告给上级监管机构，包括详细的品种市场现状、质量状况、存在风险等内容，支撑行政监管决策。一份面对公众，内容相对简化，形成一套简本对公众公开，促进公众对产品质量的认知，培养公众的科学素养，指导公众合理地规避风险，增强公众科学选择的能力，培育检验检测机构的公信力和权威性。

与现有的四品一械的抽验模式相比，以问题为导向，主动的风险监测模式，可能更具有方向性，风险的发现概率更大，检验资源利用率更高。可能会改变目前每年40万批次的全覆盖式的抽验模式，节省我们本就比较紧张的检验资源。

四、加强信息公开，实现数据共享

全面推进政务公开，是党的十八届四中全会确定的原则。政务公开既是提高公信力、推进廉洁建设的需要，也是促进经济社会进步、实现共享发展的需要。食品药品安全监管领域，与民生密切相关，社会各界高度关注，但也因为政务信息公开不够，公众对我们存在一些误解。

自2008年以来国家强化了四品一械产品质量抽验工作，到目前为止，已经积累了大量产品质量数据，如何整合全国数据，挖掘数据信息，为行政监管和公众所利用，是需要我们不断探索完善的任务。

一是整合问题。全国每年大约产生40万批的四品一械抽验数据及信息，食品得到了大部分的整合，药品国家抽验信息数据库已经建立，国家总局也已经下发了有关整合全国药品抽验数据的通知，需要大家一起整合中央、省级和市级抽验数据。器械和保化检验数据报送模块下一步仍需要建立。

二是数据挖掘问题。药品国抽数据我们自2013年起都以质量状况报告书或白皮书的形式分类分析整理上报国家总局，包含大量各类药品质量问题的信息，已经成为药品质量问题分级处理的科学依据，指导各级监管部门分类行政执法。食品风险监测数据也按照类别由主要承担检验机构形成分类质量风险报告，为食品风险监测和监管提供了坚实的科学基础。但不管药品，还是食品检验的数据，都存在一个深度挖掘利用的问题。

三是数据共享、公开问题。国家药品抽验数据共享平台已对各级药品监管部门、检验机构开放，下一步计划将各级抽验数据及信息统一整合到统一的数据库，推进国抽和省抽数据的整合，最终实现全国抽验信息的互联互通。也同样存在一个向公众公开问题。

五、重视科研创新，提升核心竞争力

国家总体战略部署对食品药品安全科技提出了新的要求。刚刚结束的全国科技创新大会、提出了“加强科技供给，服务经济社会发展主战场”的号召，提倡加大公共科技供给，实现共享发展。目前国内外食品药品创新发展十分活跃，特别是创新药品、高技术医药产品已成为经济发展的新动力源，检验检测机构的科研创新，有着强烈的行业需求。不能迅速建立与之相配套的检验检测技术标准，缺乏快速、灵敏、准确的检验方法，也就无法满足公众食品药品安全的需要，无法实现食品药品监管的科学支撑作用。

一是做好政策引导，营造提倡科研创新的工作氛围。按照国家科技创新工作部署，改革相关用人、绩效、实验室建设、科研管理等机制，极大地调动科研人员创新积极性，提升人员能力和学术水平，营造良好的科研创新环境，切实推动监管事业创新发展。

二是有针对性地开展科研创新。检验检测机构科研的方向，就是围绕检验做科研，利用科研促进检验。要针对当前检验存在的一些技术问题和发展需求（新技术产品介入、食品营养成份研究、食品标准）去做科研。要注重打击掺杂使假产品检验技术的基础科研工作，加大补充检验方法的研究力度。快检技术是增强基层监管能力的重要工具，尤其是要加快食品快检技术的发展和快检技术产品研发。另外，要关注高新技术产品相关标准和检验技术的研究，为产品上市后的监管做好技术储备。

三是加强科研协作力度。集中全系统的整体科研力量，结合产业发展和监管形势，主动开展食品药品风险防控的基础研究。发挥基层药检所熟悉辖区情况的优势，及时发现问题，找到风险点，找到需要研究的科学问题。同时发挥中央级和省级食品药品检验机构的技术优势，做好基层检验机构的技术指导工作；研究确立科研协作机制，形成全系统良好的科研氛围，由点带到面，促进全系统的科研发展。

四是加大科普力度。做好科普工作，是树立公正权威的中国药检形象、培养检验检测系统公信力最佳途径之一。目前，检验机构对这项工作的重视程度还不够，缺乏系统组织和有效的激励机制。虽有科普活动，但形式单一，科普传播的广度和效率较低，在充分利用现代社会的多种流通渠道和信息传播媒体方面完成得不够。要加大科普经费投入力度，建立支持检验机构科普工作良性发展的有效机制，逐步建立以业务技术骨干为主，退休专家、社会志愿者为辅，专兼职结合，分工明确、结构合理的科普人才队伍。重视科普人员培训，切实提高科普人员的业务能力和实用科普技能，增强科普宣传的实效性。建立与完善科普考评激励机制，正确灵活地运用不同的激励方法，做好科普工作者的物质保障和精神保障，激励技术人员参与科普活动，提高科普活动质量和效率。

六、加强能力建设，形成系统凝聚力

加强对系统人才队伍的培训工作。这几年，中检院开办了两个类型的培训班，一个是面向系统的高级研修班（2 期共培训 72 人），一个是面向各省地市级药检所的模块化培训班（13 期共培训 2450 人），取得了一定的效果。2015 年国家总局批复的中检院三定职能中增设培训中心，主要目的是加强中检院和全系统技术人员的培训。我们将和大家一起研究如何利用中检院和省级检验机构的技术力量，编撰统一教材，组织各省级检验机构加强对基层，乃至企业质量控制技术人员的技术培训力度。授人以渔不如授人以渔，企业质控人员培训好了，对监管来说事半功倍，还把监管关口前移到生产企业，有利于发挥企业质量安全第一责任人的作用。

七、加强党风廉政建设工作，增强系统向心力

刚才咸泽局长也对中检院党委提出了要求，下半年会适时召开党建工作交流会，加强党建和党风廉政建设工作。

一是深入开展“两学一做”活动。认真组织党员学习党章以及习近平总书记系列讲话的重要精神，切实加强党的思想政治建设，教育引导党员尊崇党章、遵守党规，坚定理想信念，进一步增强政治意识、大局意识、核心意识、看齐意识，坚定正确政治方向；进一步树立清风正气，严守政治纪律政治规矩；进一步强化宗旨观念，勇于担当作为，在日常工作、学习和社会生活中起先锋模范作用。要严字当头，把严的要求贯彻

检验检测工作全过程，严肃党内政治生活，全面净化党内政治生态。

二是加强党风廉政建设工作。党风廉政建设工作与业务工作是车之两轮，鸟之双翼，必须坚持长抓不懈。全系统要充分认识到党风廉政建设工作的重要性，紧跟中央决策部署，围绕食品药品医疗器械检验检测中心任务，持之以恒加强作风建设，坚持党风廉政建设制度化，强化重要岗位、检验程序、大额支出等权力运行关键部位的监督，建立健全长效防控机制。着力加强廉政教育，筑牢思想防线。要严格执行中央八项规定和总局八条禁令，坚持反“四风”，脚踏实地、务实高效，始终保持对腐败零容忍态势，树立务实清廉的形象。

同志们，食品药品监管改革持续深入，统一权威的检验检测体系正在完善，我们要不忘初心，继续前行；全面提升技术能力，坚持服务公众饮食用药安全；求真务实，以工作创新支撑食品药品监管事业的新发展，为实现健康中国的国家战略作出新的贡献！（2016年7月14日）

记　事

中检院再次被认定为世界卫生组织药品质量保证合作中心

2016年，中国食品药品检定研究院（以下简称中检院）再次被认定为世界卫生组织药品质量保证合作中心。新的认定期从2016年5月26日开始，至2020年5月26日结束。中检院党委书记、院长李波为合作中心主任。

世界卫生组织合作中心主要为研究机构，大学或学院的相关部门是WHO组织架构的外部延伸。WHO通过合作协议指导合作中心的工作，以促进全球及区域目标科学有序地实现。

中检院自1980年9月就成为WHO药品质量保证中心（CHN－19［WPRO］）。按照WHO合作中心的要求每4年进行一次再认定，在过去的4年内，中检院按照与WHO合作框架，重点开展了国际药典标准的起草与修订、参与WHO药典标准各论标准物质的审核、参加WHO专家会议、药品快检技术方法的研究与建立、组织WHO在华药品质量保证相关技术培训、翻译出版WHO技术报告等工作。

在2012年11月中检院化学药品检定所顺利通过了WHO药品质量控制实验室认证。这是全球第26家、西太平洋地区第3家通过认证的机构。作为国家药品质量控制实验室，中检院化学药品检定所达到了WHO药品质量控制实验室的质量管理规范要求，能够为联合国官方机构采购药品提供服务，也为中国企业生产药品加入WHO全球采购行列提供了强有力的技术支持。

中检院再次被世界卫生组织认定为WHO药品质量保证合作中心意味着我国在国际化学药品标准的制修订，国际药品标准物质研制、上市后药品的质量控制方法的研究等方面具有更多的国际话语权。

医学细菌保藏中心建设和标准菌种供应

2016年2月，中检院中国医学细菌保藏管理中心（国家医学微生物资源子平台）顺利通过中国质量认证中心的现场审核，并获得ISO9001：2008（GB/T19001－2008）质量管理体系认证证书，标志着该中心质量管理体系的运行得到国际标准化组织的认可，在各项质量管理系统整合上已达到国际标准。

2016年，中检院中国医学细菌保藏管理中心向国内外疾病控制机构、医学科研院所、医学教学机构、食品/药品和生物制品生产企业、质量检验和检测机构共895家单位，提供国际和国家标准医学菌种资源共享服务12745份。

重点实验室建设

2016年6月15日，中检院的卫生部生物技术产品检定方法及其标准化重点实验室获得专家小组一致优秀评分（优秀比例限定为15%）。中检院在65个参评实验室中排名第13位获优秀评级。8月24日，卫生部6人专家小组对中检院卫生部生物技术产品检定方法及其标准化重点实验室进行现场评估，专家组赞扬实验室研究方向的准确定位，建议以此为良好基础向国家重点实验室迈进。

2016年，中检院针对产品风险，加强补充检验方法和替代检定方法研究，为法定方法提供有力补充，全方位保障生物制品质量安全。双价肾综合征出血热疫苗鉴别实验补充检定方法被《中国药典》三部收载；人用狂犬病疫苗效力测定替代方法通过国家药典委病毒专业委员会专家组审评。同时，进一步完善了人用狂犬病疫苗打假方法——狂犬病毒糖蛋白抗原检测方法，研究出了不同企业生产人用狂犬病疫苗效力合格的抗原含量标准；建立轮状病毒疫苗中猪圆环病毒PCV1污染检测方法，相关文章被Journal of General Virology收稿，并开展PCV1标准品研制，为该相关疫苗的质控提供能力储备。

第一部分　检验检测

2016 年检验检测工作

概　况

中检院2016 年度受理15884 批检验检测工作（以批/检样数计），较2015 年同比减少1315 批，降幅为7.6%。2016 年度完成15528 份报告，较2015 年同比减少397 份，降幅为2.5%。

注：2016 年度统计时间2015 年12 月1 日至2016 年11 月30 日，医疗器械包含体外诊断试剂；其他类别包括毒种、菌种、环境设施、细胞、人血清及其他。进口检验包括常规进口和进口生物制品批签发（生物制品批签发，以下简称批签发）。检品受理，指受理检验的样品批数（进口药品按检样数计），包括退撤检批次。报告书完成，指授权签字人签发报告书的检品批数（检样数），不包括函复结果或出具研究性报告的检品批数。

检品受理情况

2016 年度受理检品15884 批，同比下降7.6%。

按检品分类计，2016 年度受理药品3210 批（占总受理量的20.2%，包括化学药品1717 批，中药、天然药物1394 批，药用辅料99 批），生物制品8389 批（52.8%），医疗器械1885 批（11.9%），药包材195 批（1.2%），食品及食品接触材料（以下简称食品类）134 批（0.8%），保健食品364 批（2.3%），化妆品640 批（4.0%），实验动物406 批（2.6%），其他类别661 批（4.2%）（图1－1）。

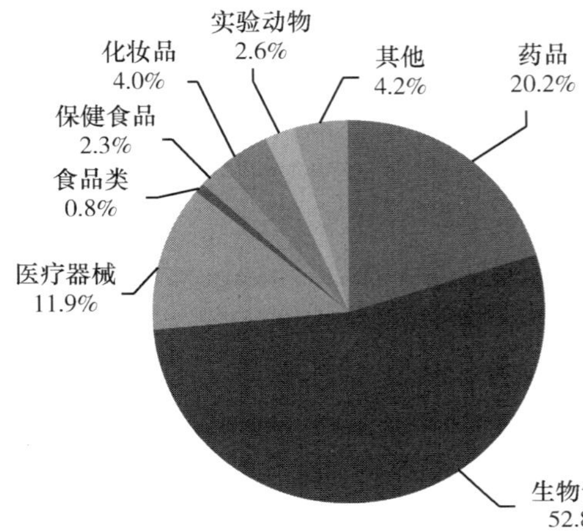

图1－1　2016 年度各类检品受理情况

2016 年度检品受理同比增长情况：药品下降19.8%，生物制品增长1.4%，医疗器械下降35.4%，药包材下降43.1%，食品类下降57.9%，保健食品增长67.0%，化妆品增长221.6%，实验动物增长20.1%，其他类别增长12.8%（图1－2）。

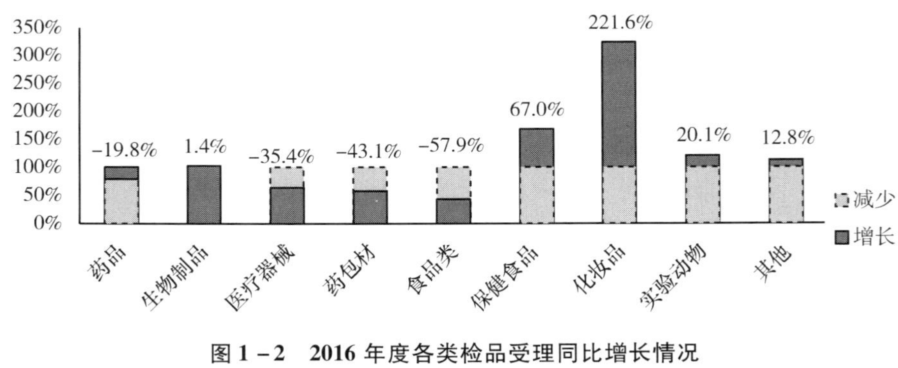

图1－2　2016 年度各类检品受理同比增长情况

按检验类型计，2016 年度受理监督检验 2227 批（占总受理量的 14.0%，包括国家级计划抽验 1706 批，国家级监督抽验/监测 521 批），注册/许可检验 3203 批（20.2%），进口检验 702 批（4.4%，其中进口批签发 242 批），国产批签发 4803 批（30.2%），委托检验 1694 批（10.7%），合同检验 2860 批（18.0%），复验/复检 228 批（1.4%），认证认可及能力考核检验（以下简称认证认可检验）167 批（1.1%）（图 1－3）。

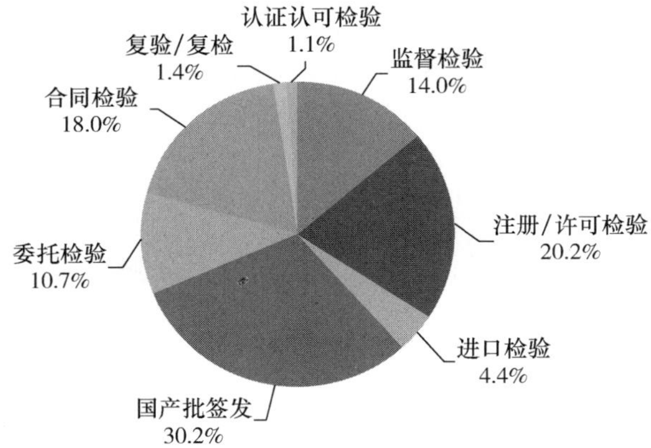

图 1－3 2016 年度各类检定业务受理情况

2016 年度检品受理同比增长情况：监督检验下降 30.3%，注册/许可检验下降 29.5%，进口检验下降 26.0%，国产批签发增长 0.8%，委托检验增长 69.6%，合同检验增长 14.4%，复验/复检增长 240.3%，认证认可检验下降 7.2%（图 1－4）。

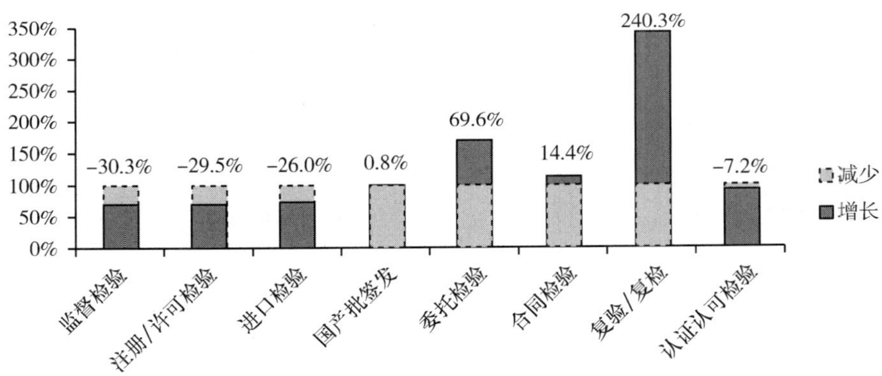

图 1－4 2016 年度各类检定业务检品受理同比增长情况

报告书完成情况

2016 年度完成 15528 份报告，同比下降 2.5%。

按检品分类计，2016 年度完成药品检验报告 3271 份（占总签发量的 21.1%，包括化学药品 1650 份，中药、天然药物 1419 份，药用辅料 202 份），生物制品 8114 份（52.3%），医疗器械 1708 份（11.0%），药包材 112 份（0.7%），食品类 255 份（1.6%），保健食品 422 份（2.7%），化妆品 611 份（3.9%），实验动物 411 份（2.6%），其他类别 624 份（4.0%）（图 1－5）。

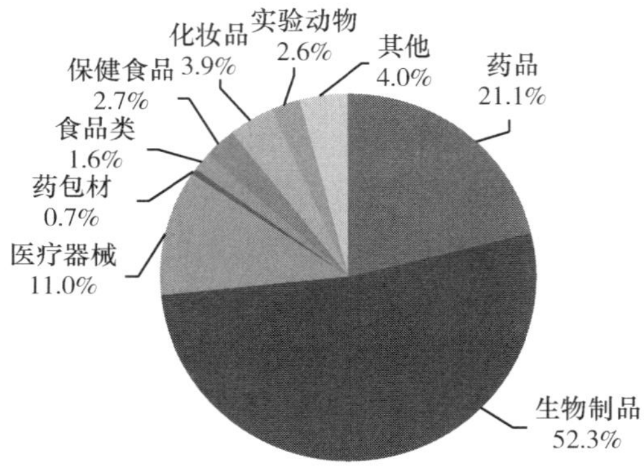

图 1－5　2016 年度各类检品报告书完成情况

2016 年度完成报告同比增长情况：药品下降 12.4%，生物制品下降 2.5%，医疗器械下降 31.0%，药包材下降 45.6%，食品类下降 26.3%，保健食品增长 727.5%，化妆品增长 2163.0%，实验动物增长 22.7%，其他类别增长 45.5%（图 1－6）。

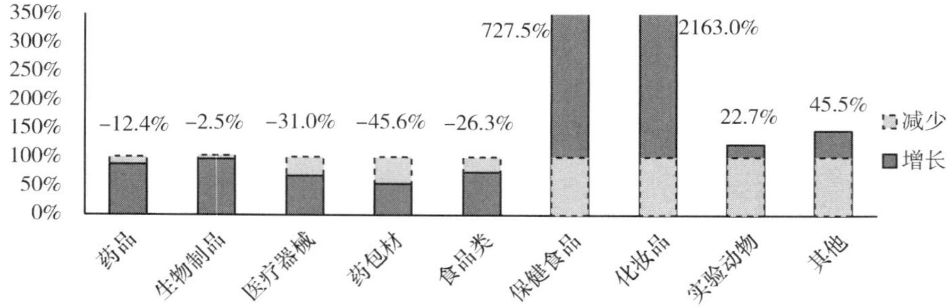

图 1－6　2016 年度各类检品报告书完成同比增长情况

按检验类型计，2016 年度完成监督检验报告 2350 份（占总签发量的 15.1%，包括国家级计划抽验 1913 份，国家级监督抽验/监测 437 份），注册/许可检验 3351 份（21.6%），进口检验 743 份（4.8%，其中进口批签发 228 批），国产批签发 4808 份（31.0%），委托检验 1710 份（11.0%），合同检验 2339 份（15.1%），复验/复检 179 份（1.2%），认证认可检验 48 份（0.3%）（图 1－7）。

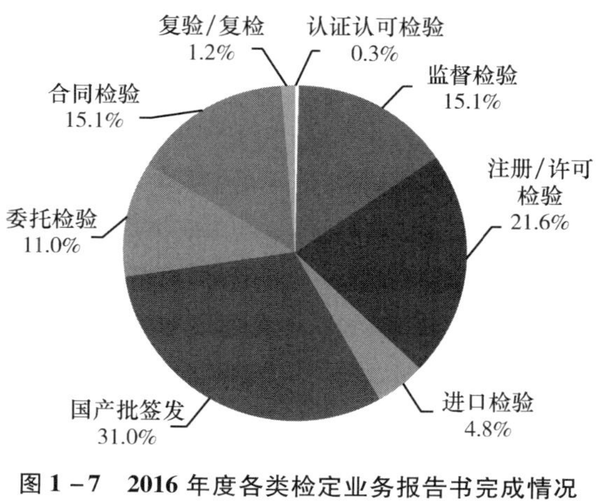

图 1－7　2016 年度各类检定业务报告书完成情况

2016 年度完成报告同比增长情况：监督检验同比下降 17.1%，注册/许可检验下降 23.1%，进口检验下降 22.4%，国产批签发增长 1.0%，委托检验增长 128.6%，合同检验增长 12.1%，复验/复检增长 135.5%，认证认可检验下降 52.5%（图 1-8）。

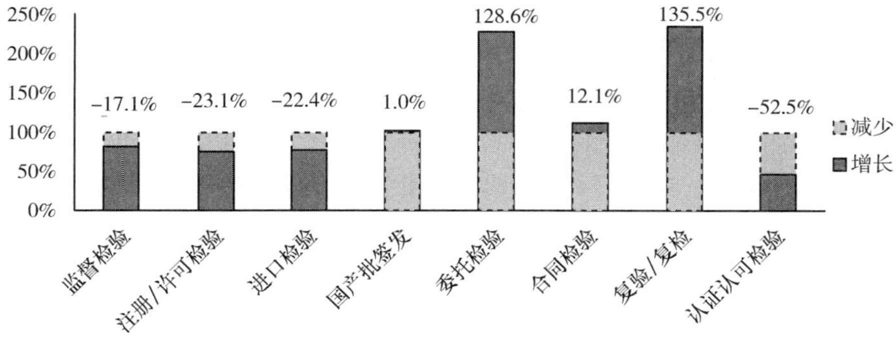

图 1-8　2016 年度各类检定业务报告书完成同比增长情况

生物制品批签发

2016 年度受理了 5045 批，同比增长 1.9%，包括国内制品 4803 批，增长 0.8%，进口制品 242 批，增长 30.8%；疫苗 4040 批，增长 0.5%，血液制品 139 批，下降 6.1%，诊断试剂 866 批，增长 11.0%（图 1-9）。

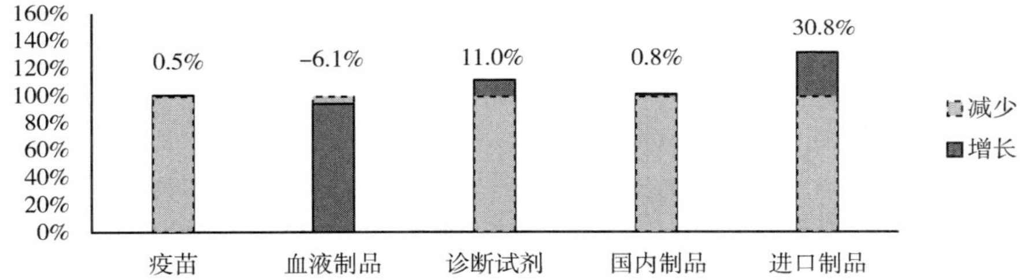

图 1-9　2016 年度生物制品批签发检品受理同比增长情况

2016 年度完成了 5036 份报告，同比增长 1.4%。包括国内制品 4808 批（不合格制品 1 批），增长 1.0%，进口制品 228 批，增长 12.3%；疫苗 4012 批（不合格制品 1 批），下降 1.1%，血液制品 158 批，增长 27.4%，诊断试剂 866 批，增长 10.2%（图 1-10）。

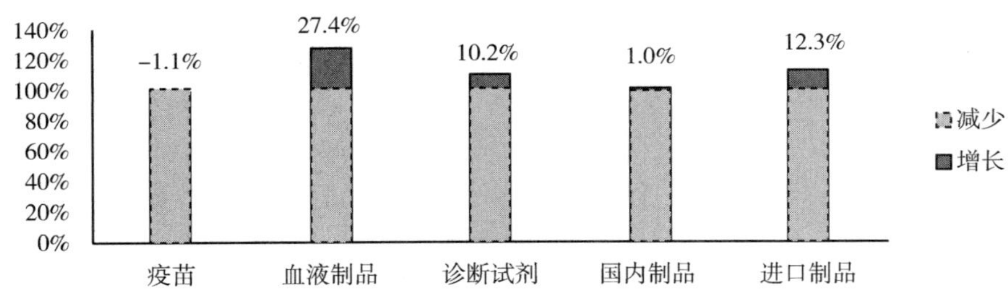

图 1-10　2016 年度生物制品批签发报告签发同比增长情况

专项工作

进口化妆品专项监督抽检

2016年，中检院组织完成2016年进口化妆品专项监督抽检工作，完成《2016年进口化妆品专项监督抽检工作总结报告》。本次专项监督抽检，共抽取染发类、护肤类和爽身粉三类化妆品共360批，发现8批次不合格样品，主要问题为染发类产品中染发剂检验结果与产品批件成分不一致，并且发现部分染发剂产品存在标签标识不规范的现象，为今后化妆品监督抽检工作提供线索。

中药材专项抽验

2016年，中检院完成陈皮、胖大海中黄曲霉毒素检测专项工作，完成全部样品检验并出具报告，样品总计288批，其中1批不符合规定。同时对近些年的中药材及中成药中黄曲霉毒素检查数据进行归纳总结，按照风险评估的基本步骤对中药材及部分制剂中黄曲霉毒素做初步的风险评估，筛选出高风险品种，为黄曲霉毒素限量检查项的设置提供数据支持。

2016年，中检院完成明矾、黄芪专项抽验，其中，明矾119批，涉及全国91家生产企业，黄芪172批。按照《中国药典》（2015年版）一部，中检院对119批次白矾样品检验，总不合格率为76%。并发现有1批白矾样品尝之无味，和正品白矾的酸涩味差别很大，同时含量测定表明该样品含水硫酸铝钾含量极低，为0.4%（标准规定含水硫酸铝钾的量不得少于99.0%），性状和含量测定项均不符合规定，涉嫌造假。另有90批样品铵盐检查不符合规定，涉嫌硫酸铝铵等铵盐掺伪。针对存在问题，中检院上报有关情况并建议对涉嫌造假及掺伪的白矾生产企业加强检查和监管，督促其规范白矾饮片生产，加强质量控制，从源头上保证白矾饮片的用药安全和有效。

此外，中检院开展黄芪的探索性研究。针对本次抽验工作中集中出现的黄芪饮片不符合规定的情况（压扁之后再进行切片），中检院专程赴黄芪道地产地进行实地调研，了解到饮片企业生产的此种产品多供两广及东南亚地区煲汤等使用，但此次在药房等场所也抽到该类样品，提示我们须注意黄芪饮片市场的这一新动态，黄芪的此类加工方式需要相关部门进行进一步明确。其次，针对在黄芪检验过程中标准方法操作过于繁琐的情况，中检院经过反复试验，简化标准方法，经实践表明，在不影响检验结果的情况下，本法能有效地将样品的处理时间由2小时以上缩短为30分钟以内，极大地便利了黄芪样品的检验工作。并建立了简便可靠的黄芪薄层指纹图谱的鉴别方法，不仅方法操作简便，而且所得图谱化学信息丰富。同时，还建立了黄芪的HPLC-ELSD指纹图谱，对不同规格黄芪（野生与栽培，不同生长年限）的图谱进行研究，找出指纹图谱中表征不同规格的特征色谱峰，初步明确不同规格黄芪的化学信息差异规律，为进一步的黄芪等级标准研究奠定了基础。

2016年，中检院完成鹅不食草和菥蓂的专项检验。经检验，126批鹅不食草中有10批【杂质】不合格，116批合格。鹅不食草存在的主要问题是由于药材较细碎，收割时未挑拣干净，部分批次存在较多杂质，以及现行2015年版药典中缺少【含量测定】项目。

此外，中检院开展鹅不食草探索性研究。采用分子鉴定技术，对鹅不食草中存在的两种主要杂质进行物种鉴定；一是莎草科莎草属白鳞莎草 *Cyperus nipponicus* Franch. et Savat. 的地上部分；二是玄参科婆婆纳属植物阿拉伯婆婆纳 *Veronica persica* Poir. 的地上部分。按照《中国药典》（2015年版）“中药材DNA条形码分子鉴定法指导原则”，对鹅不食草建立基于核糖体DNA第二内部转录间隔区（ITS2）为主体条形码序列的鉴定民族药材的方法体系用 MEGA 软件对鹅不食草的 ITS2 序列进行 N – J Tree 聚类分析，结果所测 25 批检品的 ITS2 序列聚为一支，将鹅不食草的 ITS2 序列在 Genbank 上进行比对，结果为菊科（Compositae）石胡荽属（*Centipeda*）鹅不食草 *Centipeda minima*（L.）A. Br. et Aschers.，与药典规定的鹅不食草基原植物一致。

另外，鹅不食草现行药典标准中缺少含量测定等项目。中检院研究建立了 HPLC 法测定鹅不食草中绿原酸、隐绿原酸、咖啡酸、芦丁、异绿原酸 B、异绿原酸 A、异绿原酸 C 等 7 种活性成分含量的方法。通过研究，探索建立鹅不食草【含量测定】项目。共测定 29 批样品，拟确定异绿原酸 A 和异绿原酸 C 含量之和不得少于 0.10%。同时，还建立了鹅不食草指纹图谱测定方法，测定 20 批样品，确定 12 个特征峰，指认了其中 7 个成分。采用化学指纹图谱相似度评价软件计算各批次鹅不食草样品和对照指纹图谱的相似度，相似度均大于 0.80，相似度较好。由于鹅不食草较细碎，收获加工时，由于挑拣不仔细，除常混入杂草外，也常含有泥沙等杂质。现行标准中未检查总灰分和酸不溶性灰分，中检院研究检测了样品的总灰分和酸不溶性灰分。建议总灰分限度为不得过 8.0%；酸不溶性灰分不得过 2.0%；结合现行标准中【杂质】检查，则可较好地控制鹅不食草药材质量。

2016 年，中检院还开展了黄芪的探索性研究。按照《中国药典》（2015 年版）“中药材 DNA 条形码分子鉴定法指导原则”，基于核糖体 DNA 第二内部转录间隔区（ITS2）为主体条形码序列的方法，辅助正伪品的鉴别。用 MEGA 软件对菥蓂样品的 ITS2 序列进行 N – J Tree 聚类分析，结果所有菥蓂样品的 ITS2 序列聚为一支。将菥蓂的 ITS2 序列在 Genbank 中进行比对，结果显示为 *Thlaspi arvense*，与药典规定的菥蓂 *Thlaspi arvense* 基原一致，13 批菥蓂检品均为正品。鉴于药典现行薄层鉴别，展开效果不佳，斑点分离不好，背景成一条带的情况，中检院探索建立分离良好的薄层鉴别方法，并且增加异荭草苷和异牡荆苷 2 个对照品，结合对照药材同时作为对照，专属性较强。

由于现行药典菥蓂项下缺少【含量测定】项，中检院开展实验并建立 HPLC 法测定菥蓂药材中黑芥子苷含量的方法；以及 HPLC 法同时测定菥蓂药材中异牡荆苷和异荭草苷含量的方法。由于黑芥子苷和黄酮类成分化学结构差别巨大，无法在同一条件下进行，故分两步进行。13 批检品菥蓂中黑芥子苷的含量均在 0.087% 以上，其中 12 批次的黑芥子苷含量在 0.10% 以上，因此建议黑芥子苷含量限度订为不低于 0.10%。异荭草苷含量在 0.015% ~ 0.094% 之间，平均为 0.042%；异牡荆苷含量在 0.034% ~ 0.323% 之间，平均为 0.152%；二者总含量在 0.050% ~ 0.418% 之间，平均为 0.195%。异牡荆苷含量均高于异荭草苷含量，二者比值在 2.0 ~ 5.6 倍，平均为 3.9 倍。该方法简单，方便，准确性高，建议作为药典含量测定增订方法。异荭草苷和异牡荆苷二者含量之和作为测定限度较为合理，并可确定异荭草苷和异牡荆苷含量之和不低于 0.10% 作为指标。按此限度，以上 13 批，2 批次含量低于限度，其余 11 批符合限度要求。

同时，中检院采用高效液相色谱法，建立了菥蓂指纹图谱测定方法，确定 5 个特征峰，指认 2 个成分峰，采用化学指纹图谱相似度评价软件计算各批次鹅不食草样品和对照指纹图谱的相似度，相似度均大于 0.80，相似度较好。

阿胶专项抽验质量分析

国家食品药品监督管理总局针对胶类药品市场质量情况开展过数次整顿工作，使胶类药品掺伪造假质量问题得到很好的控制。为进一步了解和掌握市场上阿胶质量问题，监测掺伪造假质量情况，本次专项抽验按照《中国药典》（2015 年版）阿胶鉴别项、国家食品药品监督管理总局药品检验补充检验方法和检验项目批准件（批准件编号2012001）分别进行了阿胶中驴源性成分的鉴别和牛源性成分的检查工作。

本次专项抽验按照最初的项目实施方案，从北京、江西、江苏、陕西、四川5个省的流通使用环节共抽取药品阿胶检品56批次。按照《中国药典》（2015年版）一部阿胶鉴别项检验，56批阿胶均符合规定，按照国家食品药品监督管理总局药品检验补充检验方法和检验项目批准件（批准件编号2012001）进行检验，56批阿胶均未检出牛皮源成分。说明阿胶中非法添加牛皮源成分的质量问题经国家总局近几年加强监管和专项整顿，已取得显著成效。通过探索性研究，又发现阿胶新的质量问题主要为两方面：一是产品在生产过程中投料不足；二是社会上反映，存在以马皮冒充驴皮投料的现象。针对上述问题，中检院从以下两方面开展探索性研究，并取得一些进展。

（1）阿胶中驴皮源成分的含量测定方法研究 以阿胶中驴皮特征肽A1和A2为指标，建立了HPLC－MS/MS含量测定方法，打击阿胶原料投料量不足的不法行为。该方法已初步建立，经充分验证后拟将阿胶【含量测定】项标准修订草案报送国家药典委员会。

（2）阿胶中非法添加马皮的补充检验方法研究 针对以马皮冒充驴皮投料的现象，采用PCR分子生物学方法对阿胶中掺入的马皮、骡皮进行鉴别研究。同时，采用LC-MS方法，以马皮特征肽为指标，建立了阿胶中马皮源成分的检测方法，对抽验的检品初步测试发现部分样品可疑掺伪马皮。该方法尚需进一步方法学研究和样品充分验证，完善之后可望申报补充检验方法，用于市场监管。

玻璃类药包材产品技术专项调研

新华社内参信息和部分企业致函国家食品药品监督管理总局，反映药用玻璃包装注射剂出现问题；新闻媒体也报道了某省药监局在对药用玻璃包装注射剂进行抽验时，发现玻璃脱片导致产品可见异物不合格；由于钠钙玻璃和低硼硅玻璃材质性能水平的局限，包装偏酸偏碱的药品确实存在一定风险，会给人民用药安全带来隐患。

国务院领导以及国家食品药品监督管理总局毕井泉局长、吴浈副局长、孙咸泽副局长纷纷做出相应批示，希望中检院组织研讨论证，要采取有针对性的措施做好风险防控，并于2015年11月底致函中检院，委托中检院开展注射剂玻璃包装升级换代研究（食药监药化管便函〔2015〕1257号），并就国内中硼硅玻璃产业发展现状、产能、质量稳定、临床需求、注射剂包装更新换代面临问题开展调查研究，为下一步工作提出政策建议。

中检院分别于2016年1月和5月邀请相关省局、药包材检验机构和企业代表在京召开两次座谈会，了解相关产品的产能、使用及质量情况，以及近年来七种药用玻璃包装注射剂产品的质量公告和监督抽验数据。3月，中检院对国内中硼硅药用玻璃管（模制瓶）生产企业开展产业技术调研，了解相关企业的产品种类、企业产能、销售情况、未来几年的规划及产销中存在的问题。同时结合技术调研情况，形成《碳酸氢钠注射液等七种玻璃包装注射剂调研情况报告》。

根据调研实验方案，中检院从调研企业收集空玻璃安瓿样品，完成32批空玻璃安瓿的线热膨胀系数、121℃颗粒耐水性、内表面耐水性、耐酸性、耐碱性、折断力的检验，同时还开展玻璃脱片性能的相关试验。此外，为考察玻璃材质与药品的相容性，中检院采用不同材质、不同厂家玻璃空安瓿灌装药品进行相容性试验（包括包装17批维生素B6注射液、11批复方氨林巴比妥注射液、10利巴韦林注射液、19批碳酸氢钠注射液），考察项目包括可见异物、pH、不溶性微粒、玻璃成分的迁移、玻璃内表面侵蚀分析等。

根据调研研究结果，提交书面调研报告以及提出不适宜使用钠钙玻璃和（或）低硼硅玻璃包装的注射剂品种建议，以便进一步出台加强管理的政策，解决玻璃包装注射剂的突出问题。

应急检验工作

氟哌噻吨美利曲辛片应急检验

按照国家食品药品监督管理总局药化监管司1月5日特急来函，要求对海南益尔药业有限公司生产的盐酸氟哌噻吨原料药（11批）、盐酸美利曲辛原料药（2批）及氟哌噻吨美利曲辛片（6批）开展全项检验。中检院接到任务后，立即组织开展应急检验工作，并于7天内出具法定检验报告。根据中检院的研究报告，国家食品药品监督管理总局官网于2月19日要求停止销售、使用海南益尔药业有限公司生产的氟哌噻吨美利曲辛片。

安宫牛黄丸及大活络丸应急检验

2016年2月26日，国家食品药品监督管理总局稽查局召开会议，讨论“9·22”特大制售安宫牛黄丸等假药案件问题。案件具体情况为吉林省长中制药有限公司生产的安宫牛黄丸和大活络丸有涉嫌牛黄造假问题。根据要求，中检院技术上协助处理此案，抽调骨干力量组成研究小组进行相关研究工作，基本掌握安宫牛黄丸及大活络丸的基本情况，吉林省长中制药有限公司生产安宫牛黄丸及大活络丸均存在贵细药人工麝香和牛黄少投料问题及胆酸相对比例失调问题。

山东济南非法经营涉案疫苗应急检验

2016年3月21日，中检院在接到32批山东济南非法经营涉案疫苗的检验任务后，立刻成立应急检验工作组，并组织制定整套完整有序的应急检验工作方案，第一时间投入到应急检验工作中。此次共有32批涉案产品，包括12种疫苗（27批）、2种免疫球蛋白（4批）和1种细菌溶解物（1批）。

山东济南非法经营涉案疫苗事件受到国家高度重视，成立联合调查专案组，中检院派出王军志研究员作为联合调查组专家组副组长、梁争论和叶强作为联合调查专家组专家成员，赴济南协助调查研究，为涉案疫苗风险评估提供专业意见。根据该案件联合调查组专家组的安排，中检院派出吴小红研究员连夜赶到山东现场，参与并完成现场的血清采集指导工作。

在涉案产品的应急检验过程中，中检院完成339份血清检测，30批产品安全性检验和32批产品的有效性检验。在所有检验完成后，中检院指定专人跟踪每份报告，每天完成的检验报告连夜送至国家食品药品监督管理总局，检定报告在国家总局网站上第一时间公布，为事件平息提供科学依据。

此次检验样品多为超过有效期，但仅一批乙肝疫苗（大连汉信）效价不合格，其余均合格。中检院把该批留样疫苗一起检测，留样疫苗效价合格，表明国产疫苗质量稳定。

关于疑似脊灰疫苗相关病例应急调查

2016年9月14日，中检院收到国家食品药品监督管理总局“关于疑似脊灰疫苗相关病例（VAPP）”的电话通知，中检院立即启动应急机制，首先全面梳理核对天坛公司生产的口服Ⅰ型Ⅲ型脊髓灰质炎减毒活疫苗的批签发情况（包括病毒滴度趋势分析），未发现异常。同时，根据国家食品药品监督管理总局9月15日和18日组织的两次沟通会的会议精神，中检院和中国疾病预防控制中心（CDC）协商，采用与CDC临床样本测序VP1片段对疫苗成品、原液进行测序分析。中检院迅速设计全序列测序方法，从测通全序深入了解疫苗情况。经过多次测序验证批签发疫苗中Ⅰ型和Ⅲ型序列没有改变，为此次脊灰应急事件提供扎实的科学支持。

二价 OPV 疫苗应急检验工作

为履行中国政府对世界卫生组织提出的消灭脊灰承诺，做好 tOPV 转 bOPV（三价 OPV 转换二价 OPV）工作，中检院精心部署，并成立应急检验工作小组，预先研制的Ⅰ型和Ⅲ型脊髓灰质炎疫苗病毒滴定国家参考品批准 10 天就投入 bOPV 检定工作。在完成 34 批三价苗批签发任务的同时，进行二价 OPV 疫苗 SOP、实验记录和审签表的制修订工作，并在 1 个月内完成二价苗的资料审核、实验室检验及趋势分析等工作，同步批签发 24 批约 2000 万剂次，圆满完成卫计委 21 批的指定任务，保证了脊灰疫苗剂型转换工作的顺利进行。2016 年，中检院共审签二价 OPV 疫苗 122 批 1 亿多剂次，完成国家计划免疫所需疫苗的批签发工作，保障了中国执行全球脊灰根除计划顺利进行。

埃博拉疫苗临床血清样品检验

2016 年 5 月 5 日，中央军委后勤保障部卫生局来中检院送检我国在塞拉利昂进行的埃博拉病毒病疫苗Ⅱ期临床试验血清 493 份，以及以 60 例在华非洲人为受种者的Ⅰ期临床试验的免疫持久性研究血清样本 139 份，并委托对所送临床血清样本进行 Zaire 型埃博拉病毒糖蛋白抗体及 Ad5 型腺病毒特异性中和抗体的检测。中检院以深厚的技术储备为基础，分别采用 ELISA 法及化学发光法检测血清样本中的 Zaire 型埃博拉病毒糖蛋白抗体以及 Ad5 型腺病毒特异性中和抗体，并在一个半月内就保质保量地完成了 632 份血清样品、两个免疫反应指标（Zaire 型埃博拉病毒糖蛋白抗体、Ad5 型腺病毒特异性中和抗体）的检验和报告签发，为我国自主研发的埃博拉病毒病疫苗在海外进行更多的临床试验争取了时间，加速了我国自主研发的埃博拉病毒病疫苗的研究进程，也为我国自主研发的埃博拉病毒病疫苗走出国门提供了强有力的技术支持。

利妥昔单抗打假

2016 年 4 月，深圳市场稽查局发现市场上出现假冒利妥昔单抗注射液，并于 4 月 14 日，通过深圳市市场和质量监督管理委员会委托中检院对 4 批疑似假药进行检验。中检院通过新建的快速鉴别检验方法毛细管区带电泳（CZE）对该 4 批制品进行检验，发现其中 2 批为假药，并于 2 日内快速发出打假报告。

眼用全氟丙烷气体应急检验

2016 年，根据国家食品药品监督管理总局医疗器械监管司的要求，对天津、江苏、北京等地送检的天津晶明新技术开发有限公司生产的“眼用全氟丙烷气体”致盲原因继续深入研究。

2016 年内召开两次眼用全氟丙烷气体有害杂质检验专家研讨会，来自天津市市场和质量监督管理委员会、中国计量科学研究院、中科院大连化学物理研究所的专家与我院相关专家交流和研讨研究进展情况，部署下一步工作。完成全氟丙烷气体成分检测方法的建立及验证工作，对查封的原料气和涉事气体进行了检测，多家机构、多种手段对杂质进行筛查和确认，检验项目涉及含量、细胞毒性、皮内刺激等。

寨卡病毒疫情防控应急

2016 年 3 月 4 日，中检院接到国家食品药品监督管理总局的寨卡病毒疫情防控应急任务，并立即开展寨卡病毒检测试剂检验用国家参考品的研制。3 月 31 日，中检院制备完成寨卡病毒核酸检测试剂国家参考品。4 月至 5 月，完成 3 家企业 9 批核酸试剂注册检验。11 月17 日，开展了 WHO（PEI）参考品（370019－201601）对国家标准品（code 11468/16）标定，为 WHO 应急审批（Emergency Use Assessment and Listing（EU-AL））提供数据。

第二部分 标准物质与标准化研究

概 况

2016 年国家药品标准物质分装及包装

2016 年，中检院全年登记验收 735 个品种的标准物质原料；分装 582 个品种，237 万支，包装 672 个品种，237 万支（见表2－1）。实现标准物质对外发放供应 135 万支。2012 年新版基本药物目录中所需的 1022 个品种的供应率为 99.9%；全院 3028 个必供品种的全年保障供应率大于 96.4%，满足监管基本需要。

表 2－1 2012～2016 年度国家药品标准物质分装及包装量

年度	分装		包装	
	品种数（个）	分装量（万支）	品种数（个）	包装量（万支）
2012	519	117.68	568	129.9
2013	680	195	655	208
2014	685	204	580	191
2015	677	205	563	168
2016	582	237	672	237
同比	－14.0%	15.6%	19.4%	41.1%

2016 年国家药品标准物质报告审核

2016 年，中检院共审批 707 份国家药品标准物质报告，其中，首批标准物质报告 263 份，换批标准物质报告 444 份。与 2015 年相比，标准物质报告总量增长 31.4%（见表 2－2 及图 2－1）。受理企业新药标准物质原料备案品种 13 个。

表 2－2 2012～2016 年度国家药品标准物质报告审核数

单位：份

年度	首批标准物质数	换批标准物质数	合计
2012	78	335	413
2013	140	551	691
2014	112	311	423
2015	298	274	538
2016	263	444	707
同比	－11.7%	62.0%	31.4%

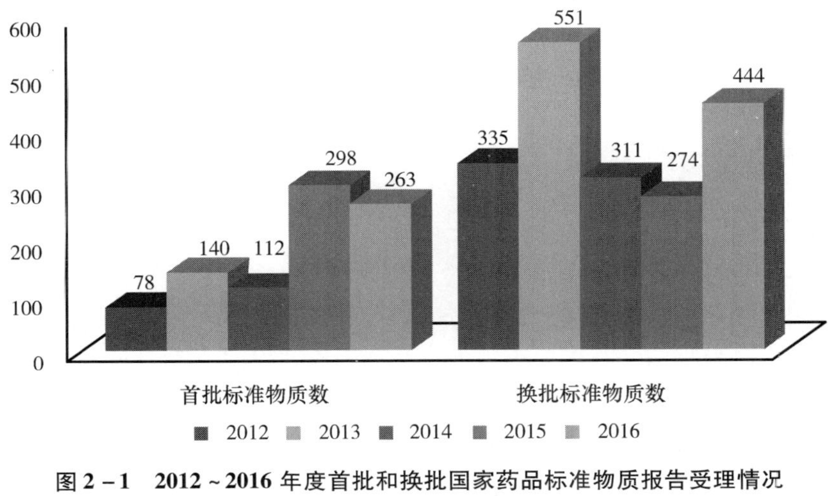

图 2－1 2012～2016 年度首批和换批国家药品标准物质报告受理情况

2016 年度国家药品标准物质品种总数与分类

截至 2016 年底，中检院能够提供各类标准物质 3886 种，其中生物制品标准物质 197 种，化学对照品 2665 种，对照药材 767 种，医疗器械及体外诊断试剂标准物质 99 种，药用辅料对照品及药包材对照物质 158 种。2016 年，中检院体外诊断试剂所成立，将部分按生物制品标准物质管理的品种，按照其品种性质划归体外诊断试剂标准物质，故 2016 年生物制品标准物质数目略有下降（见表 2－3 及图 2－2）。

表 2－3 2012～2016 年度国家药品标准物质分类品种数 （单位：个）

年度	生物制品标准物质	化学对照品	对照药材	医疗器械及体外诊断试剂标准物质	药用辅料对照品及药包材对照物质	合计
2012	139	1971	670	22	47	2849
2013	189	2181	740	52	55	3217
2014	196	2221	746	56	55	3274
2015	204	2520	762	64	130	3680
2016	197	2665	767	99	158	3886
同比	－3.4%	5.8%	0.7%	54.7%	21.5%	5.6%

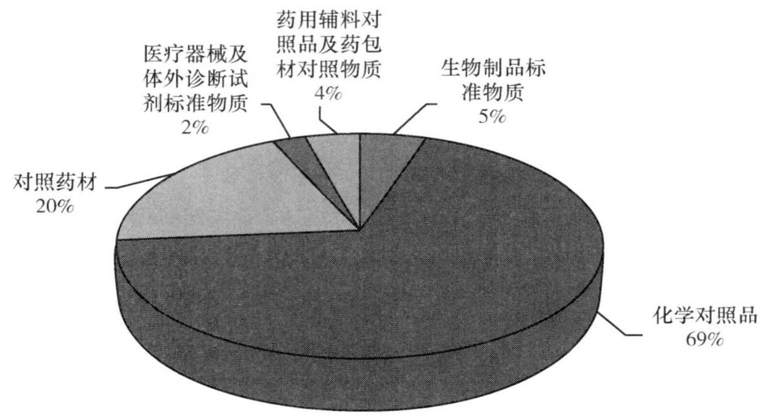

图 2－2 2016 年度国家药品标准物质品种分类情况

重点专项

剧毒品种协调

自 2015 年以来，中检院曾针对乌头碱、士的宁、马钱子碱等剧毒类国家药品标准物质的供应问题，联合相关部门召开了 6 次专题会议进行讨论，并议定开展溶液替代物的研制工作。期间，受理 7 次关于上述品种的投诉、信访和来函，共涉及 5 家生产企业，经多次协调后，对外供应乌头碱的替代品乌头碱对照溶液、马钱子碱和士的宁的替代品马钱子碱混合对照溶液，至此持续两年多的停供问题得到平息。

质量体系建设

2016 年，中检院作为 ISO/CASCO/JWG43 工作组成员，参与 CNAS 组织的 ISO 17034 文件修订和国内等同文件转换及翻译工作，在进一步规范中检院标准物质的研制生产管理的同时与国际接轨。2016 年，中检院标准物质与标准化管理中心完成均匀性评估、稳定性评估和测量定值指导作业书编制等 6 个 SOP 的制、修订，以及宣贯实施，同时完成7个质量文件的修订工作。

质量监测

自2013年起，经过中检院与各委托单位的共同努力，已连续四年对国家药品标准物质的必供品种进行质量监测工作。其中，2016年度质量监测工作涉及品种共计293个，分属中药、化药、包材3个业务所的12个科室。21家省市级药检所与中检院签署项目委托书，受托完成其中219个品种，其余74个品种由中检院业务科室自核。通过开展质量监测工作，起到了排除风险，确保对外供应品种的量值准确适用的效果。

体外诊断试剂国家标准物质的管理

为有效解决《体外诊断试剂注册管理办法》（国家食品药品监督管理总局5号令）的跟进问题，开拓体外诊断试剂标准物质管理的新领域，中检院组织全院业务所摸清家底和梳理问题，及时在外网公布两期《注册检验用体外诊断试剂标准品和参考品目录》。同时，组织完善、更新相关品种说明书，并在外网设立品种查询专栏，以便用户查询；此外，多次修改完善《体外诊断试剂标准物质相关管理规定》。

开展前瞻性和储备性标准物质研制工作

为做好标准物质技术储备工作，中检院开展前瞻性和储备性标准物质研制工作。2016年，中检院研发20个新标准物质，其中研发的5个核磁共振（NMR）定量用内标物填补了国内空白。此外，开展与LGC及礼来公司的国际合作项目，以及7个相关品种研制工作。

标准物质信息平台

中检院有标准物质相关信息系统或窗口三个，分别是内网信息管理系统和保障供应综合数据平台，外网二级网站和标准物质供应系统。2016年，中检院设计开发了“国家药品标准物质保障供应综合数据平台”，该平台向全院开放展示5个业务部门27个科室的必供品种的保供率趋势图、实时保供数据、当日断货品种及生产阶段、研制计划完成情况等信息。

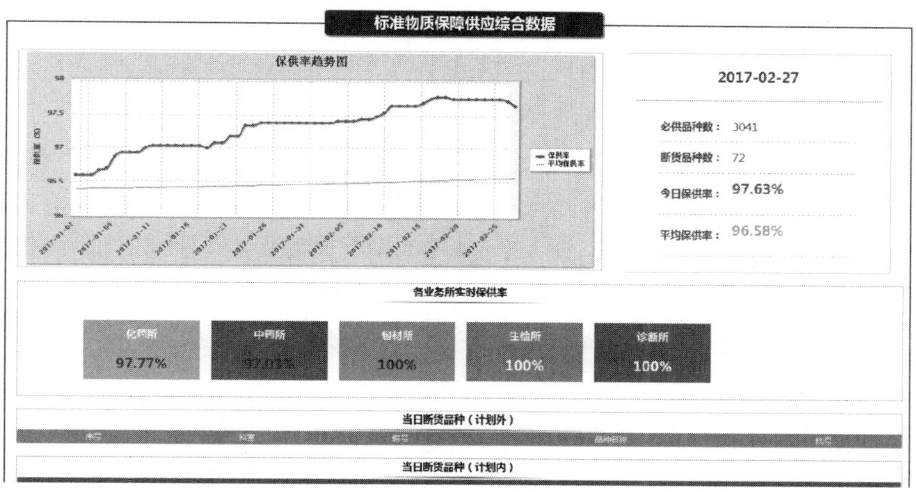

图2－3　国家药品标准物质保障供应综合数据平台

第三部分　食品药品技术监督

制度建设

标准制修订

2016 年，受国家食品药品监督管理总局相关部门委托，中检院制定《国家药品抽验工作考核办法》《药品抽验数据信息查询工作程序》，起草《医疗器械抽验复验工作办法》《医疗器械抽验检验后样品处置》《国家医疗器械抽验异议申诉处理办法》《特殊医学用途配方食品广告审查暂行规定》《药品医疗器械保健食品广告审查管理办法》《药品医疗器械食品广告审查发布标准》。

药品技术监督

国家药品抽验

2016 年国家药品抽验品种共 218 个，包括评价性抽验品种 130 个、专项抽验品种 46 个和跟踪抽验品种 42 个。按照项目资金来源分为三部分，一是中央补助地方经费项目（品种 113 个），包括化学药品 65 个、中成药 41 个、药包材 3 个、药用辅料 4 个；其中国家基本药物品种 10 个。二是中检院预算项目（品种为 23 个药品和 6 个中药饮片），分为评价抽验和专项抽验两部分，包括国家基本药物品种 13 个。三是总局本级项目，分为基本药物专项抽验、中药饮片专项抽验、原料药质量状况专项抽验和跟踪抽验四部分；基本药物专项抽验品种为化学药品 3 个、中成药 16 个和生物制品 2 个，中药饮片专项抽验 12 个品种，原料药质量状况专项抽验 1 个品种，跟踪抽验 42 个品种（包括化学药品 24 个、中成药 15 个、生物制品 3 个，其中 40 个为 2014 年国家药品抽验检验不符合标准规定品种）。

2016 年国家药品抽验共抽到 199 个品种、17296 批次样品。按国家药品质量标准检验，16567 批次符合规定，729 批次不符合规定；按国家食品药品监督管理总局药品补充检验方法和检验项目批件检验，1 批次检出非法成分。

根据国家食药监管总局以问题为导向的工作要求，2016 年，中检院组织完成 2015 年注射剂专题、价格成本倒挂药品专题、中成药专题、完善标准专题、基本药物专题、药包材和药用辅料专题、中药材及饮片专题等七个专题的研究、报告撰写和结题工作。

2016 年，为促进省级药品抽验工作成果转化，更好地与国家药品抽验工作进行互补，中检院开展省级药品抽验数据开发利用工作。根据 43 家承检机构填报的 2015 年国家药品抽验探索性研究中发现的风险问题，汇总撰写包括现场检查、提示、反馈有关部门三部分内容的建议；核对完成 847 批次不符合规定及 204 批次检出非法成分的检验结果信息，上报国家食药监管总局药化监管司。

此外，2016 年，中检院组织开展 2017 年国家药品抽验品种遴选相关工作。为了尽可能避免个别品种难以抽到样品、重复进行抽验等情况，对以往各承检机构申报品种的遴选模式进行改革，开创性地建立国家药品抽验备选品种库。

药包材药用辅料监督抽验

2016 年，中检院完成药用辅料［聚乙二醇（供注射用）和羟丙基倍他环糊精］及药包材（药用覆膜胶塞和口服固体药用聚丙烯瓶的正己烷不挥发物和密度）的全国评价性抽验工作，抽到样品 70 批，所有抽验样品均已经按照检验时限完成实验，发出 70 份检验报告。对药用辅料聚乙二醇（供注射用）品种开展微生物，细菌内毒素，折光率，醛类物质检查（甲醛、乙醛），分子量及其分布等项目进行非标检验。对药用辅料羟丙基倍他环糊精进行微生物限度、细菌内毒素、电导率、Alpha 环糊精、残留蛋白质（以含氮量计）、取代度、环氧丙烷及包合率的探索性研究，建立了聚乙二醇和羟丙基倍他环糊精样品近红外和拉曼初筛，快速检测方法；针对药包材覆膜胶塞的特点开展测定覆膜厚度、覆膜热裂解产物、覆膜胶塞挥发性成分分析、胶塞的抗氧剂和硫化剂检查、覆膜胶塞与药物相容性研究、覆膜胶塞在不同溶剂及提取条件下的耐受性等探索性研究工作。针对本次正己烷不挥发物不合格批次较多的情况，中检院开展正己烷不挥发物成分分析、掺杂再生塑料筛查等方面的探索性研究工作。

《2015 年国家药品计划抽验质量状况报告》（白皮书）

2016 年，中检院根据 2015 年国家药品计划抽验结果，组织院内各业务所在分析研究 143 个抽验品种（中央补助地方经费项目 113 个，中检院预算项目 30 个）质量分析报告的基础上，从中成药、中药材及饮片、化学药、生物制品、包材及辅料五个部分，深入分析 16 个类别药品的基本情况、质量状况、问题及建议，撰写完成并上报《2015 年国家药品计划抽验质量状况报告》。

医疗器械技术监督

国家医疗器械计划抽验

2016 年国家医疗器械抽验项目对 55 种产品开展监督抽验，涉及有源医疗器械 18 种、无源医疗器械 26 种、体外诊断试剂 11 种，计划抽样 4546 批，实际抽到并完成检验 3141 批，到样率 69%。经检验发现，符合标准规定 2856 批，不符合标准规定 285 批（涉及 39 种产品，234 家生产企业），整体合格率 91%。

2016 年对热敷贴类产品开展风险监测，风险监测结果不作为处罚和公告依据。该类产品计划抽样 120 批，实际抽到并完成检验 58 批，到样率 48%。检验发现，符合产品技术要求 34 批，不符合产品技术要求 24 批，合格率 58.6%。

此外，对治疗呼吸机、激光治疗机、婴儿培养箱三种有源产品开展医疗机构在用医疗器械现场检验和调研，涉及全国不同区域共计 14 个省、自治区、直辖市的 155 家医院，完成检验 204 批。经实际调研发现，在用医疗器械产品质量不仅与医疗器械产品设计和出厂质量有关外，还与材料配件寿命、日常使用习惯、养护维修管理、企业售后响应等因素密切相关。

汇总整理 2016 年国家医疗器械抽验涉及到的所有合格、不合格批次信息共计 4546 批，组织填报不合格项目的具体情形和可能造成的危害，区分不合格项目中与标识标签有关的项目和与安全性能有关的项目，信息核对完成后按照总局器械监管司的要求分批报送；组织完成 55 种监督抽验产品、1 种风险监测产品的质量评估报告和 3 种在用医疗器械现场检验和调研报告的网上评议和现场评议；完成 2016 年度《质量安全风险点汇总分析报告》，涉及法定检验和探索性研究过程中发现的质量安全风险点 1415 个。

汇总、整理、核对 2015 年国家医疗器械抽验数据，报送代拟国家医疗器械质量公告 7 次，涉及有源医疗器械 23 种，无源医疗器械 26 种，体外诊断试剂 10 种，合计 59 种、共 2901 批。

国家监督抽验

2016 年，中检院共承担 6 项局本级国家医疗器械质量监督检验任务，包括甲型和乙型流感病毒核酸检测试剂盒（PCR 荧光探针法）、甲型流感病毒核酸检测试剂盒（ PCR 荧光探针法）、隐形眼镜护理液、胰岛素笔试注射器及高频电刀等。中检院组织制定了 6 种产品的抽验方案，撰写了国家抽验任务书，为了确保抽样顺利进行，组织进行抽验产品培训教材及PPT的编写，录制了产品基本情况的视频，指导抽样人员进行现场抽样。

《2015年国家医疗器械抽验产品质量安全风险点汇总分析报告》

2016年，中检院在整合抽验产品质量评估报告的基础上，组织33家检验机构填写《国家医疗器械抽验发现问题填报表》，综合法定标准检验和探索性研究，分析不合格产品可能成因，整理归纳出可能影响医疗器械产品质量安全的风险点，涉及企业质量管理体系方面的风险点302个、产品技术要求方面的风险点275个、其他方面的风险点23个、提出国行标制修订方面的建议1个，撰写完成并上报《2015年国家医疗器械抽验产品质量安全风险点汇总分析报告》。

保健食品技术监督

保健食品监督抽检和风险监测

2016年，根据国家食品药品监督管理总局食品安全监管三司（以下简称食监三司）《关于印发2016年食品安全抽检计划的通知》（食药监办食监三〔2016〕1号），中检院组织开展全国保健食品抽检工作（中央转移地方支付项目）。2016年度保健食品抽检监测工作与普通食品完全合并，工作思路与要求与普通食品一致，因此与2015年度相比，保健食品的抽检批次大幅降低、抽检项目大幅减少。抽检方案中，按照各省保健食品生产企业数量制定各省抽检保健食品的批次，抽检项目也只保留重金属、微生物、非法添加、胶囊壳中的铬等4类安全性指标。

为保证工作的顺利实施，中检院从布置任务、制定方案、协调过程、汇总分析、科学总结等环节进行统筹协调、精心谋划。配合食监三司起草《食品安全抽检实施细则》（食药监办食监三〔2016〕4号）中保健食品部分，使整个抽检工作有章可循；同时，利用国家保健食品抽检监测信息系统和抽验交流QQ群对抽检和风险监测工作进行实时协调管理，并按照国家总局要求，及时完成有关数据统计和工作总结报送。

2016年，全年共完成抽检3726批次，计划完成率为100%，发现不合格样品51批次，问题样品7批次。

此外，2016年，中检院协助食监三司组织开展保健食品总局本级抽检监测工作（第一、二、三、四季度和元旦春节专项），并完成合同起草、方案撰写、信息报送、预算决算等相关工作。

经统计，2016年总局本级四个季度专项任务共完成抽检958批次，完成率100%，发现不合格产品32批次、问题产品12批次。

总结分析报告

2016年，中检院组织各承检单位对减肥类、增强免疫力类、缓解体力疲劳类、改善睡眠类等17个功能类别保健食品进行深入研究与分析，从各功能类别保健食品的基本信息、样品情况、监督抽检结果、风险监测结果、问题与建议5个方面进行分析，并撰写完成《2015年国家指定功能类别保健食品质量分析报告汇编》。

同时，根据2015年全国保健食品监督抽检和风险监测结果，中检院从项目的组织实施、样品采集及检验结果分析、调研及拓展性研究、发现的主要问题和建议5个方面进行汇总分析，撰写完成并上报《2015年全国（中央转移地方）保健食品监督抽检和风险监测工作总结报告》。

此外，中检院对2012～2016年保健食品抽检监测工作情况及数据进行了系统梳理，从项目的组织模式、总体抽检结果、等方面进行5年工作的趋势分析，多维度多角度深入挖掘5年的抽检数据，形成了《2012～2016年保健食品监督抽检和风险监测总结报告》，为今后保健食品抽检监测计划的制定及监管工作提供依据。

广告技术监督

2016年，全国审批广告共计23992个（药品广告10478个、医疗器械广告7040个、保健食品广告6474个），全年抽查广告4786个，占审批总数的20%，发现存在问题广告153个；接受药品、医疗器械、保健食品广告文案咨询500余个。

2016年，中检院汇总全国省级局上报的111期严重违法广告公告，共计5036条次。其中，药品广告4567条次，涉及128个企业的145个品种，医疗器械广告197条次，涉及27个企业的29个品种，保健食品广告272条次，涉及53个企业55个品种。根据违法情节和次数，对31个企业的31个品种进行核实，并上报国家食品药品监督管理总局稽查局予以通告。全年各省级局食品药品监督管理部门撤销因发布严重违法广告的药品广告批准文号56个，医疗器械广告批准文号3个，收回保健食品广告批准文号3个，共计62个。因发布严重违法广告被采取暂停销售措施44次。

2016年，通过网络搜索和投诉举报信息等，发现并查处违法互联网站共计380个。责成省局核查违法网站203个，提请中央外宣办屏蔽涉外违法网站85个，国家食品药品监督管理总局稽查局已对外曝光3期“网站发布虚假信息的通告”，涉及18个严重违法信息网站。

2016年，通过“在线违法广告监测管理系统”对全国3884家媒体（1421家电视台、1121家广播电台和1342家报纸）进行监测，发现“两品一械”及其他类严重违法广告22417条次，其中：电视18334条次，广播2335条次，报纸1748条次。药品涉及109个生产企业的133个品种，总违法数3098次；医疗器械涉及20个生产企业的23个品种，总违法数156次；保健食品涉及72个证件持有者的79个品种，总违法数856次；其他类广告18307条次。

第四部分　质量管理

能力验证提供者体系的建设和运行

能力验证管理制度

2016年，中检院协助国家食品药品监督管理总局出台《总局关于加强食品药品检验检测能力验证的通知》（食药监办科〔2016〕127号文），该文件的出台是国家食品药品监督管理总局首次就实验室能力评价工作出台的指导性文件，在文中明确了中检院的职责，对全国能力验证能力评价进行总体布局。

为落实此文，2016年10月31日，中检院发布了《关于推荐能力验证专家的通知》（中检质管函〔2016〕76号），公开向食品药品医疗器械系统征求能力验证专家，为能力验证工作把关。

CNAS能力验证提供者资质（PTP）

2016年6月25日至26日，中检院接受CNAS能力验证提供者定期监督评审，此次监督是中检院取得PTP证书后的第一次监督评审。评审专家对中检院执行CNAS-CL03及体系文件情况进行检查。经过评审，评审组一致认为中检院自获得认可以来，组织了大量的能力验证活动，各项能力验证活动从计划的策划、实施、结果评价等多方面满足认可准则的要求。

完善能力验证服务

中检院利用互联网+技术手段，进一步完善能力验证服务平台信息化项目，并于2016年4月正式投入使用。2016年平台用户750家，与2015年同期相比，增长了200%。2016年共组织开展36个能力验证计划，覆盖中检院全部检验领域，2016年全年报名单位606家，共报名参加项目1478项/次；此外，中检院继续开展测量审核工作，签发测量审核报告424份。根据行业需求和CNAS有关要求，中检院开发了《人参中农残测定能力验证计划》和《药物核磁定性能力验证计划》两个能力验证项目，并首次组织我院生物制品检定所、广东省和广西区药检所实施能力验证项目。在2017年申报的38项能力验证计划中，有7个项目经批准作为国家食品药品监督管理总局组织的能力验证计划。

检验检测质量管理体系的运行与维护

实验室认可

2016年6月23日至24日，中国合格评定国家认可委员会（CNAS）派出11名评审员对中检院进行实验室认可暨资质认定监督、扩项及变更现场评审检查。评审专家采取召开会议、现场交流、安排现场试验、深入实验室现场、调阅和查看文件等方式，对中检院质量管理体系文件和体系运行情况进行检查；同时也对大兴新址的电磁兼容扩项项目进行确认。评审组一致认为中检院的质量管理体系文件层次分明、条理清楚，下层文件能够支持上层文件运行；质量体系各要素均能得到有效控制，能够保障检验检测工作的正常运行。

此次评审，中检院通过认证的项目数（资质认定）达到：3272项，其中：药品158项，生物制品222项，动物实验150项，包装材料128项，医疗器械381项，诊断试剂760项，光机电529

项，保健食品265项，食品338项，食品接触材料61项，化妆品92项。

新址实验室认可、资质认定“二合一”现场评审

2016年12月27日至28日，中国合格评定国家认可委员会（CNAS）派出6名评审员对中检院进行实验室认可、资质认定“二合一”扩项评审现场检查。评审组采取召开会议、现场交流、安排现场试验、察看实验室现场、调阅和查看文件等方式，对中检院质量管理体系文件和体系运行情况进行深入细致的检查，对新址的检验资质进行了全面详细的确认。评审组一致认为中检院新址的质量体系各要素均能得到有效控制，能够保障检验检测工作的正常运行。此次的现场评审为中检院新址实验场所开展检验检测活动奠定基础。

内审和管理评审

2016年11月至12月，中检院组织成立7个内审小组对与检验检测质量管理体系相关的所有部门开展内部审核。各内审小组由质量管理中心相关人员担任组长，依据实验室认可准则及认可准则在化学、微生物、医疗器械、动物检疫及电器领域的应用说明，实验室资质认定评审准则，食品检验机构资质认定评审准则，WHO药品质量控制实验室良好操作规范及中检院《质量手册》、《实验室安全手册》、《程序文件》、技术规范及相关操作规范，分别对化学药品检定所、生物制品检定所、医疗器械检定所、包装材料与药用辅料检定所、食品化妆品检定所、标准物质与标准化管理中心、安全评价研究所、实验动物资源研究所、领导层及相关职能部门进行内审。本次内审除了要求覆盖ISO/IEC 17025涵盖的全部管理要素及技术要素外，还采取“回头看”的方式关注质量控制、外审发现的不符合项整改完成情况，共发现不符合项82项，被审核部门均按照要求在规定的时限内完成整改。

2016年7月2日，李波院长主持召开2015年度管理评审会议，本次管理评审涵盖中检院检验检测、能力验证提供者（PTP）以及标准物质生产者（RMP）三个质量管理体系。中检院技术负责人王佑春和质量负责人邹健分别报告2015年度中检院的技术工作和质量管理的总体情况；各相关部门负责人分别就文件管理、内部质量控制、内外审、偏离变更、投诉处理、全院检验情况、客户服务、机构及人员培训、设备管理、后勤保障、实验室安全、信息管理及能力验证等方面内容作了汇报。管理评审会议上，李波院长指出：目前我院运行着ISO/IEC 17025（检验检测）、ISO/IEC 17043（PTP）和ISO导则34（RMP）三个质量管理体系，其中17025是基本，比较完善；17043（PTP）体系已经建立，RMP体系尚未完全建立。虽然在3个体系中17025已经比较成熟，但是距离认证认可要求、距离管理部门对我们的希望仍然存在许多值得改进的地方，希望全院各部门一定要重视质量管理体系的工作，并真抓落实，切实用良好的质量保证体系来保障我院检验检测结果的准确可靠，真正落实我院“科学，独立，公正，权威”的质量方针。

质量管理体系文件制修订

为配合《中国药典》2010版到2015版的转换实施，中检院于2016年1月6日启动对全院所有检验技术类SOP和记录格式文件的全面审核工作，并组织各相关部门依照《中国药典》（2015年版）以及其他相关外部技术文件的变化情况对本部门制订的检验技术类SOP及相关记录格式内容进行审核。审核发现文件内容需要修订时，启动文件的修订改版。6月，4000余份检验技术类文件的审核工作全部完成。

9月，配合中检院部分实验室迁址、新三定方案的实施等管理和业务工作的变化，为满足新版《检验检测机构资质认定评审准则》《检测和

校准实验室能力认可准则》等外部认证认可文件的要求，保证中检院质量管理体系的持续有效性，启动了对全院《质量手册》《实验室安全手册》《程序文件》以及相关管理类 SOP 的全面审核改版工作。

2016 年，全院新制订质量管理体系文件 775 个，其中 SOP 文件 368 个，记录格式文件 407 个；修订改版文件 341 个，其中 SOP 文件 169 个；记录格式文件 172 个；废止文件 26 个，其中 SOP 文件 3 个；记录格式文件 23 个。变更文件总数 1142 个。

检验检测结果的质量控制

2016 年，中检院共报名参加 9 项能力验证计划及测量审核计划，其中 6 项为国内具有资质的能力验证提供者（分别为中国检验检疫科学研究院测试评价中心、中国家用电器研究院、上海出入境检验检疫局动植物与食品检验检疫技术中心、中国航天工程咨询中心软件测评实验室及中国计量科学研究院）组织的能力验证或测量审核计划，覆盖食品、化妆品及医疗器械三个检验领域。3 项为国际能力验证计划，分别为：APLAC T102 的果汁中杀虫剂检测能力验证计划、世界卫生组织（WHO）的 External Quality Assurance Assessment Scheme（EQAAS）Phase 7 及 Charles River 组织的细菌内毒素检验。

标准物质生产者（RMP）质量管理体系建设

《药品标准物质质量手册》换版

2016 年，中检院开展药品标准物质生产者质量管理体系方面的工作，为推进中检院标准物质生产的规范化，中检院启动《标准物质质量手册》的换版工作，通过对 ISO/IEC 17034：2016 的比较，对原有的质量手册进行每个要素的仔细核对，对体系覆盖范围进行变更，涵盖新址和旧址，完成了文件的换版工作。

标准物质生产者质量管理体系内审

2016 年 11 月 3 日，中检院启动对标准物质生产质量管理体系（RMP）的审核，以评估标准物质生产体系的质量和技术活动是否满足 CNAS CL04《标准物质生产者认可准则》的准则要求；检查 RMP 质量体系运行是否满足内部文件要求，检查搬迁新址后各项工作是否按照要求进行。

此次内审依据 CNAS CL04，逐条对 15 个管理要素，18 个技术要素进行审核，实地检查标准物质与标准化研究所位于旧址和新址的各个部门，包括分析测试室、标准物质供应室、标准物质制备室等，检查了化药、中药、生检、器械、包材及标化等 6 个部门提供的 27 份标准物质报告档案。内审组通过听取标准物质体系运行情况介绍、现场检查、提问等方式来收集 QMS 运行和标准物质技术运转的有效证据，对 RMP 体系的质量管理体系文件、记录控制、环境设施、标准物质生产策划、生产控制、标准物质均匀性和稳定性、数据完整性等要求进行了重点审核。内审共开具 7 个不符合项，并要求相关部门在规定时间内完成整改。通过本次内审，中检院基本按照 ISO 导则 34 建立了文件化的标准物质生产者质量体系且体系运行基本有效。

承担 CNAS 实验室技术委员会药品专业委员会工作

CNAS 药品专业委员会 2016 年第一次会议

2016 年 5 月 23 日至 24 日，CNAS 实验室专业委员会药品专业委员会（以下简称专委会）在北京召开 2016 年第一次会议。专委会主任、中检院副院长邹健、副主任袁松宏、王志斌、张河战，专委会委员以及参与有关专项工作的相关单位人员等共计50余人出席会议。会议讨论了专委会2016年主要工作、建立完善专委会相关规章制度与程序、药品及医疗器械领域评审一致性、能力验证工作、医疗器械能力参数等相关专题。

专委会主任邹健副院长就加强专委会的管理、培训、能力验证及开展相关研究工作作了讲话。他强调：一是通过QQ、微信等平台，强化委员会的沟通交流，逐步建立由专委会委员、相关评审员、技术专家组成的专家库。二是制定专委会规章，编制委员手册，加强委员管理。三是要进一步加强培训工作。四是要加快已经完成课题的成果推广，同时积极开拓新的研究领域。五是要充分发挥专委会在能力验证方面的作用。

CNAS药品专业委员会第3届第四次会议

2016年11月17日至18日，CNAS实验室专业委员会药品专业委员会在江苏省南京市召开第3届专委会第四次会议，专委会主任、中检院副院长邹健、专委会委员以及医疗器械、诊断试剂领域特邀专家、CNAS秘书处相关人员共计36人出席会议。会议全面总结了药品专委会2016年的工作，讨论部署了2017年工作，会议还研究了部分委员的调整相关议题。专委会主任邹健就加强专委会管理工作、培训、能力验证、药包材辅料领域研究工作、仪器设备以及开展相关领域研究工作作总结讲话，要求动员全体委员的力量做好专业委员会的工作。

第五部分　科研管理

概　述

2016 年，中检院在研课题 120 个，科研经费到账 9659.79 万元，其中 2016 年立项课题 60 个（含中检院“中青年发展研究基金”，见表 5－1），获得专利授权 9 项（见表 5－2），获得科学技术奖 3 项（见表 5－3），主编出版论著 8 部，译著 1 部，公开发表论文 460 篇，其中 SCI 论文 69 篇，影响因子最高为 44.002（见附录）。

表 5－1　2016 年立项课题

序号	项目（课题）名称	负责人	经费总额（万元）	起止日期	经费来源	备注
1	心室辅助装置评价方法学和检验装置研究	张艳丽	183.33	2016.7－2018.12	国家重点研发计划	主持
2	心室辅助装置相关电磁兼容测试方法学与检测规范研究	李　澍	311.34	2016.7－2018.12	国家重点研发计划	主持
3	临床级别干细胞标准化评估体系	袁宝珠	1268	2016.7－2020.12	国家重点研发计划	主持
4	干细胞移植后体内分布/动态变化及致瘤性/促瘤性等安全性评价	霍　艳	728	2016.7－2020.12	国家重点研发计划	主持
5	3D 打印医疗器械检验和评价技术研究	杨昭鹏	439	2016.7－2020.12	国家重点研发计划	主持
6	组织诱导型生物材料及产品安全有效性评价关键技术研究	韩倩倩	542	2016.7－2020.12	国家重点研发计划	主持
7	生物源性材料及产品的检测与评价关键技术和标准化研究	徐丽明	389	2016.7－2020.12	国家重点研发计划	主持
8	新型动物源性材料－贻贝黏蛋白材料和产品的标准化研究	母瑞红	238	2016.7－2020.12	国家重点研发计划	主持
9	重要新发突发病原体综合防控评估技术与方法研究	王　兰	225	2016.7－2018.12	国家重点研发计划	主持
10	PET－荧光双模系统质量评价方法研究	王晨希	25	2016.7－2018.12	国家重点研发计划	主持
11	磁共振设备图像质量客观评价研究	邵玉波	70	2016.7－2018.12	国家重点研发计划	主持
12	食源性致病菌蛋白质谱精准检定技术与应用	崔生辉	88.3822	2016.1－2017.12	北京市科技计划	主持
13	高性能智能化无菌检测仪在药检行业的应用开发	侯继峰	40	2016.6－2020.5	国家重点研发计划	主持
14	尿 microRNA 作为药物肾毒性评价生物标志物的筛选及其分子机制研究	周晓冰	17.3	2017.1－2019.12	国家自然科学基金	主持
15	李长贵－科技创新领军人才	李长贵	30	—	万人计划入选人才特殊支持经费	主持

续表

序号	项目（课题）名称	负责人	经费总额（万元）	起止日期	经费来源	备注
16	趋化因子X在黑色素瘤生长与转移中的调控作用机理研究	郭立方	15	2016.2－2016.10	博士后基金	主持
17	塞卡病毒核算参考品研制	张春涛	30	2016.3－11	科研管理费	主持
18	家用及类似用途的电子医疗器械标准体系研究	余新华	15	2016.4－2016.12	国家标准化管理委员会	主持
19	医疗器械光辐射安全评价研究	王　浩	3	2016.8－2019.8	留学基金	主持
20	液质联用法测定保健食品中维生素	王钢力	20	2015－2016	食药总局	主持
21	畜肉中卡拉胶等物质的检测	路　勇	10	2016.11－2017.5	食药总局	主持
22	食品中那非类物质的检测	路　勇	15	2016.11－2017.5	食药总局	主持
23	畜肉中阿托品、阿索本、山莨菪碱、东莨菪碱等物质的检测	路　勇	15	2016.11－2017.5	食药总局	主持
24	含乳饮料中酪蛋白的含量测定	路　勇	12	2016.11－2017.5	食药总局	主持
25	传统体育活动项目医用价值循证研究	李　樹	1	2016.1－2017.12	体育总局全民健身领域重点课题	主持
26	体质与健康监测大数据开发利用国际比较研究	王　浩	1	2016.1－2017.12	体育总局全民健身领域重点课题	主持
27	医疗器械光辐射安全评价研究	王　浩	3	2016.8－2019.8	留学基金	主持
28	二维液相色谱法用于复方罗布麻片Ⅰ质控的研究	刘朝霞	5.70	2016.8－2018.8	中青年发展研究基金	主持
29	促卵泡激素（FSH）体外生物学活性检测方法的建立及方法学研究	王绿音	7.20	2016.8－2018.8	中青年发展研究基金	主持
30	曲妥珠单抗肽图平台化方法的建立及验证	陈　伟	7.20	2016.8－2018.8	中青年发展研究基金	主持
31	猪圆环病毒1型细胞基质适应株筛选及参考品的建立	于晴川	6.228	2016.8－2018.8	中青年发展研究基金	主持
32	结核病疫苗免疫原性检测方法的建立	杨　蕾	7.200	2016.8－2018.8	中青年发展研究基金	主持
33	HLA基因多态性对轮状病毒减毒活疫苗免疫原性的影响分析	刘悦越	7.09	2016.8－2018.8	中青年发展研究基金	主持
34	第二代测序技术病原微生物多重核酸检测试剂质量评价研究	刘东来	6.40	2016.8－2018.8	中青年发展研究基金	主持
35	药用玻璃及药用卤化丁基橡胶塞相容性研究方法指导原则的建立	李　樾	7.50	2016.8－2018.8	中青年发展研究基金	主持
36	大鼠心脏毒性miRNA标志物研究	潘东升	5.60	2016.8－2018.8	中青年发展研究基金	主持
37	体内组织工程法促进糖尿病裸鼠创面愈合的评价研究	王　涵	7.20	2016.8－2018.8	中青年发展研究基金	主持
38	多模式下的呼吸机性能评价方法研究	侯晓旭	7.20	2016.8－2018.8	中青年发展研究基金	主持
39	考绩档案管理化系统与应用	黄小波	6.15	2016.8－2018.8	中青年发展研究基金	主持

续表

序号	项目（课题）名称	负责人	经费总额（万元）	起止日期	经费来源	备注
40	冻干工艺在中药对照药材前处理中的应用	张　琪	7.20	2016.8－2018.8	中青年发展研究基金	主持
41	六西格玛理论在标准物质统计过程管理中的应用研究	谢晶鑫	6.66	2016.8－2018.8	中青年发展研究基金	主持
42	基于组织工程技术的组合型生物人工肝脏转化研究	霍　艳	150	2015.1－2017.12	广东省科技计划	参加
43	符合中药特点的有毒中药安全性评价关键技术研究	李　波	3608.08	2015.1－2018.12	重大新药专项	参加
44	生物大分子药物特殊评价关键技术研究	汪巨锋	925.87	2015.1－2018.12	重大新药专项	参加
45	生物类似药质量相似性评价体系建立研究	饶春明	117.55	2015.1－2018.12	重大新药专项	参加
46	生物类似药（biosimilar）技术评价相关支撑体系的研究	刘　丽	115.44	2015.1－2018.12	重大新药专项	参加
47	普通级封闭群裸鼹鼠种群的建立及耐低氧机制的初步研究	王　吉	112.5	2015.4－2018.4	国家科技支撑计划	参加
48	常用实验动物检测新技术的研究与应用	李保文	215	2015－2017	国家科技支撑计划	参加
49	名贵珍稀动物药水蛭及混伪品鉴定技术及规范应用研究	郑　健	30	2015－2018	公益性行业专项	参加
50	医学微生物子平台运行与服务	叶　强、王军志	201	2016.1－2016.12	国家科技基础条件平台建设专项	参加
51	红花注射液中过敏原限量标准研究	王钢力	70	2016.1－2018.12	国家中医药管理局科技项目	参加
52	红花注射液中过敏原限量标准研究	戴　忠	40	2016.1－2018.12	国家中医药管理局科技项目	参加
53	甲型肝炎病毒与中和性抗体可变区Fab复合物的三维结构和免疫原性研究	何　鹏	23.5	2016.1－2019.12	国家自然科学基金	参加
54	国家实验细胞资源共享平台	孟淑芳	35	2016.12－2017.11	国家科技基础条件平台建设专项	参加
55	全降解聚合物支架检测与评价体系的建立	王春仁	100	2016.7－2020.12	国家重点研发计划	参加
56	纳米生物医学应用准用的性能评价标准与规范	徐丽明	275	2016－2020	国家重点研发计划	参加
57	基于苦豆碱骨架的桥环衍生物抗埃博拉病毒的化学基础及作用机制研究	刘　强	14	2017.1－2020.12	国家自然科学基金	参加
58	择瘤繁殖并表达绿色荧光蛋白的重组单纯疱疹病毒检测循环肿瘤细胞	张春涛	4	2015.1－2018.12	国家自然科学基金	参加
59	寨卡病毒快速检测试剂与装备的研发	张春涛	40	2016.6－2017.5	科技部改革发展专项	参加
60	质量检测及规范管理体系建设与完善	岳秉飞	15	2015.1－2016.12	北京市科技计划	参加

表 5－2 2016 年获得专利授权项目

序号	专利名称	授权专利号	公告号	授权日期	专利类型	专利权人	发明人
1	一种细胞冲洗装置	CN201520620324.5	CN204824860U	2015.12.2	实用新型	中国食品药品检定研究院	许慧雯；李 军；杨晓芳；王越
2	一种头孢米诺钠晶体及其制备方法与应用	CN201310492849.0	CN103588787B	2015.12.2	发明	中国食品药品检定研究院	胡昌勤；王 晨；冯艳春；邹文博；张斗胜
3	一种检测 α－1，3Gal 抗原的试剂盒及其应用	CN201410187336.3	CN103983767B	2016.1.6	发明	中国食品药品检定研究院	徐丽明；邵安良；柯林楠；单永强；陆 艳；杨昭鹏
4	一种嵌合病毒及其制备方法和应用	CN201210420744.X	CN103205460B	2016.1.6	发明	成都生物制品研究所有限责任公司；中国食品药品检定研究院	李玉华；吴永林；杨会强；李竹石；杨 健；林 华；赵 宇；俞永新；董关木
5	微波消解 ICP－MS 测定药用铝箔中铅含量的方法	CN201310311021.0	CN103364482B	2016.5.4	发明	中国食品药品检定研究院	孙会敏；谢兰桂；赵 霞；王 瑾
6	RGA 法检测重组人促红细胞生成素生物学活性	CN201310547894.1	CN103993066B	2016.5.25	发明	中国食品药品检定研究院	王军志；饶春明；杨玉帅；周 勇；于 雷；史新昌；李 响；秦 玺
7	RGA 法检测促胰岛素分泌肽融合蛋白生物学活性	CN201210195635.2	CN103293315B	2016.5.25	发明	中国食品药品检定研究院	王军志；饶春明；于 雷；王 兰；高凯
8	一种显微制样装置	CN201620262494.5	CN205562237U	2016.9.7	实用新型	中国食品药品检定研究院	魏 锋；周建理；余坤子；程显隆；马双成
9	一种分体扫描式光学显微镜装置	CN201620267669.1	CN205607843U	2016.9.28	实用新型	中国食品药品检定研究院	魏 锋；周建理；余坤子；程显隆；马双成

表 5－3 2015 年获得科技奖励项目

序号	项目名称	获奖等级	主要完成人（获奖人）	完成单位
1	高端医药产品精制结晶技术的研发与产业化	国家科技进步奖二等奖	王静康＊，龚俊波＊，黄文锋＊，胡昌勤，郝红勋＊，尹秋响＊，陈晓军＊，张美景＊，林丽红＊，杨战鏖	天津大学、深圳华润九新药业有限公司、浙江华海药业股份有限公司、西安利君制药有限责任公司、中国食品药品检定研究院

续表

序号	项目名称	获奖等级	主要完成人（获奖人）	完成单位
2	肠道病毒 71 型（EV71）灭活疫苗免疫策略研究	中华医学科技奖二等奖	朱凤才＊，梁争论，李秀玲＊，陈江婷＊，孟繁岳＊，李靖欣＊，张雪峰＊，胡月梅＊，储　凯＊，毛群颖	江苏省疾病预防控制中心、中国食品药品检定研究院、国药中生生物技术研究院有限公司、北京科兴生物制品有限公司
3	艾滋病疫苗基础研究及评价关键技术的建立与应用	中国药学会科学技术奖二等奖	王佑春，黄维金，聂建辉，刘　强，张春涛，许四宏，王文波，范昌发，俞永新，周舒雅	中国食品药品检定研究院

注：外单位作者名后标“＊”

中青年发展研究基金课题验收工作

2016 年 10 月 10 日至 12 日，中国食品药品检定研究院组织召开 2014 年度立项及 2013 年度延期的共 22 个中青年发展研究基金课题的结题验收会。10 日为生检、安评、实验动物专业的 9 个课题答辩评审验收，评审专家组由王军志、王佑春、丁宏等 10 位专家组成，首席专家王军志担任专家组组长，9 个课题均通过验收，最高分 90.63 分，最低分 82.50 分。11 日，为中药、化药、食化专业的 8 个课题答辩评审验收，评审专家组由肖新月、杨化新、孙会敏等 9 位专家组成，肖新月研究员担任专家组组长，8 个课题均通过验收，最高分 86.71 分，最低分 83.57 分。12 日，为医疗器械、财务、生物安全等专业的 5 个课题答辩评审验收，评审专家组由杨昭鹏、白东亭、黄清泉等 7 位专家组成，杨昭鹏研究员担任专家组组长，5 个课题均通过验收，最高分 87.80 分，最低分 83.00 分。

表 5－4　2016 年度中青年发展研究基金结题验收课题

序号	课题名称	课题负责人	验收得分
1	体外肝细胞毒性与遗传毒性高通量筛选平台的建立与研究	文海若	87.25
2	大鼠腔前卵泡培养在食品、药品安全性评价中应用的研究	郭　隽	82.50
3	药物致癌性安全评价方法建立及淋巴瘤早期分子标记物筛查	吴　曦	86.13
4	实验用小型猪遗传质量控制地方标准的适用性评价研究	魏　杰	88.63
5	建立应用分子生物学技术鉴定肺炎链球菌血清型的方法	陈　琼	88.63
6	基于简并引物（DOP）－PCR 的单抗制品残余 DNA 检测新方法的建立	李　萌	86.00
7	吸附破伤风疫苗效价检测替代方法的研究	董国霞	90.63
8	螺旋涂布致突变检测新技术的建立和体外代谢活化系统标准化研究	单　纯	89.88
9	建立啮齿类独立通回风笼（IVC）系统的检测评估标准的研究	梁春南	85.75
10	常压离子源质谱在药剂溶出量测定中的应用研究	刘　阳	85.14
11	基于质谱技术的快速检测方法对普利类药物进行手性识别的研究	耿　颖	86.71
12	DM1 对照品的研制及其在 T－DM1 质控中的应用研究	冯玉飞	85.43
13	火锅底料（麻辣烫调料）中非法添加喹诺酮类成分离子迁移及液质联用定量筛查方法的建立	纽正睿	83.57
14	化妆品中残留溶剂通用检测方法的研究	高家敏	85.86
15	含动物源性中药注射剂活性成分及质控方法的研究	王菲菲	84.43
16	珍珠粉质量控制关键技术和专属性检测方法研究	陈　佳	84.14
17	淫羊藿与其近似基原品种及伪品的调查与鉴别研究	康　帅	86.71

续表

序号	课题名称	课题负责人	验收得分
18	新型 Ti 合金及 NiTi 合金理化检验方法的研究	王　健	83.00
19	医疗器械电磁辐射暴露量评估及实验用人体电磁模型研究	李　澍	87.80
20	药品检验业务流程效率及其评价体系研究	黄宝斌	83.80
21	以预算管理为核心的中检院内控体系信息化研究	张　旭	86.80
22	三级生物安全实验室压力波动防控研究	于承志	84.80

中青年发展研究基金课题申报工作

2016 年度中国食品药品检定研究院“中青年发展研究基金”课题申报工作于 7 月 11 日启动，各所、处、室、中心共推荐 15 个申报课题，经形式审查、报告答辩和学委会评审，评审结果经主管院长、院长批准，给予“曲妥珠单抗肽图平台化方法的建立及验证”等 14 个课题立项支持（见表5 -5），专项经费 94.53 万元。

表 5 -5　2016 年度中青年发展研究基金立项课题

序号	课题名称	申请人	申报类别	平均分
1	曲妥珠单抗肽图平台化方法的建立及验证	陈　伟	技术	
2	第二代测序技术病原微生物多重核酸检测试剂质量评价研究	刘东来	技术	
3	注射剂与其包装材料（药用玻璃及药用卤化丁基橡胶塞）相容性研究方法指导原则的建立	李　樾	技术	
4	二维液相色谱法用于复方罗布麻片 I 质控的研究	刘朝霞	技术	
5	促卵泡激素（FSH）体外生物学活性检测方法的建立及方法学研究	王绿音	技术	
6	考绩档案管理化系统与应用	黄小波	管理	
7	大鼠心脏毒性 miRNA 标志物研究	潘东升	技术	
8	冻干工艺在中药对照药材前处理中的应用	张　琪	管理	
9	猪圆环病毒 1 型细胞基质适应株筛选及参考品的建立	于晴川	技术	
10	多模式下的呼吸机性能评价方法研究	侯晓旭	技术	
11	体内组织工程法促进糖尿病裸鼠创面愈合的评价研究	王　涵	技术	
12	结核病疫苗免疫原性检测方法的建立	杨　蕾	技术	
13	HLA 基因多态性对轮状病毒减毒活疫苗免疫原性的影响分析	刘悦越	技术	
14	六西格玛理论在标准物质统计过程管理中的应用研究	谢晶鑫	管理	

科技评优活动

根据《科研工作管理办法》及《关于进一步促进学术发展与进步的若干意见》要求，2015 年度科技评优活动采取院、所两级进行，11 个业务所分别在本所范围内组织各科室进行广泛的学术报告、交流与评优活动，在 96 项参与评优的学术报告中通过选评，优选出 22 项，推荐参加院科技评优活动。2016 年 1 月 7 日，院学术委员会秘书处组织召开 2015 年度院科技评优活动，院领导、院学术委员会委员共 22 位专家担任评委，22 名报告人汇报了相关的研究成果及创新思路，评委根据汇报内容的新颖性、科技含量、应用价值及汇报、答辩、PPT 质量等进行综合评分，有效评分表 22 份，根据评选及统计，结果经 2016 年第 1 次院长办公会讨论决定，给予院级一等奖 1 人、二等奖 5 人、三等奖 8 人以表彰和奖励（见表 5 -6）。

表5－6　2015年度院科技评优结果

序号	报告题目	报告人	推荐单位	奖励等级
1	我国首个生物制品国际标准品——EV71中和抗体标准品研制	毛群颖	生检所	一等奖
2	埃博拉出血热疫苗质量控制研究	王　玲	生检所	
3	基于基因打靶的EV71感染动物模型构建及其在疫苗评价中的应用	周舒雅	动物所	
4	重组抗埃博拉病毒单克隆抗体质控方法的建立	王文波	生检所	二等奖
5	ω－3多不饱和脂肪酸类药物关键质控技术研究	任丽萍	化药所	
6	人用狂犬病疫苗质量控制及疫苗免疫学评价替代方法的研究	吴小红	生检所	
7	DNA分子鉴定技术用于冬虫夏草及相关产品真伪鉴别方法研究	张文娟	中药所	
8	普伐他汀钠的晶型研究	张　娜	化药所	
9	肝细胞遗传毒性及高通量筛选平台的研究	文海若	安评所	
10	头孢菌素类制剂质量分析与安全性建议专项研究	张斗胜	化药所	三等奖
11	组织工程肌腱的性能评价研究	王安琪	器械所	
12	药包材首个对照物质——玻璃线热膨胀系数对照物质研制	贺瑞玲	包材所	
13	风险控制在银杏叶提取物专项治理技术支撑工作中的作用	刘丽娜	中药所	
14	单次静脉注射纳米银引起的大鼠中枢神经系统毒性	淡　墨	安评所	

学科建设

“12种特色民族药材检验方法示范性研究”专家论证会

由中检院主办，广西壮族自治区食品药品检验所承办的国家食品药品监督管理总局药化注册司专项“12种民族特色药材检验方法示范性研究”专家论证会于2016年11月28日至30日在广西壮族自治区南宁市召开。广西壮族自治区食品药品监督管理局、中检院以及12个民族省（区）食品药品检验所（院）等单位的分管领导及课题组主要成员共43人参加本次会议。本次会议邀请药检体系、科研院校及民族医药专家共10人对本项目的完成情况进行论证和把关。

中检院中药民族药检定所所长简要介绍项目情况，主要选定本省（区）特色民族药品种，按照国家药材标准的要求，从基原到化学和分子生物学进行深入研究，探索适合民族药质量标准研究和评价体系的思路，以期达到国家标准的水平。本项目是药检体系首次承担民族药品种示范性研究，希望广泛听取民族药专家意见，特别是体系外同行的建议，进行广泛论证，集思广益，使项目更加完善。

本项目研究的民族药材共12个品种，分别为榜嘎、菥蓂子、蔓菁、瑞香狼毒、草乌叶、青阳参、苍耳草、玉叶金花、翠云草、七叶莲、朝鲜白头翁和对叶大戟果，涉及藏药、蒙药、维药、彝药、苗药、壮药、土家族药和朝鲜族药。这些民族药材均为当地特色民族药材品种，收载于地方标准中，普遍存在问题包括基原混乱，现行标准缺乏必要的鉴别、含量测定和检查项目或已有的定性定量指标缺乏专属性。

与会专家按照《项目任务书》和《指导原则》的要求，针对每个品种汇报的研究进展情况和研究中存在的难点进行了充分评议和论证，从药材品种考证与资源分布、药材采集与基原鉴定、性状与显微鉴别、薄层鉴别、含量测定、对照指纹图谱研究、分子生物学鉴定、检查项目（重金属、农药残留、黄曲霉毒素）等方面提出建议和解决方案，并形成专家意见反馈表。

本项目由中检院作为牵头单位，联合西藏自治区食品药品检验所、青海省药品检验检测院、四川省食品药品检验检测院、甘肃省药品检验研究院、内蒙古自治区食品药品检验所、新疆维吾尔自治区食品药品检验所、云南省食品药品检验所、贵州省食品药品检验所、广西壮族自治区食品药品检验所、湖北省食品药品监督检验研究院、湖南省食品药品检验研究院和吉林省药品检验所等12个民族省（区）药检所（院）共同完成。

中医药行业科研专项

2016年5月9日至10日，中医药行业科研专项中期会议在广东召开。本次会议由中检院主办，青海省药品检验检测院承办，广东东阳光药业有限公司协办。课题参与单位有中检院、青海省药品检验检测院、西藏自治区食品药品检验所、内蒙古自治区食品药品检验所、北京中医药大学、广东东阳光药业有限公司，共22人出席本次会议。

本项目为2015年中医药公益性行业科研专项“中药饮片质量保障体系研究（一）”（项目编号2015070020）分任务“冬虫夏草、肉苁蓉和滇重楼3种中药材野生与人工繁育品的药用品质比较研究”。会上参会单位分别对各自项目进展情况及下阶段研究计划进行了全面的总结汇报。本项目由中检院牵头，各参与单位互相协作，在经费十分紧张的情况下，共同完成了冬虫夏草、肉苁蓉、云南（滇）重楼3种中药材野生品和人工繁育品的大量采集与鉴定工作，从生药、化学、分子生物学等几个方面开展研究，达到了中期研究目标，为项目的顺利推进奠定了基础。

会上针对项目进展中存在的问题进行深入讨论。本研究的目的是通过对冬虫夏草等三种大宗中药材野生品与人工繁育品从基原、生药学、化学，分子生物学、药效学、安全性等方面进行全面系统的研究，阐明人工繁育品与野生资源药用等质性和差异性，建立繁育品的质量评价方法和标准。鉴于对人工繁育品的品质确证需要大量野生样本的数据支持，前期野外调研，发现这三种大宗中药材野生资源破坏严重，也反映出本项目的难点与重点是样本的代表性可溯源性。

医疗器械标准科研课题

2016年，中检院持续探索适应新兴领域快速发展监管和产业需求的标准化工作模式，鼓励创新医疗器械标准研制。依托国家科技专项，积极推动《64层螺旋X射线计算机体层摄影设备》《远程医用图像设备的功能性和兼容性检验方法》等8项新兴领域技术标准研制工作。牵头成立了医用机器人标准化专项工作组，汇集国内“产、学、研、用、管”多方面专家，统筹规划，研究建立医用机器人标准体系，加快相关技术标准研制，推进我国医用机器人标准化工作进程。向社会公开征集移动医疗、可穿戴医疗器械等新兴领域的医疗器械标准预研项目。

“四品一械”用包装材料和容器标准体系研究

根据国家食品药品监督管理总局科技和标准司（食药监科便函〔2015〕7号文）要求，中检院开展“四品一械”用包装材料和容器标准体系研究，结合我国行业发展实际，在新的监管形势下提出中国“四品一械”包材标准体系框架，此课题在12月初召开结题会，并顺利结题。该课题在新的监管形势下，通过调研和试行，结合我国行业发展实际，提出了中国“四品一械”包材标准体系框架，实现以高水平的标准管理推动行业发展的目标，保证人民群众饮食用药安全。

实验动物新品种的种群建立及质量标准化研究

作为《实验动物新品种的种群建立及质量标

准化研究》（国家科技支撑计划，2011BAI15B01，2011 年 1 月 ~2015 年 12 月）承担单位，中检院组织研究建立普通级和清洁级长爪沙鼠种群和种质资源保存基地及胚胎冷冻库，普通级、清洁级树鼩种群和种质资源保存基地，以及普通级、清洁级稀有鮈鲫种群和种质资源保存基地。并制定了长爪沙鼠、树鼩和稀有鮈鲫三种动物 18 个质量标准研究稿、13 个技术规范研究稿。同时，建立了遗传、病原体检测和垫料、饮水等关键参数的检测方法，并编写了标准操作规程 52 个。此外，完成了树鼩肝组织克隆的 HCV 主要受体（CD81/SR - BI/claudin/Ocl - udin）基因结构与功能分析研究，成功地培育了长爪沙鼠脑缺血模型并开展微卫星位点及相关基因的筛选研究。2016 年 7 月，该课题通过科技部组织的技术和财务验收。

实验动物质量检测关键技术研究

作为《实验动物质量检测关键技术研究》（国家科技支撑计划，2013BAK11B01，2013 年 1 月 ~2015 年 12 月）承担单位，中检院组织建立 27 种病原体的 31 个普通 PCR 和荧光定量 PCR 快速检测方法，42 种病原体的 20 个可用于多种动物临床出现相同或相似疾病症状的病原体 PCR 快速鉴别诊断方法，16 种病原体（微生物和寄生虫）病原（或抗体）的细菌培养、ELISA、IFA 和 PCR 共计 20 个检测方法。同时，整理和完善 56 个申请开展临床实验的实验动物病原微生物和寄生虫抗体（或抗原、核酸）诊断试剂盒相关资料，并向农业部提交 23 项申报材料。此外，制备了 11 个血清抗体标准质控品和 7 个遗传生化位点标准化质控品。在 10 个检测实验室、有 30 名技术人员参加对比试验，完成实验室能力评价报告 30 份。建立封闭群豚鼠和封闭群家兔群体遗传评价和监测方法；完成《实验动物设施哨兵动物使用规范》，通过评审，等待列入国家标准编写计划；编写 6 个技术规范和全部检测方法 SOP。通过该课题的研究，完善了我国实验动物质量检测技术，对整体提升我国实验动物质量水平具有重要意义；建立针对实验动物的人兽共患病和重要动物传染病的病原体的快速检测方法和鉴别诊断方法，为实验动物质量评价和突发重大疫病的应急处置提供技术支撑；在国内首次组织了相关检测机构开展微生物和遗传检测质控品研制，为检测体系质量提供了保障。2016 年 7 月，该课题通过科技部组织的技术和财务验收。

质量管理领域课题研究

2016 年，中检院作为课题协作单位，参加国家标准化研究院、中国计量院、CNAS 等单位组织的仪器设备 3Q 认证课题的研究工作，在课题的研究过程中，利用参加 WHO 化学药品预认证工作中取得的经验，在 3Q 认证规范文件的制定、国内外相关研究进展介绍等工作中发挥重要作用，并按照课题组起草的 3Q 认证方案完成一台液相和一台气相的 3Q 认证工作。

学术交流

中国食品药品检定研究院
第 9 届学术委员会

2016 年 12 月 26 日，中检院第 9 届学术委员会（简称学委会）成立大会在大兴新址召开。第 8 届学委会委员、新当选的第 9 届学委会委员、部门领导以及部分课题负责人参加了会议。

王军志研究员代表第 8 届学委会，总结汇报了上一届的主要工作。介绍了“十二五”期间中检院在科研项目、科研经费、主要科研成果、人才培养方面的概况，以及院学委会在院内课题评审、科技评优、服务国家重大战略规划和推动国际化进展方面所做的主要工作。

王佑春副院长介绍了《中检院学术委员会章程（试行）》的制定和第 9 届学委会的换届工作。第 9 届学委会共有委员 60 名，秘书处设在科研管理处。俞永新院士担任名誉主任委员，王军志担任主任委员，李波、张志军、王佑春、胡昌勤担任副主任委员。按照专业领域增设了理化分析、生物、药理毒理和医疗器械四个专业分委员会，将使中检院的学术评议和咨询更加专业化和精准化。

李波院长向委员们颁发了聘书，并表示，感谢第8届学委会做出的贡献，祝贺第9届学委会成立。同时对第9届学委会工作提出要求：一是紧紧围绕食品药品监管这个中心，准确把握学科发展方向，加大人才培养力度，创建优良的学术氛围；二是各位委员要尽职尽责，建言献策，加大请进来走出去力度，扩大交流和影响；三是鼓励科技创新，加强管理创新，切实提高和充分发挥学委会作用。最后，全院科研工作要以第9届学术委员会的成立为发展契机，站在新的起点上，推动全院学术水平的提高，为科学监管提供坚实的技术支撑。

2016年中国药品质量安全年会

2016年12月15日，2016年中国药品质量安全年会在武汉市召开。国家食品药品监督管理总局副局长孙咸泽到会并讲话，湖北省食品药品监督管理局副局长邓小川，中检院院长、党委书记李波致辞，中检院副院长张志军主持年会。

孙咸泽指出，药品是保障健康的重要手段，药品安全是一项重大的民生问题，关系到千家万户，经过改革开放30多年的发展和探索性研究，药品质量安全形势总体平稳向好。食品药品监管总局认真贯彻党中央国务院的决策部署，按照“四个最严”的要求，在加强监管方面采取了很多新措施，例如，提高审评审批标准，鼓励药物研发创新；开展仿制药质量与疗效一致性评价，提高已上市药品的质量；优化简化审批流程，提高审评审批效率；加快法律法规修订，为改革提供制度保障；推进信息公开，提高审评审批透明度；开展临床试验核查，重建研发生态环境等等。孙咸泽表示，将进一步深化改革创新，全面提高药品安全保障能力，加快推进药品审评审批制度改革，完善法律法规体系建设，推动企业落实药品安全主体责任，严格按工艺和规范生产经营。

会上，李波介绍了2008年至2015年国家和各省药品医疗器械抽验的整体情况，以及2015年、2016年抽验结果的运用情况。李波指出，药品医疗器械抽验的核心和目的在于如何让检测检验结果转换为政府监管和企业改进的信号。近两年，我们通过抽验数据，发现了一些重大风险信号，对查实生产企业在生产过程中违法违规行为，并迅速采取一系列风险防护措施提供了重要支持。同时，通过抽验结果的利用，协助发送相关警示函，以帮助企业进行排查、改进及完善。此外，通过数据分析，发现药品标准存在的一些缺憾，而后提出修订建议。最后，李波就数据分析转化、数据共享、数据利用、数据信息公开、提高企业技术水平等问题提出了思考以便在今后的工作中探讨参考。

“中国药品质量安全年会”是由中检院主办的药品医疗器械质量安全权威盛会。年会依托国家药品医疗器械监督抽验工作成果，以“保障药品安全，维护公众健康”为主题，邀请国家药品医疗器械监管部门、生产使用单位、检验检测机构及致力于保障药品医疗器械安全的企事业单位和相关行业协会、研究机构、新闻媒体的代表参与，搭建起“政产检学研”多方交流平台，促进药品安全监管效能的提升和企业质量安全主体责任的落实。本届年会，除化学药品、中药、包装材料与药用辅料、医疗器械、4个主题分会场外，还增设血源筛查体外诊断试剂质量控制分会场，仿制药一致性评价单元。

国家食品药品监督管理总局科技标准司司长于军，药化监管司副司长张培培，中检院副院长王佑春，党委副书记、纪委书记姚雪良出席参加此次会议。

2016年中国药品质量安全年会由中检院主办，湖北食品药品监督检验研究院、湖北医疗器械质量监督检验中心、武汉药品医疗器械检验所共同承办。来自各级药品、医疗器械、药包材与辅料检验检测机构、药品生产企业、药品研发单位及大专院校和科研院所专业技术人员等近1300人参加会议。

质量控制和病毒疫苗学术交流

2016年6月3日至6日，NIBSC病毒疫苗部主任StathiEfstathiou和病毒疫苗部首席科学家Nicola Jayne Rose博士来中检院进行学术交流访问，双方就病毒性疫苗的质量控制和标准品研究等方面进行交流和讨论。通过充分、详实的讨论，有力推动中检院与NIBSC正在合作的研究项目顺利实施。期待通过这种务实的合作，切实提高中检院在生物制品质控领域的国际影响力。

中国药学会第3届药物检测质量管理学术研讨会

2016年7月2日至3日，中国药学会第3届药物检测质量管理学术研讨会在浙江省宁波市召开。本次研讨会由中国药学会主办、浙江省食品药品检验研究院、浙江医药高等专科学校承办，浙江省药学会、岛津企业管理（中国）有限公司、宁波大红鹰药业股份有限公司协办。中国药学会副理事长兼秘书长、药物检测质量管理专业委员会主任委员丁丽霞、中检院副院长张志军、浙江省食品药品检验研究院院长洪利娅、浙江医药高等专科学校校长任文霞等领导与来自全国食品药品检验检测机构、科研院所、高等院校、医药企业领域的260余名代表参加会议。

开幕式由中国药学会药物检测质量管理专业委员会副主任委员张河战主持，中国药学会副秘书长王爱国、浙江医药高等专科学校党委书记陈厥祥、海尔施生物医药股份有限公司副总经理李恒等领导先后致辞。会议邀请中国食品药品检定研究院张志军副院长、国家食品药品监督管理总局食品药品审核查验中心钱雪处长、浙江省食品药品检验研究院洪利娅院长，中检院质量管理处项新华副处长、岛津企业管理（中国）有限公司网络事业推进部吴豪杰高级工程师等5位领导和专家，分别就《仿制药一致性评价工作介绍》《药物临床试验数据核查程序和要点》《检验电子数据完整性挑战与机遇》《食品药品检验检测机构能力验证现状及发展展望》《新政下药品检验的数据有效性管理》等内容作特邀报告。

本次研讨会征集到来自全国食品药品检验机构、医药企业、高等院校、医疗机构等领域代表论文98篇，集中论述实验室质量管理体系建设、认证认可、质量监督、实验方法、不确定度与OOS、仪器设备及数据完整性、能力验证和比对、人员资质等质量管理学科发展中迫切需要解决的热点难点问题。学会专家择优选取24篇分实验室管理和技术两个分会场进行报告交流，经过专家现场审评，推评出优秀论文一等奖2篇、二等奖4篇、三等奖8篇，上报学会审定表彰奖励。本次会议云集了我国药物检验检测领域中专业人士，为提升药物检测检验质量科学管理水平搭建了高端合作交流平台，取得了实际成效。

会议期间，丁丽霞主任委员主持召开了中国药学会第一届药物检测质量管理专业委员会第三次会议，学习传达“科技三会”特别是中国科协九大会议精神，讨论总结专业委员会上半年重点工作，商讨研究下半年工作实施计划，拟定第四届药物检测质量管理学术研讨会于2017年5月在福建省厦门市召开等工作事项。

国际植物药监管合作组织第二工作组会议

2016年10月16日至18日，国际植物药监管合作组织第二工作组会议在广东省佛山市召开。来自中国、韩国、沙特、马来西亚和中国香港从事植物药监管的官员及专家共10余人参加此次研讨会。中检院中药民族药检定所马双成研究员致开幕辞。

国际植物药监管合作组织（IRCH）是由WHO基本药物与传统药物技术合作司与有关国家政府发起成立的国际性合作组织，致力于通过完善植物药监管规章，保护并促进公众健康与安全。中国是该组织的第一批成员国，目前已有28个国家或地区，以及3个国际组织成为IRCH的成员。IRCH构建了植物药监管的全球合作平台，其国际规模及影响力正在逐步扩大。第二工作组名称为“Quality Control of Herbal Materials and Products”，中国是第二小组主席国，由中检院中药民族药检定所负责具体工作，现阶段主要针对植物药对照物质开展合作研究。

会议首先针对第二工作组章程中的工作任务讨论了由中检院中药民族药检定所起草的植物药化学对照品、对照药材和对照提取物的建立、分发的指导原则。该指导原则是以世界卫生组织化学对照品指导原则为整体框架制订的，旨在争取成为世界卫生组织植物药化学对照品、对照药材和对照提取物研制的指导原则，并应用于国际植物药的监管。各参会代表基本通过了起草的植物药标准物质指导原则，从整体形式和内容上给予了肯定，并提出具体的修改意见。参会的IRCH成员国和地区代表报告了各国和地区在确保传统医药的质量，尤其是在检验方法、技术标准和标准物质等方面所取得的进展。

此次会议不仅加深了各国间在植物药的质量控制、安全及合理使用方面的相互了解，也为世界卫生组织植物药监管提出了建议。基本通过了中检院起草的各项植物药标准物质指导原则，为树立我国在植物药质量控制与标准物质研究等方面的主导地位，使中药民族药检定所早日成为WHO传统医药合作中心起到积极的促进作用。

第九次中药分析学术交流会

2016年12月8日至10日，由中华中医药学会主办，中检院、中华中医药学会中药分析分会联合承办的中华中医药学会中药分析分会换届改选暨第九次中药分析学术交流会在北京市召开。中检院中药民族药检定所所长等有关人员参加会议，中药民族药检定所所长在开幕式上进行了发言。来自全国高等民族药检定院校、研究院所、药检系统、医药企业等单位的近200位代表参加此次会议。

在此次换届改选会上，中药民族药检定所马双成研究员继续当选中药分析分会副主任委员、新疆维吾尔自治区食品药品检验所孙磊副研究员当选新一届中药分析分会副秘书长。有关专家就中药分析学科发展趋势、中药分析学科建设及人才培养、中药质量标准提升的技术和方法、中药分析的新技术和新方法、中药标准物质及相关标定技术要求、中药成分的体内分析、中药生产过程控制盒实时技术分析、中药质量分析研究的现状、问题及发展趋势作了精彩的报告。中检院中药民族药检定所两位代表特邀分别作题为“对照品替代技术——双标线性校对法在中药质量控制中的应用”“标准物质的挑战和新形式——数字标准物质”大会报告，会议征文200余篇。

2016国际临床和转化医学论坛“生物医药监管科学”暨生物类似药相似性评价研讨会

2016年9月23日至25日，2016国际临床和转化医学论坛（ISCTM）在上海市举办。本次论坛围绕“肿瘤免疫治疗”“代谢性疾病”“个性化药物”“生物医学大数据”和“生物医药监管科学”等10大主题设置分论坛。“生物医药监管科学”暨生物类似药相似性评价研讨会由中国药学会生物药品与质量研究专业委员会主办，中检院与上海交通大学医学院附属瑞金医院承办。于9月24日下午至9月25日在上海中医药大学举行，会议就当前国内热点聚焦的生物类似药相似性评价进行了研讨。

来自世界卫生组织（WHO）的Ivana Knezevic博士报告了“单抗生物类似药研发和评价的科学考虑”。她指出WHO生物类似药（SBP）指导原则已作为全球广泛接受的标准，并为各国从国家层面制定生物类似药指导原则提供了依据；由于单抗药物的高度复杂性以及解决单抗药物可及性的紧迫性，急需 WHO 出台单克隆抗体生物类似药指导原则。她同时详细介绍了新的 WHO 单克隆抗体生物类似药指导原则，包括单抗生物类似药评价工作中所面临的科学性问题和监管方面的挑战，特别是临床可比性研究的挑战，诸如临床数据解读，临床终点、免疫原性和适应症外推等。

上海交通大学医学院附属瑞金医院的宁光院士作了“新药研究监管科学”报告。他提出应从临床前研究、临床研究和临床应用三个层面与监管科学紧密结合，探索有效提高转化研究及监管科学的新技术和新方法，以形成科学成熟的转化医学研究监管体系，实现大数据平台、生物样本库平台和转化医学研究临床数据三大基础平台的有效整合与衔接。中国药学会生物药品与质量研究专业委员会主任委员、中检院生物制品检定首席专家王军志研究员报告了“中国生物类似药研发概况”，主要介绍了中国抗体生物类似药的研发情况，特别是针对 CD20、EGFR、Her2、TNF 和 VEGF 五大靶点的研发概况。他认为监管科学在药品研发和生产的整个周期都起着非常关键且不可替代的作用，其目标是开发新的工具，标准和方法来评价药品的质量、安全性和有效性。

来自中检院、瑞金医院和相关企业的专家，就生物类似药研发的主要技术问题进行了专题报告和讨论。主要关注生物类似药的开发和批准，需要哪些基于整体的相似性证据并能避免重复性研究，包括理化特性分析研究数据、临床前数据、临床数据以及上市后监测和药物警戒的完整数据；适应证外推也需要基于科学评价，包括不同使用条件的作用机理、不同病人人群的 PK、PD 和生物分布，不同使用条件的预期毒性差异以及其他任何会影响安全性和有效性的因素；还讨论了现代数字化精密分析仪器应用于抗体生物类似药表征分析和比对研究的意义。

会议最后由中检院饶春明研究员和齐鲁制药研究院王亚宁博士主持进行了现场讨论交流。大家的共识是中国在生物医药监管科学研究领域取得了较大进展，国家药品监管的技术支撑单位中国食品药品检定研究院自 2013 年成为 WHO 生物制品标准化与评价合作中心（WHO CC）后，为我国生物制品监管科学研究提供了很好的发展机遇，通过参与生物制品国际标准和指南的制修订，推动了我国生物医药产业的国际化水平。

2016 中国生物制品年会暨第十六次全国生物制品学术研讨会

2016 年 11 月 18 日至 19 日，由中国医药企业发展促进会、中国药学会生物药品与质量研究专业委员会等 7 家机构共同主办的“2016 中国生物制品年会暨第十六次全国生物制品学术研讨会暨珠海市生物医药产业发展合作会议”在珠海召开。大会组委会精心准备了 54 场生物医药研发专题报告，涉及生物制药领域的最新研究成果及发展趋势以及生物医药研发新政策等。来自国内外 384 家单位的 1500 余名代表出席会议。

大会开幕式上，珠海市政协副主席熊豪品先生和中国食品药品检定研究院副院长王佑春研究员分别代表地方政府和大会组委致开幕词，珠海市食品药品监督管理局局长唐本雄作了题为“珠海医药产业发展趋势”的报告。

国内外著名病毒学和生物制品学专家俞永新院士出席大会。呼吸病学专家钟南山院士、肿瘤治疗及肿瘤免疫学专家魏于全院士、干细胞和发育生物学专家周琪院士和中检院生物制品检定首席专家王军志研究员所作的大会报告分别是“从 SARS 到禽流感到 MERS 到 Zika”“生物治疗与基因治疗研究最新进展”“干细胞的转化研究”和“WHO 生物制品标准化的发展趋势”。他们在报告中都重点突出了当前生物医药领域的一些关注点，诸如纳米载体在免疫与基因治疗上的应用以及干细胞临床应用迫切需要法规规范和标准引领；为应对新发和突发传染病，如何提高生物药及疫苗的研发储备能力并建立快速生物制品评估和审批机制；阐述了中检院在我国生物制品国际化进程中所发挥的科技优势与监管科学作用。

为适应近几年生物医药产业蓬勃发展的多样性特点，后续的专题报告设立“新型生物技术药研发与评价”“新型疫苗研发与评价”以及“免疫细胞和干细胞治疗，基因治疗”三个分论坛。来自国家药品监管机构、国家药物安全评价中心、科研院所以及生物医药生产企业的50位专家所作的精彩报告，其内容不仅涉及到生物制品有效性评价的通用型新技术、新型疫苗研发中的技术策略和质量控制要点、新型佐剂的应用以及特殊疫苗的生产工艺开发；还有多肽及蛋白类药物的研发与生产工艺以及临床试验设计内容；也包括了干细胞在肝脏疾病及关节损伤方面的治疗以及溶瘤病毒治疗的内容。这些都是我国大医疗健康战略在对生物药品多样化的市场需求中，大家关注和重视的热点领域。来自中检院的11位专家在分会场做了各自领域的科研或质量标准研究报告，其中王佑春、沈琦和饶春明三位研究员的报告内容具有生物制品质量控制的广泛指导意义，题目分别是“可视化动物模型在生物制品有效性评价中的作用”“艾滋病、乙型肝炎、结核病及新发突发传染病疫苗质量评价技术与标准化研究”和“中检院国家‘十二五’重大新药专项生物技术药质量研究成果介绍”。

会议期间，来自国家食品药品监督管理总局药品审评中心生物制品药学部的研究人员，针对“审批遇到的制检规程中的工艺与质量问题”与参会代表进行了互动交流。

本次年会顺应“健康中国战略”以及“十三五”国家科技创新规划要求，围绕针对恶性肿瘤和艾滋病等重大疾病的防控需求，在生物药品创新性研制、市场开发与质量保障方面为业界交流搭建了非常好的平台。大会所在地的珠海医药产业园区及龙头药企得以向全国生物药品的参会代表展示所取得的成果、未来规划以及潜在的良好合作前景。

第2届中药质量控制与风险管控学术研讨会

由中检院牵头，联合业内中医药领域的知名学者、部分省市药品检验研究院所和行业优秀企业共同发起的中国中药协会中药质量与安全专业委员会，于2016年5月7日在京成立，同期召开了第2届中药质量控制与风险管控学术研讨会，国家医药主管部门、医药行业专家、企业领导及代表共500余人参加此次行业盛会。

“紫草质量问题企业沟通会”作为大会的分会，针对2015年国家药品评价性抽验中药民族药药材专项“紫草”品种检验的标准、技术方法以及其他问题进行沟通。为妥善解决紫草资源与质量问题，特召开紫草质量问题企业沟通会。参加沟通会的有中国中药协会、国家食品药品监督管理总局药品化妆品监管司、国家药典委员会、中检院、部分地方药检（院）所及27家医药经营企业的相关人员共67人。中检院中药民族药检定所所长首先介绍了召开本次沟通会的背景，紫草是常用的中药材品种，2015年国家药品抽验计划品种之一，由中检院中药民族药检定所承担，按国家标准检验和探索性研究，发现存在较多问题，抽验结果显示部分不合格品种不是药典收载品种，复验检验也不合格。本次会议以中药行业协会为桥梁，第一次以行业协会召集医药经营企业、药品监管部门、国家药品检验部门面对面交流，倾听各方的意见和建议，积极寻求解决紫草问题的途径。

中检院中药民族药检定所相关人员从技术角度汇报了2015年国家药品评价抽验中紫草品种的质量分析报告，涉及紫草的抽验情况和检验结果，并对结果进行分析。探索性研究以问题为导向，从基原考证、历版药典的变迁情况、正品和非药典品的比较、含量测定、分子生物学研究等方面做了全面分析。指出药材基原是保障用药安全性与有效性前提和基础。与会企业代表针对紫草存在的问题以及企业关心的问题进行讨论，与会专家进行充分交流和和讨论，《中国药典》资深药典委员、北京市药品检验所相关人员详细介绍了《中国药典》紫草基源的历史情况并分析了近些年紫草市场变化的原因。

本次会议从中药质量与安全的角度，让医药企业充分了解国家药品检定部门在质量控制技术方面的规范性和严谨性。旨在加强对中药材及饮片的监管力度，推动中药材野生资源保护，加强人工抚育，形成良性循环。

学术讲座

PTP 及 RMP 系列学术讲座

2016 年 3 月至 6 月，中检院举办 10 次能力验证提供者（PTP）& 标准物质生产者（RMP）系列培训及学术讲座，内容包括 ISO/IEC 17043、CNAS CL57、样品均匀性和稳定性、质量体系文件等，全院共 410 人次参加。通过系统培训，促进能力验证在全院的开展，增强能力验证核心团队能力建设，促进 PTP 及 RMP 质量管理体系建设和发展。期间还邀请到中国工程院院士，博士生导师，CNAS 能力验证专业委员会主任委员王海舟教授前来中检院开展针对能力验证与实验结果有效性的学术讲座。

包装材料与药物相容性（可提取物与可浸出物）学术讲座

2016 年 2 月 17 日，美国 Meck 公司质量控制技术部的方雪光教授来中检院进行药物相容性方面的学术交流，中检院副院长邹健会见了方雪光教授，并希望双方以此次技术交流为契机，进一步推动在药包材可提取物与可浸出物的定性定量、开发新检测技术、建立相容性研究方法等方向继续开展合作。随后方教授作了题为“包装材料与药物相容性（可提取物与可浸出物）的相关研究”的学术报告。方教授在学术报告中从美国相容性相关法规、可提取物及可浸出物概念、FDA 认证要求、安全性评价等方面介绍了可提取物及可浸出物的研究要求和方法，着重讲解了橡胶类包装材料开展相容性研究的思路和相关研究方法的建立，未知杂质安全性评估手段，特别提到了研究发现固体制剂的包装材料表面印字油墨引发剂会迁移至固体中。

包装材料提取和迁移安全评估问题研究学术讲座

2016 年 3 月 10 日，美国费城科学大学/北京大学兼职教授 Dr. David Cragin 一行 2 人来中检院进行包装材料提取和迁移毒理安全和潜在基因毒性杂质评估方面的学术交流，中检院副院长邹健会见了 David Cragin 教授，并希望下一阶段同 David Cragin 教授在药包材可提取物、可浸出物分析与毒理研究、潜在基因毒性杂质的毒理评估、设定合理的限度标准以及辅料的分子量分布研究等方向继续开展交流合作。随后 David Cragin 教授作了题为“包装材料提取和迁移安全评估问题研究”的学术报告。David Cragin 教授在学术报告中结合毒理学研究理论与案例阐述了药包材可提取物与可浸出物毒理研究以及潜在基因毒性杂质的评估和限度标准。

药用辅料对药物生物利用度及等效性研究学术讲座

2016 年 5 月 13 日，香港中文大学药剂学院院长左中教授来中检院进行学术交流，中检院副院长邹健会见了左中院长并就双方在药用辅料研究领域进行技术交流合作提出了希望。随后左中教授作了题为“药用辅料对药物生物利用度及等效性研究”的学术报告。在学术报告中，左教授介绍了药品 BCS 分类系统的依据，药用辅料对药物释放、溶出、吸收的影响机制以及香港中文大学药剂学院对中药 BCS 分类系统的探索研究。左教授还与参会人员就相关问题进行了互动交流。

日本药用辅料和药包材及相关法规介绍学术讲座

2016年6月15日，日本国立医药品食品卫生研究所NIHS檜山行雄资深研究员一行6人来中检院进行“日本药用辅料和药包材及相关法规介绍”学术讲座及交流。讲座中详细介绍了包括日本药典中关于药用辅料的注册方法、药品包装的研究思路、仿制药一致性评价等相关法规。

第六部分　系统指导

系统交流

2016年全国药检系统中药民族药检验工作会

2016年6月23日至25日，由中检院主办，新疆维吾尔自治区食品药品检验所承办的2016年全国药检系统中药民族药检验工作会在新疆维吾尔自治区乌鲁木齐市召开。中检院张志军副院长、国家食品药品监督管理总局药化注册司中药处王海南调研员、中检院中药所马双成所长和各科室负责人以及来自全国药检系统各省、自治区、直辖市（食品）药品检验所（院），各口岸药品检验所，军委后勤保障部药检所、武警药品检验所，计划单列市药品检验所的中药室室主任和分管领导，共计110余名代表参加此次会议。

大会由中检院中药民族药检定所马双成所长主持。新疆维吾尔自治区食品药品监管局党倩英副局长对代表们的到来表示了诚挚热情的欢迎，同时介绍了新疆维吾尔自治区近几年在食品药品监管方面开展的工作和取得的成绩。王海南调研员从民族药专项课题、中药应急检验、评价性抽验以及国际交流等方面回顾了药检系统配合国家总局做了大量的卓有成效的工作，取得了很大成绩。王海南调研员还解读了目前检验与监管的困惑，分析了检验与监管的关系，检验不能作为执法的唯一标准。同时希望中检院中药民族药检定所在中药材国际标准制订方面尽快拿出实际工作方案和结果，争取引领中药材国际标准制订，加强我国在中药材标准制订的话语权。

张志军副院长在讲话中讲到，要充分认识药检机构在药品监管工作中的地位和作用，目前很多药检工作成果未得到足够重视，张志军副院长强调，药检系统仍然要坚守自己的责任，为药品安全有效做出自己的贡献，我们受到重视的程度才能体现，正如2015年药检系统在银杏叶制剂专项中发挥的重要技术支撑作用才能受到总局领导和各部门的重视，如果没有药检系统的药品检验工作，监管几乎无法开展，但对自己的工作要有规划、设想，要有危机感，贡献在监管中实际应该发挥的作用；要充分认识中药领域存在的风险和问题，监管时刻要有风险意识，要把风险意识始终贯穿到检查、抽验、稽查办案全过程，贯穿到与公检法机关行刑衔接的全过程，查找并解决中药领域的风险点，如中药材/饮片的掺伪、造假等问题；要加强队伍建设和人才培养，在目前部分药检所实行绩效管理收入下降的情况下，如何引进人才、留住人才面临着挑战，只能靠业务开拓，在政治上、生活上的关怀，拓展新的业务领域充分发挥人才的能力。另外，要关注好产地的中药材和饮片质量，如山东省是胶类中药的重要产地，胶类产品也是山东省的特色产品，其产品质量，关系到人民群众的健康安全，也关系到产业形象，山东省院应加强对阿胶产品的质量监控，不能被动等待政府任务，要主动发现问题，解决问题；前期山东省食品药品检验研究院也和中检院中药民族药检定所签订了合作工作协议；要讲政治、讲科学、讲协调、讲效率，严格按照总局、省局的整体部署和要求去做，明确职责和方向，出具真实可靠的检验报告，发展药检系统内、外部交流机制，遇到问题共同解决。

开幕式结束后，进行了13项专题报告和工作经验交流。马双成所长首先对近两年中检院中药民族药检定所以及带领各省市药检（院）所在中药检定和科研课题等方面工作进行了总结；中检院中药民族药检定所就近几年我国中药材/饮片、中成药、民族药整体质量状况及存在问题，药品监管中的风险控制，数字化标本馆和替代对照品数字化互联网平台的建设情况及在中药质量安全控制的示范应用等进行了报告。新疆维吾尔自治区食品药品检验所、天津市药品检验所、深圳市食品药品检验院、北京市药检所、山东省食品药品检验研究院从科学管理思路、检验服务监管、科研创新和人才培养的方面介绍了各单位经验和理念。参会代表对报告的内容反映强烈，收获颇大，对今后的工作具有很强的指导意义。大会报告后分三个小组，针对中药检验存在的问题、检验收费合理性问题、中药室能力建设和发展中存在的问题、药品监管风险问题分析、中药科研课题、人才培养和人才流失问题进行了热烈讨论。会议代表不仅就具体业务问题进行了充分交流，也表达了目前中药检验管理工作处于三高［工作要求高（时限性、准确性）、质量标准高、检验成本高］、四难（工作量化难、人才培养难、尺度把握难、工作推进难）、一低（工资待遇低）的境地。特别是部分单位实行绩效工资改革后大量人才流失，对已经缺乏人才的中药检验队伍更是釜底抽薪，很多年轻检验人才经药检所培养后转投其他第三方检验机构，严重影响了药检队伍的士气、技术提高和药品监管。

尽管如此，参会代表还是对我国中药检验事业发展提高提出了许多建设性意见和建议，如①在人才培养方面，由中检院提供专业化、信息化、个性化的培训平台，针对具体新技术、新方法及显微鉴别、性状鉴别等人才缺乏严重的项目采取小班制授课形式以达到更加满意的效果。同时采取地域性人才交流的模式，形成地域联盟，优势互补，共同提高中药检验水平；②在地方特色产品监管方面，由省级药检所（院）统一辖区药检力量，形成有地方特色和检验技术优势，并进行监管前移，主动加强地方特色产品的质量监控；③在科学监管方面，主动与地方药品稽查、监管部门沟通，转变以往每个品种按标准检验全覆盖的思想，应针对重点问题、重点专项进行研究，寻找风险点，以最少的检验成本获得最好的监管效果；④在中药材质量标准方面，由于大量中药品种采取人工栽培，其性状特征与目前《中国药典》有较大差异，给药检所出具检验结论带来一定困扰，应对相关品种质量标准进行修订。

2016年贵细药质量控制热点问题及质量安全评价方法会议

2016年8月5日至6日，2016年贵细药质量控制热点问题及质量安全评价方法会议在广州市召开。本次会议由中检院、中国中药协会中药质量与安全专业委员会、中国中药协会中药饮片专业委员会、中国医药保健品进出口商会中药饮片分会及全国医药技术市场协会药物技术创新服务专业委员会主办，康美药业股份有限公司、广东省药品检验所承办。

中国中药协会房书亭会长，张世臣副会长，中国中药协会中药质量与安全专委会主任、中检院中药民族药检定所负责人，中国中药协会中药质量与安全专委会秘书长、中检院中药民族药检定所中药材室负责人，全国医药技术市场协会副理事长兼副秘书长、北京大学周亚伟教授，中国医保保健品进出口商会中药部于志斌主任等来自多部委、药品检验机构、科研院所、大学及相关部门和行业的专家出席本次会议并作了精彩演讲。全国各地药检所、制药与饮片企业代表300多人参会。

贵细药类产品随着民众健康意识和养生保健需求的增加近年来倍受关注，而其质量安全问题也日渐突出，市场上以次充好、以假乱真、掺杂使假的问题直接影响了相关产品的质量和安全，不但损害公众健康和经济利益，还严重阻碍中药产业和中医药事业健康发展。本次会议突出聚焦贵细药质量控制热点问题及质量安全评价方法，对提升与创新检验检测技术，保证贵细药质量和安全，推动贵细药产业的健康发展具有积极意义。

第5届全国能力验证论坛食药系统分论坛

2016年9月20日至22日，由中国合格评定国家认可委员会（CNAS）主办的“第5届中国能力验证论坛”在北京市举行。来自政府部门、行业团体、实验室、能力验证提供者（PTP）等领域的众多国内外专家参加论坛活动，共同探讨能力验证领域的新技术和发展趋势。中检院检验机构能力评价研究中心（质量管理中心）主任兼安全评价研究所所长应邀作大会学术报告，从食药检系统实验室概况、食药检系统能力验证开展情况、未来工作设想等三个方面系统介绍了我国食药系统能力验证工作。

两年一度的“中国能力验证论坛”是我国能力验证（PT）领域内最具影响力的高峰论坛，受到业内人士的广泛好评。本届论坛邀请了来自中国、美国、法国、德国、澳大利亚、泰国的16位专家学者，围绕能力验证的本质和作用、风险评估在能力验证计划中的应用、标准物质与能力验证的计量学溯源性研究、检验机构开展能力验证的经验等内容作专题报告，分享经验成果，探索创新模式。

本次论坛除了大会报告外，还设置了2个分会场（能力验证技术研讨与能力验证结果利用、食品药品检验系统能力验证），中检院承办了“食品药品检验系统能力验证分会场”。来自多个食品药品检验检测机构的100余名代表出席了分会场活动。有关专家就食药系统能力验证体系的建设、中检院能力验证服务平台以及组织食品和药品领域能力验证计划时发现的技术问题等内容在分会场进行学术交流，与会代表还就落实“国家食品药品监督管理总局办公厅关于加强食品药品检验检测能力验证工作的通知”的情况进行讨论交流。

系统培训

全国地市药检系统模块化培训

2016年，中检院分别在安徽合肥、湖北武汉和陕西宝鸡举办3期全国地市模块化培训班，约45个地、市、州420余位学员参加培训。培训内容涉及28个培训模块，涵盖实验室管理、仪器管理和操作、检验方法、检验结果和检验报告等有关食品药品检验检测的各个要素和环节，授课讲师均为中检院一线业务骨干，具有丰富的实验室操作和管理经验。同时，结合当地的实际培训需求，培训内容在原来的基础上新增应急检验和补充检验方法的内容，整个培训更加科学化和实用化，得到学员的一致好评。

自2013年全国地市药检系统模块化培训工作正式开展以来，中检院共在全国14个省（自治区）举办14期地市药检系统模块化培训班，培训了212个地市级药检所，共计2200余名药品检验技术和业务管理骨干。

第四期化妆品体外试验技术学习班

2016年11月1日至4日，由中检院与美国体外科学研究院（IIVS）主办，浙江省食品药品检验研究院承办的第四期“化妆品体外试验技术学习班”在杭州市举行。培训内容包括眼刺激试验中的牛眼角膜混浊渗透法（BOCP）、三维眼角膜刺激实验（EpiOcular）和过敏试验中的直接多肽反应（DPRA）试验操作培训。来自全国22家单位共40余名学员参加本次培训。

中检院副院长路勇、浙江省食品药品检验研究院院长洪利娅、中检院食化所负责人以及来自美国体外科学研究院的Erin Hill女士出席开班仪式并致辞。美国体外科学研究院的张全顺博士及其团队Nathan Wilt和Allison Hilberer老师分别对眼刺激试验中的牛眼角膜混浊渗透法（BOCP）、三维眼角膜刺激实验（EpiOcular）和化妆品皮肤致敏性试验中的直接多肽反应（DPRA）共三项试验进行了详细的理论知识讲解、实际操作演示和专题讲座，并对化妆品体外实验研究进展进行专题讲座。

第二期化妆品安全评价培训班

2016年7月5日至8日，中检院与英国内政部、欧洲化妆品协会及中国欧盟商会在上海共同举办第二期中欧化妆品安全评价培训班，来自各省（区、市）食药监管部门及化妆品检验机构的100名学员参加此次培训。

本次培训是在2016年5月双方签署的“2016年化妆品安全评价合作协议”框架下开展，并充分总结和吸取了2015年第一期中欧化妆品安全评价培训班的工作经验和学员意见。课程设置主要围绕化妆品安全性评估，邀请了国家食品药品监督管理总局药品化妆品注册司林庆斌同志、布鲁塞尔自由大学教授Vera Rogiers、欧洲化妆品协会技术总监Gerald Renner等6位专家，分别向培训学员详细讲解了中国化妆品安全评价的现状，化妆品安全评估原则，局部毒性、系统毒性等毒理学终点，暴露量的评价，安全性信息的相关来源，如何把安全相关信息转换成安全评估报告，以及如何审核安全评估资料。此外，还特别增加了分组讨论和实例分析等环节，通过理论与实践相结合，帮助学员更加深刻地理解课程要点。

在本次培训活动中，国家食品药品监管总局药化注册司副司长黄敏、中检院副院长王佑春、英国内政部实验动物监管司总负责人朱迪·麦克阿瑟·克拉克、欧洲化妆品协会技术总监杰拉尔德·伦纳和中国欧盟商会化妆品工作组主席涂春怡出席了开幕仪式并讲话。

《化妆品安全技术规范》培训班

为配合国家食品药品监督管理总局做好《化妆品安全技术规范》（2015年版）（以下简称《规范》）的培训工作，保证《规范》的顺利实施，中国食品药品检定研究院联合国家食品药品监督管理总局高级研修学院于2016年7月至12月共举办了5期《化妆品安全技术规范》（2015年版）培训班，全国各省化妆品监管人员、检验人员以及化妆品企业技术人员等1000人参加培训。

培训班介绍了《规范》的修订情况，修订原则和依据，对《规范》具体内容进行了全面梳理；对《规范》的理化检验方法、微生物检验方法、毒理学试验方法、人体安全性检验方法和人体功效评价检验方法等进行了系统学习，并对注册备案相关政策等文件进行了详细解读。学员们一致认为受益匪浅。培训班的开展为全面贯彻落实《规范》打下了坚实的基础，对促进全国化妆品监管队伍建设、提高监管人员业务能力水平起到积极作用。

2016年药检系统中药民族药标本数字化研讨会

2016年4月25日，由中检院组织的药检系统中药民族药标本数字化研讨会在北京市召开。中检院中药民族药检定所所长、各科室主任、信息中心代表以及来自全国的19家各级药检机构的相关负责人、标本数字化工作人员共计55人出席会议。本次会议主要就中药民族药标本数字化的进展、思路、建议以及合作方案等内容进行交流和探讨。

首先，中检院中药民族药检定所相关人员分别作了“药检系统中药民族药数字标本平台的建设方案”和“中药民族药标本馆数字化调研工作汇报”的报告，介绍了中检院中药民族药检定所标本馆的数字化进展、共建方案和方案调研情况，展示了中检院标本馆的药检系统标本数字化平台建设方案，提出了“共建平台、共享资源、统一标准、专题合作”的建设理念。然后由各省市药检机构分别介绍其标本数字化进展、计划并对中检院的方案提出建议。参与发言的单位有：深圳所王淑红“浅谈中药标本数字化工作”、北京所傅欣彤“北京市药品检验所数字化标本馆建设概况”、湖北院肖凌“湖北省食品药品监督检验研究院中药标本馆的构建”、广东省黄国凯“广东省药品检验所中药标本馆数字化规划”、青海院王慧春“青海省药品检验检测院标本室概况”、四川院黎耀成“四川中药民族药标本数字化工作汇报”、成都所罗霄“中药标本数字化研究及开展方案探讨”、陕西所罗定强“中药标本数字化的思考”、浙江院郭增喜“数字化标本馆规划”、福建院金鸣“福建院标本情况简介”、山西所宁红婷“中药数字化标本平台建设”、甘肃院张明童“甘肃省中药名族药数字化标本馆展望”、云南所林春燕“标本馆数字化现状及构想”、内蒙所红霞“内蒙古食品药品检验所标本室概况”、安徽院班永生“中药标本数字化管理思路探析”、大连所朱殿龙“数字化中药标本馆建设初期交流汇报”、新疆所于新兰“新疆所关于数字化标本馆的建议”、贵州所李杨“贵州所对标本数字化建议”、重庆所张毅“重庆所对标本数字化建议”。

此外，各位与会专家对标本数字化及共建共享方案中的问题展开讨论并深入交换意见。讨论主要集中在标本数字化的五个主要问题上：①标本数字化规范与审核制度的建立；②标本数字化顶层设计与目标体系的建立；③标本数字化分工依据与整合模式的建立；④标本数字化平台建设与数据积累的关系；⑤标本数字化普遍应用与品种研究的关系等问题上。

标本数字化的工作任重道远，颇受关注，本次会议的召开确立了共建共享，统一发展的路线，并形成了相应的会议文档汇编。与会各单位代表在肯定了主体用户是药检系统人员，主要功能是服务监督检验、服务大众科普的基础上，探索性的讨论了标本数字化今后发展需要解决的主要问题，为进一步工作的开展奠定基础。

第九期全国中药材鉴定和标本管理人员培训班

2016年7月10日至15日，由中检院主办，青海省药品检验检测院和青海省药学会承办的第九期全国中药材鉴定和标本管理人员培训班在青海省西宁市举办。中检院中药民族药检定所所长、青海省药品检验检测院海平院长出席开班仪式并发表讲话。来自全国23个省（自治区）、79个市（地）药品检验检测机构、药品生产企业、本省州（市）药品检验所、部分省内药品生产企业及医院共260余人参加培训。

本次培训班邀请香港中文大学生命科学学院、暨南大学、中检院、四川省食品药品检验院、青海省药品检验检测院及青海大学的12位专家教授进行授课及指导。会场展示标本230种，其中瓶装标本31份、腊叶标本50份，各参会单位交流标本316个品种，达7011份。培训内容围绕中药材鉴定和标本管理这一主题，注重人才培养，贴近检验实际，涉及全国中药材饮片整体质量状况、藏药质量标准研究、中药标本相关工作与创新发展思路、中国本草学知识、基原调查、中药DNA分子技术、性状和显微鉴别方法、药材标本摄影技术、中药标本数字化调研等。

除授课外，此次培训班坚持了两个特色——药材标本交流和野外实习。培训期间，部分参加单位提供了地区特色药材标本及检验中遇到的正伪品标本供展示和交换，专家还安排时间就展示标本与学员进行面对面的交流与讨论。为使培训内容更加生动形象，增进学员兴趣，此次培训班还特意安排了两次实践内容，分别前往青海省藏医药博物馆参观和青海群加山进行药用植物野外实地教学，通过实地教学，参会代表对高原药材及原植物知识有了进一步了解，提高了学员对中药材鉴定的学习兴趣与责任意识。

第3届全国药检系统民族药检验技术培训班

2016年8月1日至4日，由中检院主办，内蒙古自治区食品药品检验所、通辽市食品药品检验所与通辽职业学院联合承办的第3届全国药检系统民族药检验技术培训班在内蒙古自治区通辽市举办。来自全国各省、市、自治区食品药品检验检测机构以及高校的220多人参加此次培训班。国家民委文化宣传司原副司长王居，中检院副院长张志军、中药民族药检定所所长马双成，内蒙古自治区食品药品监督管理局副局长张永强，内蒙古自治区食品药品检验所所长等出席开班仪式。

中检院张志军副院长致辞，民族药是我国传统医药的重要组成部分，其蕴含的原创思维是中华民族传统科学宝贵组成部分，充分发掘民族药资源宝库，发挥民族药的原创优势，能够对近年人类面对的健康问题做出重要贡献。今年是十三五的开局之年，随着《中医药发展战略规划纲要(2016－2030年)》的颁布实施，民族医药研究受到国家空前重视，加强传承创新的顶层设计，聚焦制约民族医药发展的瓶颈是十三五传承创新的出发点和落脚点。同时发展民族药需要多学科交叉的思想，充分利用现代科学深入挖掘民族药的重要价值和科学内涵，加快民族药标准化、规范化进程。全面推动民族药检验检测平台建设，为国家民族药的监管提供技术支撑，从而实现民族药科学检验的持续性和跨越性发展。

国家民委文化宣传司原副司长王居从社会学、国际视角解读了民族医药的重大意义。介绍了近些年各个部委对民族医药工作的发展历程，从国家政策、医疗、科研、教育、药企等五个方面进行了全面的阐述，尤其在民族药科研方面的投入，表达了国家对民族药事业发展的高度重视。

中检院中药民族药检定所马双成所长强调近年来在国家民族药政策的大好形势下，中检院与全国民族省区药检院所努力开拓业务领域，深入开展民族药技术研究，带动民族团队共同发展，在全国民族药领域取得一定成绩，但民族药的任务仍然非常艰巨，全系统形成合力，通过实干促进民族药更好的发展。培训班上，马双成所长还进行了“中药标准物质的研究与应用”的专题授课。

本届培训阵容强大，内容丰富，主要针对基层检验人员的需求，开展技术培训与广泛的学术交流。邀请上海中医药大学中药研究所王峥涛所长进行“薄层色谱法及其药品检验与中药质量控制中的应用”的授课、通辽民族大学蒙医药学院奥乌力吉院长阐述“特色蒙药材研究概况”，进行了“高效液相色谱法在中药质量分析中的应用及方法验证”“蒙药材混乱品种鉴别与应用现状”“民族药基础研究中技术方法应用”“30种常用中药民族药材品种真伪鉴别”“中药分析与研究中的色谱柱选择”等契合民族药检验和研究实际的专题授课。培训班还安排参观内蒙古民族大学蒙医药博物馆和野外实地考察两项活动。参观蒙医药博物馆使学员形象直观的了解蒙医药文化产生、发展历史，感受蒙医药的独特魅力。由药材鉴定专家带队，赴野外进行民族药材实地考察，使学员对民族药材的原植物形态有更加直观的感性认识，提高鉴别能力。

本次培训内容覆盖基原鉴定、鉴别、含量测定、标准物质等民族药检验检测涉及到的多项技术。授课教师均为国内长期从事中药民族药检验和研究工作的专家学者，使学员了解到民族药的最新理论及研究成果，提高检验和科研水平。

2016年全国中药材及饮片性状鉴别培训会

2016年10月19日至22日，由中检院、中国中药协会中药质量与安全专业委员会主办，成都市食品药品检验研究院承办的2016年全国中药材及饮片性状鉴别培训会在成都市召开。中检院中药民族药检定所所长、中国中药协会中药质量与安全专业委员主任委员马双成研究员，国家食品药品监督管理总局中药民族药监管司张体灯老师，成都市食品药品监督管理局蒲旭峰总监，成都市食品药品检验研究院万渝平院长，中国中药协会中药质量与安全专业委员秘书长魏锋研究员等领导和专家出席开幕式。来自全国各地的400余名学员参加本次会议。

培训会围绕中药材及饮片常见质量问题，以性状鉴别为重点，安排了多个主题培训课程：中检院中药民族药检定所专家对我国中药材及饮片的质量概况和检验原则作了介绍，使参会学员对中药材及饮片质量现状、检验判定原则有了总体的认识和了解；来自深圳市人民医院药学部中药室原文鹏主任就医院药房中药饮片常见质量问题及实用鉴别相关要点从临床使用的角度作了讲解；中国医学科学院药用植物研究所张本刚研究员对中药基原鉴定的方法和程序作了讲解；辽宁省药品检验检测院王维宁老师讲解了植物的组织构造特点和性状鉴别方法；江苏省食品药品监督检验研究院胡浩彬老师讲解了贵细类中药真伪鉴别方法；中检院中药民族药检定所两位专家分别就中药材及饮片性状鉴别要点和全草类中药的性状鉴定方法做了深入浅出的讲解；四川省食品药品检验检测院的黎跃成老师介绍了中药易混淆品的鉴别；安徽省食品药品检验研究院的张亚中主任对药材人工种植加工性状变异及检验方法作了介绍；安徽中医药大学教授，国家中药材产品质量监督检验中心首席科学家周建理老师讲解了果实种子类中药的微性状鉴别方法；陕西省食品药品检验所罗定强主任就根和根茎类中药的鉴定和检验方法作了介绍；最后中检院中药民族药检定所专家对中药对照药材研制技术要求和使用作了详细讲解。

理论授课结束后，在成都市食品药品检测研究院精心准备和大力协助下，学员们前往荷花池中药材专业市场进行现场实习。

中成药检验能力验证工作总结及有关技术分析培训班

2016年9月29日，由中检院主办，河北省药品检验研究院承办的中成药检验能力验证工作总结及有关技术分析培训班在河北省石家庄市召开。参加中检院“中成药中穿心莲含量测定（NIFDC－PT－005）”和“中药六味安消胶囊含量测定（NIFDC－PT－035）”能力验证活动的各实验室代表共140余人参加此次培训班。

河北省药品检验研究院王熳院长在致辞中对参会代表表示热烈欢迎，同时介绍了河北省药品检验研究院近年在食品药品方面开展检验能力验证的情况。中检院中药民族药检定所相关人员介绍了开展中成药检验能力验证的意义、存在问题和今后发展方向。中检院质量管理中心相关人员在致辞中肯定了中药民族药检定所两次能力验证在组织、实施和总结分析中的出色工作，并从政策上分析了能力验证工作的重要性。

中检院质管处相关人员作题目为“中国食品药品检验检测体系能力验证进展与展望”的报告，介绍了我国食品药品系统外部质量控制的现状，和以中检院为龙头，有关省级机构参与的系统能力验证提供者（PTP）的相关工作，特别是在政策方面解读了2016年8月国家食品药品监管总局办公厅下发的“关于加强食品药品检验检测能力验证工作的通知”。表明总局对食品药品检验检测机构实验室管理和技术能力的重视上升了一个新的高度。随后，中检院中药民族药检定所相关人员分别对中成药中穿心莲含量测定（NIFDC－PT－005）”和“中药六味安消胶囊含量测定（NIFDC－PT－035）两个验证项目进行解析。两次能力验证中，大多数实验室结果为“满意”，说明多数实验室在执行药典标准时能够保证测定结果的重现性和准确性。但是，也有部分实验室由于对作业指导书理解不到位（未去包衣、色谱条件不够理想等）、技术不过硬（计算有误）、忽略关键前处理步骤（中性氧化铝处理的适宜性验证）或者色谱柱选择等问题导致测定结果为“可疑”甚至“不满意”。既有实验人员检测能力的问题，也发现在标准制订过程中缺乏对相关试剂的适宜性验证。

湖南省药品检验研究院和河北省药品检验研究院分别进行了消炎利胆片和六味安消胶囊能力验证经验交流。两个实验室能力验证结果均为“满意”，他们的共同特点首先是对能力验证工作非常重视，其次是日常通过各种形式加强实验人员检验技术的培训，更重要的是能够抓住检验标准的关键点，从细节上分析检验中可能存在的问题，并作好预防措施。

最后，培训班对能力验证的基本概念、整体实施过程（项目的选择、实施、结果评价、总结分析）以及检验中存在的各种问题进行了培训。

《中国药典》（2015 年版）药用辅料检测技术培训班

为全面解读《中国药典》（2015 年版）标准内涵，指导和帮助药用辅料检验机构、生产研发企业更好地理解药典新标准的创新和变化，并依据新标准科学规范地开展药用辅料有关检验，解决企业进行在检验检测和技术研究的实际困难，保证药品（药用辅料）的质量安全，2016 年，中检院与国家药典委员会以及相关省市药检所共同举办 2 期《中国药典》（2015 年版）药用辅料检测技术培训班，中检院相关人员应邀就药用辅料相关检测技术及操作方法进行现场授课。

第七部分　国际交流与合作

概　况

出国（境）情况

2016年，中检院共选派专家、技术骨干62人次赴美国、加拿大、英国、瑞士、法国、德国、意大利、丹麦、西班牙、比利时、荷兰、澳大利亚、新西兰、印度、菲律宾、韩国、日本、中国香港、中国澳门共19个国家及地区访问交流、参加国际会议及研修。其中参加国际会议33人次（参加WHO会议17人次）；执行双边交流及合作项目22人次；执行境外生产企业现场检查4人次；赴国外培训研修2人；赴世界卫生组织工作1人。共组织出访团组39个，其中自组团出访团组22个，参加国家总局或其他直属单位团组17个。

接待来访

2016年，中检院共接待来自美国、加拿大、英国、瑞典、德国、丹麦、荷兰、意大利、芬兰、比利时、沙特、马来西亚、新加坡、泰国、韩国、日本、中国香港、世界卫生组织、亚太经合组织生命科学论坛等20余个国家（地区）及国际组织的技术官员、专家学者190余人次来院访问、学术交流、授课讲座及参加中检院举办的各类学术会议，作专题报告110余个；接待国（境）外政府重要官员17人；组织举办及承办学术研讨会及培训班11次，累计培训2000余名全国技术骨干。

国际会议

2016年，中检院共选派专家33人次应邀出席世界卫生组织（WHO）、国际植物药监管合作组织（IRCH）、国际标准化协会（ISO）、国际药用辅料协会（IPEC）、欧洲毒理学会等国际组织、政府机构和非政府组织召开会议，以及美中医药开发协会监管研讨会、国际生物制品标准化战略讨论会、第21届流感疫苗研讨会及流感替代方法研讨会、国际天然产物大会等重要国际会议、在大会上作专题报告14个，向世界展示了我国在药品、生物制品和医疗器械等领域的研究成果和科研水平，宣传了我国政府为保障人民用药安全采取的有效措施，扩大了中检院在国际上的影响。

国际交流

徐康维赴英国参加第21届流感疫苗研讨会及流感替代方法研讨会

2016年1月25日至29日，经国家食品药品监督管理总局批准，中检院生物制品检定所呼吸道病毒室助理研究员徐康维应英国国家生物制品检定所（NIBSC）邀请，赴英国参加第21届流感疫苗研讨会和第3届流感疫苗效力检测替代方法研讨会。两个会议均由英国NIBSC主办，会议主要就流感病毒流行情况、流感疫苗的疫苗株制备、标准物质研发和疫苗质控方法等研究进展进行研讨，共有约60名来自世界卫生组织疫苗监管核心实验室、流感参比合作中心（美国、英国、澳大利亚、日本及中国）、药品制造商协会联合会（IFPMA）以及流感疫苗生产企业的代表参加会议。

唐静赴英国参加WHO预认证检验方法实际操作研修班

经国家食品药品监督管理总局批准，2016年1月31日至2月13日，中检院生物制品检定所呼吸道细菌疫苗室唐静赴英国检定所（NIBSC）细菌疫苗室，进行 HPAEC - PAD 法测定四价脑膜炎球菌疫苗多糖含量及游离多糖含量测定的现场实验操作研修。研修期间，唐静与来自古巴、印度、南非，印度尼西亚、巴西质控实验室的专业检定人员一道，在全面掌握了该分析方法的同时，还与 NIBSC 和世界卫生组织官员 Dr. Ute Rosskopf 一道对该方法进行了深入的分析讨论，向国外同行介绍了中检院呼吸道细菌疫苗室的工作情况，扩大了中检院在国际的学术影响力，并就四价脑膜炎球菌多糖疫苗多糖含量及游离多糖含量检测方法的建立、评价研究、以及其他剂型如何应用该类新方法等研究思路达成共识。

耿颖赴美国执行统计学分析技术在药品质量控制研究中的应用

2016 年 1 月 30 日至 3 月 11 日，应美国杜克大学医学院（Duke Medical School）生物统计与生物信息学系邀请，经国家食品药品监督管理总局批准，中检院化学药品室耿颖访问美国杜克大学医学院生物统计与生物信息学系。访问期间重点学习统计学在药物临床前研究、以及药物质量控制领域的重要应用。按照合作备忘录开展与杜克大学的针对性合作内容，促进双方合作计划顺利实施，为后续的合作奠定良好的基础。对于化学药品质量控制中的含量测定方法的重现性课题开展研究工作，撰写题目为“药品质控实验室化学药品含量测定法重现性评估”的研究性论文。深入了解良好统计管理规范（GSP）定义、范畴及目的，结合国内当前的生物利用度及生物等效性现状以及仿制药一致性评价工作进行思考。

张朝阳赴法国参加欧洲辅料协会 2016 年年会

应国际药用辅料协会（IPEC）的邀请，经国家食品药品监督管理总局批准，由国家药典委员会组团，中检院包装材料与药用辅料检定所助理研究员张朝阳于 2016 年 2 月 3 日至 6 日随团赴法国尼斯参加欧洲辅料协会 2016 年年会。此次欧洲辅料协会 2016 年年会致力于构建全球辅料行业使用者、生产者和法规监管者相互交流学习的平台，参会人员来自全球各国共 100 多人，包括各国监管机构成员、制药企业管理者、药物研发管理者，共有 12 位代表分别围绕“低风险、高质量保证患者用药安全”进行详实的报告与讨论。中国团组成员就药用辅料在《中国药典》（2015 年版）中的更新进行着重介绍；并就中国药典委即将推出部分辅料四国药典对比平台，实现数据共享进行简要介绍，同时听取和学习国外代表的相关意见。

王斌赴英国参加 WHO 伤寒结合疫苗批签发理化试验研讨会

应世界卫生组织（WHO）和英国国家生物制品检定所（NIBSC）邀请，经国家食品药品监督管理总局批准，中检院生物制品检定所肠道细菌疫苗室副主任王斌于 2016 年 3 月 7 日至 11 日赴英国参加 WHO 和 NIBSC 共同举办的伤寒结合疫苗批签发理化试验研讨会。在 NIBSC 的首次会上，WHO 官员对 NIBSC 能组织承办此次会议表示感谢，希望参会的各国疫苗质控实验室的同仁能借此机会互相学习和交流伤寒疫苗的质控技术和经验；NIBSC 的 Barbara 博士介绍了 NIBSC 的情况和本部门的主要研究方向；Sjoerd 博士介绍了实验演示部分的时间和人员安排。随后大家进入实验室开始试验技术的学习观摩。在实验室演示的试验包括检测伤寒 Vi 多糖分子大小的HPLC - SEC 试验、检测伤寒结合疫苗游离多糖和多糖含量的 HPEAC - PAD 试验、检测伤寒多糖含量的 ELISA 试验、测定伤寒多糖 O - 乙酰基含量的微量 Hestrin 法以及用于多糖鉴别的 NMR 试验。在末次会议的讨论中，NIBSC 的 Sjoerd 博士和 Fang GAO 博士分别介绍了人源伤寒 Vi 多糖抗体国际参考品和伤寒 Vi 多糖国际参考品的研制计划，WHO代表希望各国NCL能够积极参加。王斌表示，作为WHO－CC的成员之一，中检院有责任而且非常愿意参与WHO生物制品国际标准品的协作研究，同时也愿意与其他NCL分享疫苗质控的方法和经验，推动这一领域的合作和发展。

王军志赴英国参加国际生物标准品研讨会

2016年3月11日，中检院原副院长王军志研究员应邀赴英国参加英国NIBSC主办的生物标准品研讨会，本次会议的参会人员包括WHO生物制品司David Wood博士、Ivana博士，美国FDA CEDER专家，以及来自欧盟EDQM，德国Paul Ehrlich研究所，韩国MFDS，中国NIFDC和英国NIBSC的专家。会议主题为在新的生物制品发展背景下，如何应对并满足生物标准品研制的需要，阐明国际标准品对于公众健康的重要性。经过讨论会议最终形成以下意见：①结合新近开展的协作研究（如mabs），起草一篇突出标准品优势与风险的案例研究文章（拟投Biologicals杂志），文章主要目的与内容为：通过专家观点引发行业内广泛而深入的讨论；基于真实的案例分析（集中于公共领域、协作研究）；客观分析标准品存在的风险与控制办法；引入针对利益相关者的附加材料，如简短的（案例、评论、图表）。②结合本次会议讨论内容，起草一篇针对公众健康的综述文章（题为“the right thing to do”，拟投Lancet），文章主要目的为：对生产厂商产生一定影响；避免生物制品质量控制的危机；重视对历史的回顾；支持应用标准品进行独立的产品测试；上述两篇文章应从正反两方面引入案例研究，简单介绍公共健康参数，标注各作者对该文章工作的同等贡献。③举办系列学术会议，拟定会议计划与发言报告。④确定标准品使用中的关键决策者（包括关键公司、监管部门、健康机构）、利益相关者分析图。⑤召开定期电话会议，监督工作进展，最后进行面对面讨论。⑥针对现有标准品的供给的严峻形势，研究可加速开发所需要国际标准品的新机制。

马双成、金红宇赴美国参加SAPA中药天然药物在美国和中国的注册及监管政策交流研讨会

2016年3月14日至18日，经国家食品药品监督管理总局批准，中检院中药民族药检定所所长马双成和天然药物室负责人、主任药师金红宇应美国美中医药开发协会邀请，赴美国参加2016年美中医药科技论坛和中药（天然药物）在美国和中国的注册及监管政策交流研讨会。本次会议由SAPA主办，在美国的约70余名中药、天然药物研究、生产单位代表及部分国内药品生产企业代表参加。本次研讨会主要就中国及美国对中药、天然药物的监管政策，注册技术要求，质量控制技术要求，打击伪劣药品、保健品、食品补充剂的政策和技术手段进行交流。马双成的专题报告围绕中国中药的监管政策展开，详细介绍了在中药产业链中对中药材、中药饮片、提取物、制剂的监管要求，监管体系的构成及各部门的职责，中药和保健食品注册程序，中药的标准体系等。金红宇就中药质量控制进行了主题发言。以《中国药典》的发展为主线，回顾了中药质量控制技术发展的历史，介绍了《中国药典》（2015年版）一部主要特点和技术创新，着重介绍了中药整体质量控制技术发展情况，并重点就中药中外源性有害残留物检测标准平台建设、银杏叶药品专项监管、胶类药材检测技术创新、中药饮片染色专项检测平台的建立等内容进行了说明。最后，对中检院中药所的技术能力、业务范围、科研工作、发展方向等进行了简要介绍。会后，我方代表及SAPA技术人员与美国FDA官员、美中部分企业参会代表继续进行了专题交流，内容涉及中药在美注册技术要求等内容。双方还就各自对中药（膳食补充剂）中添加化学药物的监管办法，FDA对中药复方协同和加合作用方面的关

注，中药走向世界的利弊得失，配方颗粒的监管，中国 CFDA 取消 GAP 认证后的后续监管手段等关心的问题进行了热烈讨论。

王佑春、王军志、徐苗赴韩国参加全球合作应对传染病策略研讨会和第3届WHO合作中心网络疫苗标准化会议

应世界卫生组织（WHO）和韩国食品药品安全部（MFDS）邀请，经国家食品药品监督管理总局批准，中检院副院长王佑春、王军志研究员和生物制品检定所负责人徐苗于2016年6月28日至7月2日赴韩国参加全球合作应对传染病策略研讨会和第3届WHO合作中心网络疫苗标准化会议。来自WHO、美国FDA、英国NIBSC、中国NIFDC、德国PEI、日本NIID、韩国MFDS、NIH等多个国家药品监管机构和科研院所共约40位代表参加全球合作应对传染病策略研讨会。来自韩国大学的Woo Joo Kim博士回顾了2015年韩国中东呼吸综合征（MERS）疫情概况，来自WHO总部的David Wood博士阐述WHO应对国际关注的突发公共卫生事件的情况。随后，来自韩国NIH、WHO总部、德国PEI和英国NIBSC的著名专家分别从易发性传染病的创新研发框架、应对易发性传染病的优先研发路线和生产平台、全球性MERS－CoV研发路线及目标、支持传染病研究的参考制剂研制等多个角度阐述了新兴传染病的研究进展。在此基础上，WHO总部的Ivana Knezevic博士、美国CBER的Gopa Raychaudhuri博士和韩国MFDS的Hyejoo Chung博士分别从选定国家应急药物的监管程序、应急情况下FDA对新型传染病疫苗的审评考虑、韩国国家药品监管机构在应对新型传染病中的职责等不同角度进一步分享应急情况下疫苗评价的特殊监管路径。最后，参会者就如何加强国家间合作、促进国家间的信息共享、新发传染病管理的战略探讨、如何促进防控新发传染病新药研发等问题开展深入的小组讨论，以期在传染病管理的战略方法方面形成共鸣。

第3届WHO合作中心网络疫苗标准化会议（WHO CC会议）由韩国食品药品安全部（MFDS）承办，英国、美国、加拿大、日本、澳大利亚、韩国、中国、德国全球生物制品标准化领域8个合作中心均派代表参会，来自各中心以及WHO总部和西太平洋地区办公室共约27位专家参加此次会议，另外来自承办方MFDS的14位代表作为观察员参会，其中WHO总部负责生物制品标准化的David Wood博士通过电话会议的形式参会。会议在对2015年ECBS会议反馈和第2届WHO CC会议成果总结的基础上，主要对WHO CC的作用、有关文件标准和物质标准制修订的优先考虑、合作中心网络的管理方式、WHO在突发应急事件中的作用等议题进行报告和充分交流，特别是合作中心网络的管理方式部分，就是否建立及如何建立核心专家组展开丰富激烈的讨论。王军志研究员作为中检院合作中心主任汇报了中检院作为WHO CC的主要工作，包括积极参加生物制品指南文件的制修订、多层次参与国际标准品研制、开展生物制品质控方法研究、为WHO指南的贯彻落实提供技术支持、与其他WHO合作中心开展合作研究等；特别提到中检院通过监管科学研究促进EBOLA疫苗和抗体等创新生物制品的研发，为疫情应对发挥重要作用。

张志军、余新华赴意大利参加ISO/TC249第七次全体会议及工作组会议

应意大利卫生部Paracelso研究院邀请，经国家食品药品监督管理总局批准，2016年6月5日至6月9日，中检院副院长张志军和医疗器械标准管理研究所副所长余新华参加了在意大利罗马召开的国际标准化组织中医药技术委员会（ISO/TC249）第七次全体会议及工作组会议。ISO/TC249第七次全体会议及工作组会议由意大利卫生部Paracelso研究院承办，来自中国、韩国、日

本等13个国家和地区以及A类联络组织世界中医药学会联合会的200多名代表参加会议，本次会议共讨论了28项新标准项目提案，中国提案22项，其中涉及医疗器械的项目共8项。8个涉及中医器械新标准项目提案经工作组讨论表决决定6项修改后提交NP投票，2项均需删除操作相关内容后提交工作组进行专家咨询，之后再决定是否进行NP投票。

魏锋、余坤子赴美国参加 WHO西太区草药协调论坛第二分委会会议

2016年7月12日至16日，WHO西太区草药协调论坛第二分委会会议在美国罗克韦尔市召开。FHH的部分成员国（中国、日本、韩国、新加坡、越南）、美国USP、欧洲EDQM等相关机构均派代表参加此次会议，与会代表约有20余名。中国食品药品检定研究院中药民族药检定所中药材室主任魏锋、余坤子随国家食品药品监督管理总局代表团参加此次会议，会议的主题是讨论如何研制对照药材、FHH下一步对照药材的研制计划以及如何对植物药材伪品进行有效监管。会上，韩国尚至大学Soojin Lee博士、韩国食品药品安全评价所Hyo－min Lee博士、美国药典会首席安全官Jaap Venema对所有参加此次会议的人员表示欢迎，在肯定草药治疗作用的同时，也希望各国各地区就草药管理进行广泛的协调，为人民健康带来更大的益处。会议期间，魏锋、余坤子分别作了“中国对照药材质量控制的实例报告”“对照药材在中国的使用”“中国草药品种的伪品及鉴别”等大会报告。

孙会敏、杨锐赴比利时、德国参加药用辅料质控技术研讨会

经国家食品药品监督管理总局批准，应欧洲药用辅料协会和德国磷脂研究中心的邀请，2016年7月18日至24日，中检院包装材料与药用辅料检定所所长孙会敏、副研究员杨锐赴比利时、德国参加药用辅料质控技术研讨会。会上，孙会敏介绍了中国药用辅料的管理制度、进口药用辅料再注册核档的技术要求和药用辅料关联审评制度的最新进展及技术要求并对相关内容进行了深入的讨论，随后欧洲药用辅料协会主席Frank Milek博士介绍了欧洲药用辅料监管制度及对药用辅料生产企业GMP和GDP的最新要求。国际药用辅料协会主席Patricia Rafidison博士介绍了欧洲药品质量管理局和欧洲药典对药用辅料的技术要求，以及欧洲药用辅料适应性认证的程序和办法。杨锐在会议上介绍了《中国药典》（2015年版）中药用辅料标准新的变化、技术要求及药用辅料标准信息服务平台的作用和意义，会议还对各国药用辅料的监督制度及影响全球药用辅料供应链的影响因素进行了讨论。在访问德国磷脂研究中心期间，代表团参加该中心组织召开的磷脂质控技术研讨会，对国外如何从原料、生产工艺和质量标准方面控制磷脂的质量进行全面了解，孙会敏和杨锐分别就我国药用辅料的管理制度、技术要求和《中国药典》（2015年版）磷脂的质量标准和磷脂对照品的研究经验进行介绍。访问团还就未来中检院申请磷脂研究中心设立的Thudichum奖以及派一线检验人员赴磷脂研究中心学习交流达成了初步合作意向。

何轶、刘丽娜赴丹麦参加第9届天然产物联合大会

经国家食品药品监督管理总局批准，2016年7月24日至28日，中检院中药民族药检定所副研究员何轶和助理研究员刘丽娜赴丹麦参加在哥本哈根蒂沃丽会议中心召开的第9届天然产物联合大会。上千名来自世界各地从事天然药物研究的专家学者参加了本次会议。会议分大会报告、专业分会研讨及壁报交流三种方式分时段进行。大会邀请8位知名专家就天然产物研究成果与研究方向作大会报告，包括“药用植物基因组学——从模式植物到药用植物”“中医药正朝着

循证医学体系迈进”“植物激素在组织和细胞水平的代谢产物分析”“天然产物提取物的抗病毒蛋白从发现到临床”“三萜和甾体衍生物的抗疟化合物”“过去20年中皂苷类成分的研究的重要成果与展望”等领域开展探讨，大会还颁发了ASP奖项、PSE奖项、AFERP奖项并由获奖者作专题报告。另外，会议还设置了14个分会场报告，分别为：代谢组学和分子网络、微生物化学与生物多样性、临床前研究、天然产物研究进展、植物内生菌与海洋天然产物、植物和微生物生物技术、民族药物学、生物活性产物、保健食品与前沿分析技术、代谢组学和代谢产物分析、生物技术、生物活性天然产物、动物健康、发现。此外，会议还安排了3次壁报交流，分别涉及活性产物分离、天然产物作用机理及天然产物分析等。何轶、刘丽娜除参加大会报告、提交论文摘要进行壁报交流外，还结合专业特点，参加了代谢组学和分子网络，天然产物研究进展和生物活性天然产物等部分分会场的交流，并对其他研究单位壁报交流的论文进行学习讨论。

王雪、苗玉发赴西班牙参加第52届欧洲毒理学年会

经国家食品药品监督管理总局批准，2016年9月4日至8日，中检院安全评价研究所副所长王雪和副主任药师苗玉发赴西班牙塞维利亚参加第52届欧洲毒理学年会。第52届欧洲毒理学年会历时4天，会议主要分为4个部分：①继续教育课程（CECs）：此部分主要负责培训新的毒理学从业人员，培养新的毒理学家，参加继续教育课程的人员可以获得继续教育学分。继续教育的主要内容包括“法规中有关皮肤过敏测试和综合评价方法的报告”“如何在REACH法规下使用非动物测试方法进行皮肤过敏试验”“化妆品安全评价中皮肤过敏测试试验中非动物方法的应用”“临床前毒理学研究中PK实验生物分析方法验证的正确应用”“异黄酮在代谢、雌激素灵敏度、胚胎学和致癌性方面的动物交叉比较”“欧洲食品添加剂评价的关键点”“绿色毒理学”等内容。②大会主旨报告：大会邀请欧洲毒理学届知名的毒理学专家作主旨报告。主要内容包括“生物药物非临床安全评价的特殊考虑”“高通量成像依赖的作用模式分析在药物诱导肝毒性（DILI）预测中的应用”“新型发育神经毒理学危险评价的多学科方法”“3D模型和组学方法研究发育毒性”“线粒体参与药物诱导的毒性”“纳米材料安全性：现在和将来”“食品添加剂中天然化学物的安全问题”“在免疫疾病中内分泌紊乱的作用”“结合流行病学和实验毒理学改进杀虫剂风险评价”“肝癌的遗传学和表观遗传学”“微生物、营养和免疫介导的疾病”“吸入物质的风险评价：挑战和发展”等报告。③大会分会场报告：此次大会开设3个分会场，分别就不同的议题进行交流和讨论，主要议题包括：依据替代方法评价发育毒性时要加强预测的质量；通过暴露评价的分层和靶向应用来改善化学危险评价；分子毒理学中质谱成像的应用；活性中间体的蛋白靶目标；大鼠致癌性研究——能被替代吗；人体系统毒理学在药物临床前安全性评价中的应用；生物类似药的安全要求；芳烃受体在毒理学中的作用以及在生理学中的功能；一代生殖毒性实验的设计和解释。④壁报交流：大会设置100多个壁报展位，壁报展示者可以与感兴趣的参观者面对面的交流和讨论。

叶强赴荷兰参加世界卫生组织首届全球疫苗质量控制实验室网络会议

经国家食品药品监督管理总局批准，2016年8月30日至9月2日，中检院生物制品检验所呼吸道细菌疫苗室副主任叶强受世界卫生组织邀请代表中国参加由世界卫生组织主办和荷兰国家公共卫生与环境研究所协办的首届全球疫苗质量控制实验室网络会议。会议在荷兰的比尔霍温举行。大会两位主席分别为世界卫生组织基本药物

和健康产品部的官员 Ute ROSSKOPF 以及荷兰国家公共卫生与环境研究所疫苗质控实验室的负责人 Martijn BRUYSTERS，参加大会的主要有 WHO、EDQM、与疫苗预认证有关的英国、法国、德国、加拿大、日本、意大利、丹麦、荷兰、比利时、保加利亚、匈牙利、中国、韩国、南非、泰国、巴西、古巴、印度、印度尼西亚等 21 个国家质量控制实验室的 34 位代表和疫苗生产商协会的官员和专家。开幕式上，世界卫生组织基本药物和健康产品部的负责人 Dr. Sue Hill 表达了世界卫生组织对全球疫苗质量控制实验室之间进一步相互合作的支持，强调了实验室网络建设的意义。会上，世界卫生组织官员 Dr Ute Rosskopf 介绍了疫苗预认证的过程。来自各国质量控制实验室代表分别介绍了各国的疫苗批签发体系。叶强作为中方代表在大会上介绍了我国疫苗批签发的质量保证体系、疫苗批签发的品种、数量、疫苗批签发的政策。另外，会议还分成 4 个工作组来讨论以下四个主题：①疫苗批签发的基本原则和最佳实践；②疫苗批签发证书的含义和内容；③信息共享的设计和机制；④实验室网络的需求及其参考条款。最终会议达成以下共识：①建立负责世界卫生组织疫苗预认证质量检验和批签发的各国国家疫苗质量控制实验室组成的一个网络，本次会议对相关条款达成了共识；②作为各质量控制实验室之间合作和融合的基础，将准备发布一份实验室信息和操作程序的清单；③在会议的最后一天成立的一个临时指导委员会的任务是确定实验室网络的路线图以及探讨经费来源；④确认了组织召开下一次实验室网络会议的时间为 2017 年下半年以及会议地点。

马霄赴韩国参加西太平洋地区疫苗和血液制品国家质控实验室研讨会

应世界卫生组织西太平洋地区（WPRO）和韩国国家食品药品安全部（MFDS）的邀请，中检院生物制品检定所百白破疫苗与毒素室副主任马霄于 2016 年 8 月 31 日至 9 月 2 日参加在韩国首尔举办的“西太平洋地区疫苗和血液制品国家质控实验室研讨会”。会议主要内容包括四项，一是各国国家质控实验室介绍在疫苗、血液制品质量控制方面的经验以及新检定技术方法，探讨进行地区各国间协作研究的可能性；二是讨论标准蛇毒毒素区域参考品和抗蛇毒血清标准品的制备及协作标定；三是讨论在开展基因测序方法在检定细胞外源因子的协作标定工作；四是探讨西太区国家质量控制实验室（NCL）间进一步交流与合作的机制和内容。会上，马霄副主任在会议上作了大会报告，重点介绍了中国生物制品批签发的基本情况以及百白破联合疫苗、抗毒素、抗血清、生物毒素方面的研究工作以及建立的检定新方法、新技术，建议 NIFDC 可以在合作中发挥更大的作用。报告指出，中国的蛇毒抗血清品种多、在生产过程中采用了柱层析的纯化工艺提高了产品纯度、质量标准在效价及纯度方面也高于 WHO 和欧盟的标准，我们可以主导区域性抗蛇毒血清标准品的研究工作，包括提供相关原材料、组织协作标定等；中国在百白破联合疫苗的有效性和特异性毒性评价方面建立多项新技术，可以与各国进行合作、交流；中国已经对相关疫苗的生产菌种进行了全基因组的测序工作，并与其他国家的生产菌株进行了基因比较研究，可以有效保证生产菌种的稳定性。各国代表分别介绍了本国在批签发方面的工作，并就大会的四方面内容进行了深入的讨论，达成了四项总体目标：①建议建立区域标准品用于区域内国家生物制品的质量控制；②建议成立区域性标准品研制、质量控制方法标准化的专家组；③建立并充分利用区域性疫苗评价的实验室网络机制，分享和交流在生物制品批签发方面的经验，并帮助部分国家建立疫苗和生物制品质量控制体系和相关检测能力；④分享检测新技术方面的经验以促进疫苗和生物制品质量控制技术的提高。

李静莉赴比利时参加中欧医疗器械工作组会议

2016年9月17日至19日，中检院医疗器械标准管理研究所所长李静莉作为中国代表团成员赴比利时布鲁塞尔参加中欧医疗器械工作组会议。本次会议由欧盟负责医疗器械法规事务的Carlo Pettinelli处长主持。会议主要就双方所关注的医疗器械法规体系建设、我国医疗器械审评审批制度改革及其他监管工作进行了交流。欧盟方面介绍，已起草2个新的医疗器械监管指令用于取代现行的三个医疗器械指令文件，该指令文件上报欧盟议会和部长委员会，待批准后发布。新的法规发布后将设立约3年的过渡期，其中IVD产品设立5年过渡期后全面实施。此外，双方还就医疗器械监管问题进行了交流，如医疗器械编码规则、植入卡的使用方式、认证机构的管理方式、医疗器械标准认可情况、标准物质管理、如何看待一次性使用医疗器械的复用问题、医疗器械不良事件监测工作开展情况、对生产企业的现场核查等。

沈琦赴菲律宾参加第5届西太区国家疫苗监管体系研讨会

应世界卫生组织邀请，经国家食品药品监督管理总局批准，中检院生物制品检定所所长沈琦、国家食品药品监督管理总局药化监管司生产监督处郭秀侠副调研员赴菲律宾马尼拉，参加2016年9月28日至29日召开的第5届西太区国家疫苗监管体系研讨会。出席本次会议的有WHO总部官员Samvel Azatyan博士、雷殿良博士、WHO西太区官员Jinho Shin博士、Syed Shah博士、Valerie Legaspi女士。来自中国CFDA和NIFDC、澳大利亚TGA、日本NIID、韩国MFDS、柬埔寨、斐济、老挝、马来西亚、蒙古、菲律宾、新加坡和越南等14个国家监管部门（NRA）的代表，以及日本国际合作事业团的代表参加了会议，共约40人。WHO西太区国家疫苗监管当局每年召开一次会议，会议主要讨论疫苗监管政策，WHO的疫苗监管指南以及西太区的监管目标、协作行动等。会上，沈琦所长对中国食品药品检定研究院在我国疫苗国家监管体系中发挥的作用、2015～2016年在生物制品方面开展的主要工作以及未来两年在国际合作中的计划进行报告。包括积极参加生物制品指南文件的制修订、多层次参与国际标准品研制、开展生物制品质控方法研究、为WHO指南的贯彻落实提供技术支持、与其他WHO合作中心开展合作研究等。特别提到中检院通过监管科学研究促进EBOLA疫苗和抗体等创新生物制品的研发，为疫情应对发挥重要作用。NIFDC作为国家质控实验室，在疫苗批签发、实验室检测、标准品制备和实验室管理等方面具有丰富的经验，愿意积极支持西太区药品监管工作。

李长贵赴瑞士参加WHO脊灰灭活疫苗安全生产指南修订研讨会

应世界卫生组织邀请，经国家食品药品监督管理总局批准，中检院生物制品检定所李长贵研究员赴瑞士日内瓦参加世界卫生组织于2016年9月22日至23日召开的脊灰灭活疫苗安全生产指南修订研讨会。参加此次会议的有起草组成员，来自欧洲、加拿大、美国等传统脊灰灭活疫苗生产和使用大国的企业代表和NRA专家，以及最近批准的基于Sabin株灭活疫苗（sIPV）研发和生产的日本、中国、韩国、印度等国家的企业和NRA专家。世卫组织参加代表包括指南修订组织者、GAPⅢ行动协调者等，研讨会由NIBSC前副所长Philip Minor主持。在上一版灭活疫苗安全生产指南中，只针对了传统的脊灰灭活疫苗，而现在日本、中国相继批准了sIPV，尤其是新的GAPⅢ的严格要求下，并同时考虑到脊灰减毒活疫苗新规程（TRS980，2012年）灭活疫苗新规程（TRS993，2014 年）的发布，有必要对上一版进行修订，以与 GAPⅢ要求和目前的疫苗生产状况一致。此次指南的修订面临很多具体的困难。首先，与上一版相比，世界脊灰野病毒的流行局势有很大变化，在疫苗生产中增加了新的 sIPV，加之 GAPⅢ提出的要求很高，并没有考虑到一般实验室和生产设施的区别，因此，指南修订过程较为艰巨，考虑到的因素也非常多。经充分讨论后，对多数问题达成共识，起草组将按照会议讨论意见进行修改，对于达不成共识部分，则需要再征求意见。新一轮研讨会很可能在 2017 年 3 月再进行，再修稿将于之后公布征求广泛意见，计划于 2017 年底递交 ECBS 委员会批准。

宁保明赴瑞士参加 WHO 第 51 届药品标准专家会议

应世界卫生组织（WHO）邀请，经国家食品药品监督管理总局批准，中检院化学药品检定所研究员宁保明作为观察员与 WHO 专家、中检院国际合作顾问金少鸿研究员于 2016 年 10 月 16 日至 20 日，赴瑞士日内瓦参加 WHO 第 51 届药品标准专家会议，会议在世界卫生组织总部召开。参加会议的有专家委员会成员和临时咨询专家；来自联合国儿童基金（UNICEF）和联合国发展项目（UNDP）的代表；来自相关国际组织的代表有抗击 AIDS、结核和疟疾全球基金、联合国工业发展组织（UNIDO）、欧盟药品审评局（EMA）、世界知识产权组织（WIPO）；来自地区组织和非政府组织的代表有：国际原子能机构（IAEA）、国际药品生产联盟（IFPMA）、国际药用辅料委员会（IPEC）、国际药物联盟（FIP）、国际仿制药与生物类似药协会（IGBA）等；以及来自美国药典、欧洲药典、英国药典、俄罗斯药典、日本药典、韩国药典的代表。此外，还有 WHO 总部有关部门的领导和工作人员约 40 余名。会议召集人为 WHO 的 Sabine Kopp 博士，由津巴布韦药品管理局局长 Gugu. N. Mahlangu 女士和日本厚生省佐藤大作博士共同主持了本次专家委员会的技术讨论。本次专家委员会主要讨论的内容包括 WHO 与药品标准相关领域的基本情况和工作进展介绍；质量标准和试验研究；标准物质；国家实验室质量体系；基本药物、原料药和国家质控实验室的预认证；有关技术指导原则；药品生产质量管理规范（GMP）验证指导原则等。

刘倩、庾莉菊赴法国进行缓控释制剂溶出度及体内外相关性技术交流访问

经国家食品药品监督管理总局批准，中检院仿制药质量评价中心副研究员刘倩和化学药品检定所主管药师庾莉菊应邀于 2016 年 10 月 11 日至 15 日对法国奥尔良大学和法国克莱蒙费朗大学进行交流访问。此行的主要目的是了解欧洲对缓控释制剂的质量要求和质控技术方法，重点掌握流通池法在缓控释制剂中的应用及体内外相关性研究，介绍交流中检院在该领域所做的工作与进展，并探讨未来开展合作的可能性，为我国正在开展的仿制药质量和疗效一致性评价进行技术储备和基础研究。在法国奥尔良大学期间，双方介绍了各自单位情况，随后就检测技术、实验室质量控制技术及人员交流合作意向进行了讨论，尤其认为在实验室检测和能力验证领域具有很好的合作机会。双方同意根据讨论的情况，将起草合作方式以及具体计划并进一步讨论。在克莱蒙费朗大学交流期间通过幻灯讲解、参观实验室及观摩实验操作，系统地就体外溶出度方法的开发应用及体内外相关性研究进行了交流和讨论，主要包括：①处方开发及质量控制中如何选择合适的溶出系统；②在体外如何采用溶出实验模拟食物/酒精对人体吸收药物的影响；③如何建立体内外相关性（IVIVC）模型，以及对于 BE 失败的仿制药或需要进行工艺变更的药物制剂，通过处方调整后如何应用 IVIVC 模型通过体外实验预测体内行为；④溶出度 USP4 – 流通池法在新药

（特别是缓控释制剂、微球等新型制剂）及仿制药整个生命周期中的应用；⑤模拟胃肠道对药物吸收消化的TNO模型的相关介绍。此外，还对具体实验、标准制定和审评中出现的疑问及相关问题进行了充分和卓有成效的讨论。

王军志研究员一行赴瑞士参加第67届WHO生物制品标准化专家委员会年会

2016年10月17日至21日，第67届WHO生物制品标准化专家委员会年会在WHO总部（瑞士日内瓦）召开。会议邀请来自美国、英国、德国、加拿大、中国、日本、韩国等20多个国家的药品管理部门（NRAs）和质量控制机构（NCLs）的12位ECBS专家委员、13位临时顾问，另外有近90位来自各国家药品监管机构、药典会、WHO区域办公室、协会联合会等代表出席会议。应WHO邀请，经国家食品药品监督管理总局批准，中检院王军志研究员、生物制品检定所副所长徐苗和血液制品室副主任侯继锋参加此次会议。会议采取全会和分会的两种方式，第1天以全会方式举行，此后分为疫苗及治疗制品分会和血液制品及体外诊断试剂分会两个分会，第5天ECBS委员和秘书处审议表决2个分会的重要报告。会议开始，世界卫生组织总部基本药物和健康产品司负责人Dr. S. Hill致辞后作重要发言，随后经Dr. S. Hill推荐、参会代表一致同意全体会议与疫苗/生物治疗产品分会场由Dr. Klaus Cichutek担任会议主席，Dr. Elwyn Griffiths担任会议记录员；血液制品与体外诊断产品分会场由Dr. Harvey Klein担任会议主席，由Dr. Micha Nubling担任记录员。本次专家委员会讨论的主要内容包括WHO生物制品标准化领域的基本情况和工作进展、技术规范和标准的制修订、国际标准品和参考品研制、WHO委员会与药品相关的跨领域问题、WHO委员会与免疫相关的跨领域问题等。承担WHO相关工作的各起草小组、标准物质研制专家、WHO合作中心专家等围绕上述主题向大会分别报告各项工作进展，并将研究资料和磋商结果提交会议审议。在血液制品及体外诊断试剂分会上，侯继锋在会上介绍了中国血液及血液制品的管理情况，认为中国现阶段将回收血浆用于血液制品生产还存在一些障碍，首先是法律方面的障碍，我国的献血法明确规定无偿献血不能用于赢利性目的，其次是我国的血浆检疫期指导原则是全世界最严苛的，欧美国家规定血浆放置2个月或3个月后无献浆员不良健康信息反馈即可投产，而我国规定血浆过检疫期后需对献浆员再检测确认为阴性方可投产，回收血浆无法实行检疫期管理，目前严禁用于血液制品分离生产。

郑佳赴日本参加国际标准化组织ISO/TC172/SC5显微镜和内窥镜分技术委员会2016年年会

应日本显微镜工业会邀请，经国家食品药品监督管理总局批准，中检院医疗器械标准管理研究所副研究员郑佳作为中国代表团成员，参加2016年10月25日至28日在日本东京举办的国际标准化组织ISO/TC172/SC5显微镜和内窥镜分技术委员会2016年年会。该会议由国际标准化组织（ISO）主办，每年由各成员国轮流承办，本次会议由日本显微镜工业会承办。来自中国、德国、日本、瑞士、美国共5个成员国代表团参加会议。本次会议根据议程首先召开了ISO/TC172/SC5第一次全体会议，会议由SC5主席Carsten Hoyer先生主持。SC5秘书长Sabine Pintaske女士向全体与会人员介绍了ISO标准项目投票规则的变化、工作项目进展、复审及标准现状，同时，就ISO/IEC导则中基本程序和编写要求的新变化作了详细讲解。之后，各工作组根据各自承担工作职责分工和国际标准制修订项目不同分别召开工作组会议，郑佳主要参加了WG6的工作组会议。工作组会议主要参会人员包括中国、日本、德国、美国的代表团相关专家。日本、德国对中国提出3项提案均提出了关于方法科学性、可操作性等方面的挑战。中方专家逐一进行了详细的解答，并展示了已开展的试验数据。经过激烈讨论，会议决定，对ISO/PWI 19644《内窥镜色分辨能力和色还原性测试方法》和ISO/PWI 19646《内窥镜 边缘光效测试方法》两项提案，中方根据会议意见进一步修改并于2016年12月5日前向分技委秘书长提交新工作项目建议文件，分技委将组织各成员国开展投票；对ISO/PWI 19645《内窥镜 光能传递效率测试方法》，鉴于德国专家坚持需开展环比试验，需要较长时间完成，该项目将于2016年12月12日到期自动取消，但该项目将重新作为预研工作项目，待德国和中国完成环比试验完成后尽快递交新工作项目建议，进行投票。期间，德国与中国应积极沟通。本次会议还对其他国家提出的预研项目进行了讨论。

郭世富赴日本参加国际标准化组织临床检验和体外诊断测试系统标准化技术委员会（ISOTC212）年会

应日本临床检查标准委员会（JCCLS）的邀请，中检院械标所郭世富博士同国家食品药品监督管理总局器械注册司副司长杜慧琴、器械审评中心刘蓉枝博士、研究员解怡组成中国代表团，参加2016年11月7日至11日在日本神户举办的第22届ISO/TC 212全体大会和工作组会议。该会议由国际标准化组织（ISO）主办，日本临床检查标准委员会（JCCLS）承办，来自中国、美国、法国、西班牙、日本、澳大利亚、巴西、阿根廷等39个成员国的政府、研究机构、行业组织、企业的近150余名代表参会。大会对临床检验和体外诊断测试系统标准化领域五个工作组的国际标准草案进行投票，讨论了新标准提案等事宜。全体大会首先由日本临床检查标准委员会（JCCLS）主席Yasushi Takagi致欢迎辞。讨论通过了2015年在比利时召开的ISO/TC212第21届年会的会议纪要。由ISO/TC212秘书Mr. David作秘书处工作报告，介绍了5个工作组分别负责制修订的标准。各工作组召集人作了工作组报告，介绍了过去一年的工作情况。增加由欧洲标准化委员会CEN/TC 140的文件转化而来的PWI项目“Quality assurance of POCT results – Assessment criteria for comparison measurement and implementation”，介绍了ISO指南的一些新的改动，并介绍了ISO15197讨论情况和将要完成的工作。大会期间，ISO/TC212的5个工作组分别召开了工作组会议。各工作组会议就负责制修订的国际标准的进展情况、意见处理情况、新工作项目提案、未来工作安排和当前的一些热点问题进行了充分讨论，并完成了工作组报告。大会最终形成决议共29项。

马双成、聂黎行赴印度参加WHO国际植物药监管合作组织（IRCH）第9届年会

2016年11月7日至11日，世界卫生组织（WHO）国际植物药监管合作组织第9届年会在印度新德里召开。由国家食品药品监督管理总局药化注册司王海南处长为团长，中检院中药民族药检定所所长马双成和副研究员聂黎行及国家总局国际合作司主任科员张颖一行4人组成中国代表团参加此次会议。第9届年会由IRCH秘书处主办，印度传统医学部承办。来自WHO、阿根廷、巴西、智利、中国、中国香港、古巴、欧洲药品管理局、德国、匈牙利、印度、意大利、马来西亚、墨西哥、阿曼、葡萄牙、韩国、沙特阿拉伯、南非、坦桑尼亚等19个成员国（地区、组织）及观察国泰国的58名官员及专家出席本次会议。印度传统医学部秘书长Ajit M. Sharan先生和印度卫生和家庭福利部药品管控总局G. N. Singh博士分别致欢迎辞，WHO驻印度代表Hendrik Bekedam博士致开幕辞，WHO东南亚地区办事处负责人Poonam Khetrapal Singh博士发表了特别演讲，印度传统医学部名誉部长Shripad

Yesso Naik 先生和印度传统医学部联合秘书长 Anil Ganeriwala 先生分别致感谢辞。大会主要包括 IRCH 成员报告、印度传统医学部特别报告、IRCH 工作组报告、WHO 报告、IRCH 章程修订、植物药掺假识别专题研讨等六部分内容。马双成汇报了第二小组的工作进展。中检院中药民族药检定所积极主导第二工作组的交流与合作。分别于 2015 年和 2016 年组织召开了小组会议，先后起草了第二小组章程和植物药用对照品指导原则，广泛征求 IRCH 成员的意见，并于小组会议上讨论和通过。此外，各国代表围绕植物药掺假识别展开了专题研讨，主要议题包括掺假的定义、近年发现的掺假类型、如何发现植物药掺假现象、掺假问题如何告知公众、掺假引起的安全问题、如何打击掺假、相关责任主体等。聂黎行副研究员代表中国代表团分享了国家食品药品监督管理总局在打击中药掺假方面取得的成果及中检院中药民族药检定所建立补充检验方法和非法添加色素筛查平台的实例，并参与编写专题总结。

母瑞红赴菲律宾参加亚洲医疗器械法规协调组织第 21 届年会

2016 年 11 月 21 日至 25 日，亚洲医疗器械法规协调组织第 21 届年会在菲律宾宿务召开。中检院医疗器械标准管理研究所副所长母瑞红随国家食品药品监督管理总局医疗器械注册司副司长高国彪为团长组成的 5 人团组参加此次会议。会上，AHWP 副主席 TRAN Quan 女士和 TC 主席 Ali M. Al－Dalaan 先生分别报告了 AHWP 和 TC 工作进展。IMDRF、APEC（亚太经济合作组织）、ASEAN（东南亚国家联盟）、WHO（世界卫生组织）、APACMed、ISO（国际标准化组织）、IEC（国际电工委员会）等国际组织和 AHWP 联络成员 GS1（国际物品编码组织）和 DITTA（全球诊断、影像、医疗信息技术与放射治疗贸易委员会）等代表向与会代表介绍了各自的组织在国际法规协调方面的工作和进展。菲律宾、中国、哈萨克斯坦、越南等 7 个 AHWP 成员经济体介绍各自国家的法规进展。高国彪代表中国，主要介绍新《医疗器械监督管理条例》实施两年后新的医疗器械法规体系，2011～2015 年中国医疗器械产业情况以及未来国际交流合作计划。最后会议通过了阿拉伯联合酋长国、阿曼、巴林和津巴布韦成为 AHWP 成员经济体，AHWP 成员经济体达到 30 个。APACMed 成为 AHWP 联络成员。大会还通过了组合产品的法规实践指南、微小变化报告指南、IVD 医疗器械分类原则、IVD 医疗器械一致性评定原则、IVD 医疗器械与性能和安全基本原则一致性证明资料要求、医用软件风险类别指南文件等 15 个文件。

张河战、项新华赴澳大利亚、新西兰进行实验室能力评价技术交流

经国家食品药品监督管理总局批准，中检院检验机构能力评价研究中心主任张河战和副主任项新华于 2016 年 11 月 20 日至 27 日赴澳大利亚、新西兰进行检验能力评价技术交流合作。本次出访两国三个机构均采用座谈交流与实验室现场交流形式。在交流活动中，我方介绍了我国食品药品检验检测机构的设置情况以及中检院在能力验证领域开展的工作及进展，检验机构能力评价研究中心的主要职能等。同时，着重介绍了中检院开展的能力验证计划的根本目的、特点、领域、参加者数量、结果反馈，样品均匀性和稳定性考察以及通过能力验证工作的实施提高参加者的技术水平、评价参加者技术能力等工作。在澳大利亚 PTA 访问期间，该机构负责人 Philip Briggs 博士介绍了 PTA 的成立背景及与澳大利亚认可组织 NATA 的关系；以具体实例详细介绍了 PTA 在食品化学领域和微生物领域组织的能力验证活动。双方详细讨论了具体的能力验证技术报告的分析评价，PTA 在能力验证报告的全面性和规范性问题等。PTA 对中检院通过能力验证发现参加者的问题并进行培训提高表示高度赞赏，同时澳方对

中检院每年提供几千种药品标准物质很感兴趣，表示有机会希望中检院能够为其提供能力验证样品，扩展 PTA 组织能力验证的领域；PTA 表示可以提供能力验证方面的人员培训。在 ESR 访问期间，首先参观了该机构的食品微生物和理化检测实验室，发现该实验室虽然不大，但内部布局合理，实验设备管理严格，检验记录规范。ESR 国际联络部负责人 Ramesh Ganesan 以及食品理化实验室负责人、微生物实验室负责人、质量管理负责人与我们进行讨论交流。该机构主要承担政府有关部门的环境、水、司法案件检测，这一点与中检院的工作性质比较接近，讨论期间双方就司法检验涉及的检测方法、认可范围的适用性等话题进行了充分讨论。在安硕公司访问期间，该公司市场和经济发展部集团负责人 Alastair de Raadt 先生详细介绍了安硕公司的基本情况，安硕公司旗下的全球能力验证部负责人 Gordana 女士介绍了该公司的能力验证业务。双方在实验室比对和能力验证领域进行了交流，一致认为保证检测结果的一致性不仅对于两国实验室非常重要，而且对于两国的经贸往来具有更加重要的意义。双方讨论了跨国间样品传递、可能合作的领域及评价方法等；双方同意根据讨论的情况，探讨开展食品领域的相关能力验证活动，并开展双方有关人员的培训。之后参观了该公司的微生物和化学检测实验室，了解了实验室组织设置、质量管理 QA 与 QC 人员的职责、现场设施与环境控制、实验室安全、报告流程及样品流程等。特别需要指出的是该公司非常注意实验室安全，我们在实验室参观期间，恰巧碰上发生了一起化学试剂遗撒事件，实验室第一时间清场受影响区域的相关人员，之后报告实验室安全管理部门，安全部门立即到现场进行处理，评估确认无害后才允许人员进入。

李波、张庆生、南楠访问美国及加拿大相关政府和研究机构

经国家食品药品监督管理总局批准，由中检院院长李波带队，监督中心主任张庆生、仿制药质量研究中心南楠一行于 2016 年 11 月 14 日至 19 日，对美国食品药品监督管理局（FDA）、体外科学研究中心（IIVS）及加拿大英属哥伦比亚大学（UBC）进行访问。2016 年 11 月 14 日访问了 FDA，与 FDA 药品审评研究中心仿制药办公室、药品质量办公室以及法规事务部食品和饲料办公室等负责人分别就仿制药审评、质量量度以及食品监督检测等方面的内容进行介绍、沟通和交流。2016 年 11 月 15 日访问美国体外科学研究中心，在访问中双方对体外毒理学研究、体外替代实验在相关产品中的应用进行探讨和交流，并参观该研究中心的实验室。双方就体外毒理学、替代实验方法和技术方面进行交流，并对未来相关研究和技术在化妆品毒理评价方面的应用达成合作意向。2016 年 11 月 17 日至 18 日，应加拿大 UBC 大学的邀请，对 UBC 大学化学系、农业与食品学院、生物医学研究中心等专业实验室和亚洲研究中心进行访问，并与相关学科带头人、负责人就重点研究方向、人员管理等多方面内容进行了广泛深入交流，并参观了有关实验室，其中化学系实验室重点介绍了开展拉曼光谱、近红外光谱用于监测冻干过程中甘露醇相态变化、片芯与包衣剂之间的相互作用以及奶粉中掺杂物的检测等多方面的研究工作，展示了为开展相关研究自行设计安装的多台光谱仪器。访问期间，中检院院长李波在化学系举办的讲习会上作了报告，介绍中国食品药品监督管理局（CFDA）和中检院的职能、组织框架以及开展监督检验和科学研究工作的情况，受到参会者的极大关注。

马双成等参加 WHO 西太平洋地区草药协调论坛第十四次常务会议

2016 年 12 月 6 日至 7 日，第 4 届中国－东盟药品合作发展高峰论坛暨西太平洋地区草药协调论坛在广西壮族自治区南宁市召开。本次会议

由国家食品药品监督管理总局和广西壮族自治区人民政府主办，广西壮族自治区食品药品监督管理局和中国东盟博览会秘书处协办。来自国家食品药品监督管理总局国际合作司、药化注册司、中检院、国家药典委员会、国家食品药品监督管理总局药品审评中心、国家食品药品监督管理总局药品评价中心、FHH 的部分成员国/地区（中国、中国香港、日本、韩国、越南、新加坡）、FHH 的命名和标准第一分委会、信息化与质量第二分委会、上市前安全性评估和上市后安全监测第三分委会、FHH 秘书处、瑞士卡玛公司、澳门大学、浙江大学、四川省中医药科学院、陕西中医药协会、百灵制药公司等 40 余名代表参会。中检院中药民族药检定所所长马双成率队参加会议。会议共分五个部分。第一部分会议开幕式，首先由国家食品药品监督管理总局吴浈副局长致辞，广西壮族自治区政府黄日波副主席致辞，东盟国家代表、缅甸 FDA 钦契副局长就会议主旨作了发言，世界卫生组织总部驻华办 Fabio Scano 博士作了主旨发言。第二个部分为国家/地区报告，各国就草药监管的方式方法及最新进展进行了深入的交流和讨论。会议第三部分为各分委会报告，中药民族药检定所代表团主要参加了信息化与质量第二分委会的报告和讨论。中药民族药检定所余坤子助理研究员和刘丽娜助理研究员分别作了“中药对照药材的研究进展和应用实例”和“中药对照提取物的研究进展和应用实例”的报告。会议第四部分为常委会工作会议，首先由国家总局吴浈副局长发表讲话，强调各成员单位要交流探讨如何更好的协调，充分发挥 FHH 会议的协调作用，并指出 FHH 论坛要与世界对接。随后总局国合司何莉处长和王翔宇处长主持讨论，分别就 FHH 论坛章程修订、澳门观察员议题、秘书处设定议题、论坛网站建设议题进行了交流，各成员单位对相关议题进行了充分的讨论，交换了意见和建议，并对 FHH 论坛的下一步工作进行了部署。会议第五部分为科学大会，中药民族药检定所程显隆副研究员作了“新的分析技术与方法在中药质量控制中的应用”报告，左甜甜助理研究员介绍了“中药中重金属及有害元素的风险评估”，王清君作了“标准物质的发展、挑战与新形式——数字标准物质”的报告。刘静副研究员作了“中成药的分步质量控制”报告。

WHO 疫苗预认证部门 Dr. Ute Rosskopf 一行来访

WHO 疫苗预认证部门主要负责对支持联合国疫苗采购的 WHO 疫苗检定合同实验室进行评估和认证。经协商，WHO 拟于 2016 年与中检院合作举办“采用高效阴离子交换色谱－脉冲安培检测法（HPAEC－PAD）测定 b 型流感嗜血杆菌结合疫苗中的多糖含量培训班”，这是中检院首次与 WHO 共同举办疫苗检定技术培训班。为保证培训效果，WHO 疫苗预认证部门 Dr Ute Rosskopf 专家和意大利国家生物学免疫与评价中心细菌疫苗实验室负责人 Dr. Christina von Hunolstein 于 2 月 29 日至 3 月 1 日访问中检院，就该培训班的具体事宜进行磋商，通过双方协商，初步确定了培训日期，培训师为意大利国家生物学免疫与评价中心和中检院的专家和技术人员。培训对象主要为已被批准上市 Hib 疫苗的 5 个国内企业的相关检定人员。双方草拟了合作举办培训班的协议书和为期 6 天培训的具体日程。WHO 的官员和专家实地考察了中检院为培训所提供的实验室场地、仪器、试剂、耗材、人员等各方面的准备情况，认为能够满足相关要求。

登革病毒研究专家 Scott B Halstead 教授来访

2016 年 3 月 1 日，美国黄病毒疫苗研究领域的著名专家、登革热疫苗研究鼻祖、登革抗体增强效应（ADE）发现者 Scott B Halstead 教授访问清华大学期间顺访中检院，并与中检院就登革热疫苗的研究进行学术交流。会议由俞永新院士主持。中检院副院长王佑春、清华大学相关研究人员和生检所虫媒病毒疫苗室共计 26 人参加会议。Halstead 教授与俞永新院士共同回顾了我国乙脑减毒活疫苗的研发历程，俞永新院士感谢 Scott B Halstead 教授为该疫苗的研发和国际化所做出的突出贡献和给予的帮助。会上，双方主要就登革热疫苗的研发进展、安全性和有效性进行交流和讨论，并针对中检院正在开展的相关研究提出建设性意见，对进一步工作的开展具有重要指导意义。

芬兰图尔库大学何秋水教授来访

2016 年 3 月 16 日，芬兰图尔库大学何秋水教授来访，与生物制品检验所细菌疫苗类制品相关科室的科研和检定人员进行学术座谈和交流。何秋水教授作了题为"Whooping cough: pathogen adaptation and variation in host immuneresponse"的学术报告，介绍了百日咳疫苗在国际上的研究进展，并重点讲解了疫苗接种后百日咳菌抗原发生变异并影响疫苗效果的研究成果，同时还探讨了人类免疫基因多态性和百日咳疫苗接种间的关系。生检所副所长徐苗和生检所百白破疫苗、呼吸道细菌疫苗和肠道细菌疫苗相关科室的 25 名科研检定人员参加会议。会上双方就相关疫苗接种策略、疫苗研发方向及检定方法等进行讨论，并探讨未来双方进行合作交流的可能性。

英国内政部实验动物监管司负责人 Judy MacArthur Clark CBE 一行来访

2016 年 3 月 22 日，英国内政部实验动物监管司负责人 Judy MacArthur Clark CBE 一行来访，国家食品药品监管总局药化注册司副司长黄敏和国合司有关人员及中检院副院长王佑春和食化所有关负责人共同接待此次来访。参访交流会上，黄敏首先代表国家食品药品监管总局对 Judy MacArthur Clark CBE 女士一行的到来表示欢迎，回顾了双方在化妆品安全风险评估和动物替代方法方面的交流与合作，对英国内政部给予国家食品药品监管总局和中检院的支持和帮助表示感谢。Judy MacArthur Clark CBE 女士赞许我国在推行化妆品动物替代方法研究及验证的决策，并期望双方开展更深入的合作。随后，王佑春介绍了中检院的基本情况和在动物替代试验领域所开展的工作。随后，中英双方 2016 年的合作设想进行了洽商。并就 2016 年继续合作举办的第 2 届化妆品安全评估培训班、英方专家参加中检院组织的化妆品替代试验国际交流论坛、中方赴欧洲实地考察动物替代方法验证事宜及参加化妆品安全风险评估专题培训等事项达成一致意见。会后，王佑春陪同 Judy Mac Arthur Clark CBE 女士参观了食化所实验室。

美国个人护理品协会代表团来访

2016 年 5 月 19 日，美国 MKBC（明凯）国际有限公司董事长琼・麦肯蒂女士（原美联邦商务部副部长）率领美国个人护理品协会（PCPC）执行副总裁兰馥馨等一行 9 人来访。副院长王佑春主持召开接待会，食化所相关领导和人员参加会议。王佑春对琼・麦肯蒂一行的来访表示欢迎并介绍了中检院的职能和概况，食化所副所长介绍了食化所的职能和近期开展的化妆品相关工作。随后，双方就化妆品中丙烯酰胺的检测方法、化妆品消费者暴露量的调查研究以及化妆品原料的风险评估等工作进行了交流和讨论，就化妆品技术研究方面的合作内容进行探讨。以此次会议为契机，双方均表达了推动在化妆品技术研究方面的合作与交流的愿望。

英国国家生物制品检定所 Stathi Efstathiou 博士一行来访

应中检院邀请，NIBSC 病毒疫苗部的主任 Stathi Efstathiou 和病毒疫苗部的首席科学家 Nicola Jayne Rose 两位专家于 2016 年 6 月 3 日至 6 日来访。访问期间，2 位专家开展了病毒性疫苗质量研究的学术研讨会，生物制品检定所相关科室主任和检验人员约 50 人参加。Stathi Efstathiou 博士作了“Overview of work in Division of Virology, NIBSC” “Examples of emerging diseases/projects for standards and vaccine assessment: Ebola, Zika, new varicella etc” “Herpesvirus research”三个学术报告。此外，Stathi Efstathiou 博士和 Nicola Rose，以及与虫媒病毒疫苗室和肠道病毒疫苗室分别就“乙型脑炎减毒活疫苗国际标准品”“乙型脑炎病毒人血浆抗体国际标准品”“轮状病毒质量评价相关研究”“轮状病毒标准物质在 NIBSC 的适用性评价情况”和“PCV1 标准物质在 NIFDC 的申报进展情况”等合作项目开展专题讨论。详细交流双方研究进展，讨论下一步合作的具体实施计划，并探讨将来在新发疾病 Zika 、Ebola 等标准品研究领域的合作意向。

日本 NIHS 资深研究员檜山行雄一行 6 人来访

受中检院邀请，2016 年 6 月 15 日上午，日本国立医药品食品卫生研究所（NIHS）资深研究员檜山行雄一行 6 人来访进行学术交流，中检院院长李波会见了檜山行雄研究员一行并进行相关工作研讨。随后檜山行雄研究员在多功能厅作题为“日本药用辅料和药包材及相关法规介绍”的学术报告。檜山行雄先生介绍了日本药用辅料和药包材相关法规——日本药典中关于药用辅料的注册方法、药品包装的研究思路、仿制药一致性评价等相关法规等内容。报告结束后，檜山行雄研究员还与参会人员就相关问题进行了互动交流。中检院 50 多名技术人员聆听了学术报告。

丹麦药品监管局副局长一行来访

根据国家食品药品监督管理总局的工作安排，2016 年 6 月 21 日，丹麦药品监管局副局长 Mr. Jakob Cold 一行 4 人来访。中检院党委副书记、纪委书记姚雪良主持了会谈。姚雪良代表中检院对 Mr. Jakob Cold 一行的来访表示欢迎。双方就中检院的职能和日常工作、化学药品检定以及丹麦药品监督管理机制和药品监管局的职责进行介绍和交流。双方一致认为在中丹食品药品监管合作框架下，就药品上市前注册检验及上市后的市场监督、伪劣药品检验方法建立等方面有着进一步合作的需求。会谈就下一步签署合作备忘录形成了共识。会谈后丹麦药品管理局一行参观了抗生素室。

美国药典委员会代表团来访

2016 年 7 月 7 日上午，美国药典委员会（USP）国际法规事务副总裁 Katherine Bond 博士、美国 USP 副总裁兼中华区总经理冯兵兵博士等一行 3 人来访。中检院副院长王佑春接见了外宾并进行了会谈。王佑春对 Bond 博士一行的来访表示欢迎。他指出，中检院和 USP 互为长期合作伙伴，双方在人才培养和标准制修订方面上拥有良好合作基础，近两年来，USP 完成了领导班子的更替，在组织架构、发展目标等方面发生了很多变化，此次访问将揭开两个机构合作的新篇章。他强调，国际合作伙伴之间保持互访和接触，增进了解，有助于信息共享并能开拓新的合作领域。Bond 博士就 USP 的发展历史、新的全球管理架构、未来五年的全球战略目标以及近期开展的新业务进行了介绍。她指出，USP 十分看重与国际同行的交流和合作，今后将会与各国的监管机构加强合作，从政策监管的层面进一步强调和发挥药品质量标准对公众健康的保护作用。她真心希望以此访为契机，继续保持与中检院的良好合作关系，在膳食补充剂和植物药质量标准制定、药品质量监测技术应用以及标准物质等方面与中检院继续开展合作。

荷兰健康监察局总监察长代表团来访

2016年7月20日，荷兰健康监察局罗妮·凡·迪门总监察长一行5人来访，中检院副院长王佑春会见外宾并参加会谈。王佑春对罗妮·凡·迪门总监察长一行的来访表示欢迎。医疗器械检定所和化学药品检定所相关负责人分别介绍了两个所的人员、主要职能、技术优势等情况，并展示了新址实验楼，实验室内部设施环境的照片。罗妮·凡·迪门女士介绍了荷兰的监管架构，以及荷兰药品、医疗器械监管等方面的工作。她认为，在国际化合作的背景下，各国都面临着相似的问题，需要通力合作，保障消费者安全。她真心希望，以此访问为契机，能够和中检院在检验技术和转化医学等领域开展合作，与荷兰的大学、研究机构建立合作机制。

诺贝尔奖获得者哈特穆特·米歇尔教授一行来访

2016年9月9日，德国马普生物物理研究所所长哈特穆特·米歇尔教授携助手彭国宏博士来访并进行学术报告。学术报告由生物制品检定所所长沈琦致欢迎辞，虫媒病毒疫苗室主任李玉华主持。米歇尔教授作了题为“Membrane Proteins: Importance, Structures, Mechanisms”的演讲，深入浅出的讲解了他在生物化学领域的重要研究成果。其严谨的科学态度和开阔的思路给大家很多启发。与会者和米歇尔教授还就共同感兴趣的话题进行了热烈的交流和讨论。在学术报告后，中检院副院长王佑春会见了米歇尔教授和彭国宏博士。王佑春对米歇尔教授一行的来访表示欢迎和感谢，希望双方可以在蛋白晶体结构解析和生物医药研究等领域开展更加广泛和深入的合作研究。

与WHO基础药物和制药政策司司长Gaby博士座谈

2016年9月26日，应WHO基础药物和制药政策司司长Gaby博士邀请，中检院副院长王佑春一行6人到WHO中国办公室，就体外诊断试剂产品质量评价方面进行座谈交流。WHO中国办公室相关工作人员参加座谈。双方回顾了近几年合作项目，对已建立的良好合作关系予以肯定。座谈会上，王佑春首先介绍了新成立的体外诊断试剂检定的组织结构与检定职能，并展望了今后的发展前景。Gaby博士对中检院体外诊断试剂检验工作发展壮大表示祝贺，希望中检院发挥技术方面的优势，为WHO提供艾滋、乙肝和丙肝等检测试剂检验技术支持。双方还就诊断试剂申报WHO预评价资料评估培训，及WHO为中检院技术骨干提供培训等方面进行商讨。王佑春表示中检院愿意为WHO提供技术服务，并希望与WHO有更多，更深入的交流合作。

亚太经合组织生命科学论坛药品监管机构协调委员会药品快速检测技术工作组共同主席Jeffery Gren一行来访

2016年10月24日，亚太经合组织生命科学论坛（APEC LSIF）药品监管机构协调委员会药品快速检测技术工作组共同主席Jeffery Gren和英国药监局（MHRA）稽查处高级政策经理Lynda Scammell女士来访。中检院副院长王佑春对外国同行的访问表示欢迎，并向国外同行介绍了新址搬迁和最新工作情况。作为APEC LSIF药品快速检测技术工作组主席，王佑春副院长和Jeffery Gren先生在过去的两年中，牵头组织APEC药品快速检测技术指导原则和“工具箱（toolkits）”两个文件的起草工作和技术会议的召开。本次会见，对方就这两个技术文件、APEC检测技术工作组最新情况、利马会议最新情况、检测技术工作组路线图和APEC药物监管机构协调委员会卓越中心（Centers of Excellence）进行了深入的讨论和交流，并对下一部工作进行了初步安排。会后，两位外宾还参观了新址医疗器械所和电磁兼容实验室。

美国药典委员会全球执行副总裁兼首席科学官 Jaap Venema 博士一行来访

2016 年 10 月 28 日上午，美国药典委员会（USP）全球执行副总裁兼首席科学官 Jaap Venema 博士、美国 USP 副总裁兼中华区总经理冯兵兵博士等一行 8 人来访。中检院副院长王佑春对外国同行的访问表示欢迎，并指出，中检院和 USP 互为长期合作伙伴，双方在人才培养和标准制修订方面拥有良好合作基础，结出了丰硕的合作成果。Venema 博士指出，USP 十分重视其在中国的发展，中检院是 USP 在中国的重要合作伙伴之一。他简要介绍了 USP 的发展历史和宗旨，重点阐述了 USP 未来 7 大发展战略和 6 个技术领域的工作重点。双方就生物仿制药的研发与质量控制，从创新技术到质量控制方法的转化等议题深入交换了看法。为延续和深入推进务实合作，双方一致认为有必要商定具体合作领域，形成合作备忘录。

德国柏林科技大学来访

2016 年 10 月 25 日，德国柏林科技大学向中国食品药品检定研究院安全评价研究所免费提供的 2 台微循环液流控制装置及部分芯片送达，并派 2 位德国专家 Juliane Hübner 与 Angela Ross 在安评所开展为期一周的培训工作。本次培训以肝 HepaRG 细胞和肝星形细胞共培养形成的肝细胞团作为肝脏器官类似物，将多个肝细胞团放置于微循环芯片中培养 3 ~ 5 天，以异烟肼作为阳性药物，进行了微循环芯片培养操作培训、细胞观察、上清液中反映细胞代谢状态的 GLU、LDH 等指标的测定和计算、冰冻切片及肝细胞特异染色等操作。通过本次培训和实验全部流程的操作，中检院掌握采用微循环液流控制装置开展人体器官芯片实验的基本技能，并具备开展实验的基本条件。今后的研究中可利用该微循环装置整合各种模拟器管或细胞进行实验，为开展 3D 微循环体外替代方法研究提供新的平台。

国际合作

与德国柏林科技大学签订长期合作协议

2016 年 5 月 19 日，德国柏林科技大学（Berlin University of Technology）生物工程学院 Vera Meyer 博士和 Uwe Marx 博士一行 2 人来访。中检院院长李波及安评所有关人员会见访问团。双方总结了近期合作的工作进展情况，并就下一步共同推进“人体器官生物芯片”（Human - on - a - Chip）体外替代研究新技术研究工作深入交换了意见。通过本次讨论，进一步确定了长期合作关系，详细制定了从 2016 年至 2020 年期间的具体合作内容和发展规划，并达成了重要共识，签订了长期合作备忘录（MOU）。

与加拿大卫生部生物制品和基因治疗产品局续签合作谅解备忘录

2016 年 9 月 12 日，中检院院长李波与加拿大生物制品和基因治疗产品局所长 Lindsay 签署谅解备忘录，双方作为世卫组织生物制品标准化和评价中心（WHO CC），在长期监管合作的基础上，共同致力于提高全球生物制品质量和安全。双方建立长期合作计划对加强监管能力、确保向公众提供质量可靠和安全的生物制品具有重要作用。双方的合作也将有助于促进生物制品的国际标准化进程。

承办培训班、学术研讨会

WHO 单克隆抗体生物类似药评估指导原则非正式咨询会

由世界卫生组织（WHO）主办、中检院和厦门大学共同承办的 WHO 单克隆抗体生物类似药评估指导原则咨询会于 2016 年 4 月 19 日至 22 日在厦门召开。来自英国、德国、芬兰、中国、日本、韩国、新加坡、印度、泰国、加拿大、古巴、加纳、肯尼亚、尼日利亚、伊朗、沙特阿拉伯共16个国家的监管机构，以及ALIFAR，CPA，DCVMN，EGA/IGPA，IFPMA等工业界和行业协会的近40名代表和专家参加会议。国家食品药品监管总局常卫红调研员、中检院王军志研究员（作为该指南起草专家组成员）、王兰和于传飞副研究员，药审中心谢松梅研究员参加此次会议。会议旨在向各WHO各成员国监管机构和工业界以及行业协会咨询《WHO单克隆抗体生物类似药评估指导原则》初稿的修改意见。通过讨论和意见征询达成以下共识：①单抗SBP的范围包括单抗、Fab段和Fc融合蛋白，但不包含ADC及PEG化等抗体类衍生物。②强调单抗SBP的研发为逐步递进的步骤。③RBP由企业按照其国家NRA规定自行选定。④在整个研发过程中应使用同样的RBP，若来自不同国家，应进行桥接实验。⑤互换性和替代性由各个国家自定。⑥质量研究：对于改变表达细胞系应慎重；对于细胞学活性，应考虑基于作用机制的方法和替代性方法的适用性。⑦非临床研究：体外研究应对Fab段功能和Fc功能进行充分的比较研究；体内研究可减免，具体实施情况由各个国家NRA进行规定。⑧临床研究：单抗SBP临床可比性研究其主要目标是证明其与RBP的相似性，而不是证明SBP的有效性和安全性；PK/PD研究不需要在每个适应症中进行，一般来说，一个比较性研究可桥接不同的适应症；强调数据的完整性作为单抗SBP批准以及适应症外推的依据。

Hib疫苗检测技术培训班

2016年6月3日至10日，中检院与世界卫生组织联合举办b型流感嗜血杆菌结合疫苗（Hib）检测技术培训班。培训对象为5位来自国内Hib疫苗生产企业的一线质控人员。WHO疫苗预评估（Prequalification Team，PQT）官员Dr Ute Rosskopf、意大利国家生物学免疫与评价中心（IstitutoSuperioredi Sanita，ISS）细菌疫苗实验室负责人Dr. Christinavon Hunolstein和培训讲师Dr. LuisaRalli，以及中检院呼吸道细菌疫苗室的唐静对参训学员进行理论授课和实验操作带教。通过此次培训，参训学员在全面掌握该分析方法的同时，还就该疫苗多糖含量及游离多糖含量检测方法的建立、评价研究、以及如何应用该方法进行其他类型的疫苗检测的研究思路与专家进行深入的分析讨论。除了对HPAEC－PAD检测方法的培训，WHO官员Dr. Ute Rosskopf还对学员进行了实验室良好操作规范（GLP）的介绍，对质量控制的各关键点进行了解析。培训班期间，中检院副院长王佑春、生检所副所长徐苗和呼吸道细菌疫苗室副主任叶强与WHO官员和ISS专家就将来WHO、中检院和ISS三方合作研究、建立多价细菌多糖（结合）疫苗检测新技术，世界卫生组织对我国乙脑疫苗、流感疫苗、甲肝疫苗和Hib疫苗的预评估、以及中检院相关疫苗检定实验室成为WHO疫苗预认证合同实验室的可能性和工作计划等事宜进行深入讨论。

干扰素和其他细胞因子报告基因法生物活性检测技术平台培训及研讨会

2016年9月12日至13日，中检院世界卫生组织生物制品标准化和评价合作中心成功举办干扰素和其他细胞因子报告基因法生物活性检测技术平台培训及研讨会。会议邀请来自WHO、加拿大卫生部生物制品和基因治疗产品局（BGTD）、英国国家生物制品检定所（NIBSC）、德国国家疫苗及血清研究所（PEI）、国家药典会、中检院等国家药品管理部门（NRAs）和质量控制机构（NCLs）的20余位专家，另外来自罗氏、安进、阿斯利康、Medimmun、沈阳三生制药公司、苏州康聚生物制药公司、厦门特宝生物工程股份有限公司等20多个国内外企业专家和代表也应邀参加会议。会议开幕式由中检院WHO CC主任王军志研究员主持，中检院副院长王佑春和WHO总部协调员高凯博士分别致辞，期间中检院院长李波和 BGTD Lindsay Elmgren 主任续签了谅解备忘录，标志着 NIFDC 与 BGTD 在生物制品质量标准研究领域的合作进入新阶段。会上，王军志研究员首先总体介绍了报告基因法在生物制品质量控制中的运用以及我院搭建的报告基因法测定生物学活性的平台。Lindsay Elmgren 主任介绍了 BGTD 在 IFN－α 转基因生物学活性和变异体评价方法研究的最新进展。饶春明主任详细介绍了干扰素报告基因法的建立、方法验证，该方法已收录于 2015 版《中国药典》中，并列入 WHO CC 工作计划向世界推广。来自 Roche 公司的 Mahdi Adibzadeh 分享了生物学活性方法研究进展，并以双特异抗体为例介绍如何选取合适的方法用于活性评价。Dr. Haiyan Jia 探讨了血管生成与疾病的关系以及血管再生球体试验定量分析方法在抗血管生成药物中的运用。王兰副研究员以 VEGF 靶点和 PD－1 靶点为例介绍了报告基因法在抗体类药物生物学活性测定中的应用。Dr. Jill Ann Crouse－Zeineddini 介绍了微滴喷射技术以及该技术在生物活性测定领域中的应用。周勇副主任和于雷博士分别对报告基因法测定 EPO、BNP 的生物学活性做了详细介绍。来自德国 PEI 的 Dr. Detlef Bartel 从监管的角度阐述了质量控制方法的建立和验证。Dr. Xiangyang Wang 通过介绍用两种细胞同时反应抗体 Fab 和 Fc 段效应功能的方法，阐述了如何建立能够体现药物作用机制并且具有质控适应性的生物学活性测定方法。最后王征博士展示了报告基因法在激素类生物药中的应用，并以促卵泡激素为例详细介绍了方法的建立及验证。会议期间，还邀请了与会专家和企业代表参加了重组药物室干扰素报告基因生物学活性测定法现场交流和培训。

第 5 届中美毒性病理技术研讨会

由中检院与美国毒性病理学会（Society of Toxicologic Pathology，STP）主办，山东欣博药物研究有限公司承办的第 5 届中美毒性病理研讨会于 2016 年 10 月 12 日至 14 日在济南召开。本次研讨会以“药物泌尿系统毒性病理诊断和报告”为主题，邀请美国 Vet Path Services 公司 Kenneth Schafer 博士、美国 Pfizer 公司 Xiantang Li 博士、美国 GlaxoSmithKline 公司 Kendall Frazier 博士、美国 Nebraska 大学医学中心 Samuel Cohen 博士、美国 Johnson & Johnson 公司 Helen Han Hsu 博士、美国 Covance 公司 Victoria Laast 博士、QPS 公司的 Patricia Lin 博士、苏州药明康德新药开发股份有限公司杨秀英博士、上海中医药大学药物安评中心张泽安博士及国家上海新药安全评价研究中心大平东子博士等 10 位泌尿系统毒理实验研究和（或）病理诊断方面的著名专家到会进行大会报告；并于 12 日至 13 日晚间开设病理技术分会场。来自 50 多家从事药物临床前安全性评价的药检所、科研院所、制药企业或 CRO 公司的 150 多代表参会。

化妆品替代试验国际交流会

2016 年 10 月 31 日，由中检院主办、浙江省食品药品检验研究院承办的“化妆品替代试验国际交流会”在杭州市召开。本次会议得到了英国内政部、欧盟联合研究中心（JRC）、美国体外科学研究院（IIVS）、比利时布鲁塞尔自由大学（VUB）、第四军医大学等多方大力支持。国家食品药品监督管理总局药化注册司黄敏副司长、英国内政部实验动物监管司总负责人朱迪麦克阿瑟克拉克女士（Judy MacArthur Clark）、中检院副院长王佑春及浙江省食品药品监督管理局郑菊香处长出席开幕式。来自国内外的专家、学者和技术人员出席本次会议。

黄敏副司长表示，国家食品药品监督管理总局已将化妆品替代试验列为重点工作，进行了化妆品许可备案制度的调整，同时委托了一系列替代试验相关的验证研究工作以及和化妆品风险评估工作。

朱迪麦克阿瑟克拉克女士在致辞中表示，化

妆品替代试验是推广动物伦理的开始，很多替代试验方法改进了原先的动物方法，并且更加经济有效，推行替代试验检测技术可促进全世界化妆品市场的自由交易。

王佑春副院长在发言中指出，检验机构作为化妆品安全监管的技术支撑单位，要对国内外化妆品安全性评价体外替代技术有全面性、系统性的认识，通过对中外化妆品技术法规的追踪了解，不断推进化妆品替代试验技术在我国的研究和应用。

此次交流会，邀请了欧盟联合研究中心替代试验验证中心的负责人伊丽莎白·柏格伦博士（Elisabet Berggren）、比利时布鲁塞尔自由大学（VUB 大学）教授薇拉罗吉尔斯博士（Vera Rogiers）、第四军医大学金岩教授、美国体外科学研究院 CEO 罗杰卡伦博士（Rodger Curren）和中检院食化所副所长王钢力博士作主题报告，内容包括国内外化妆品替代试验验证程序及研究现状的介绍、化妆品替代试验的科研进展和组织工程学模型在体外毒性评价中的应用等。

世卫组织体外诊断试剂预认证研讨会

2016 年 12 月 12 日至 16 日，由国家食品药品监督管理总局（CFDA）和世界卫生组织（WHO）联合主办、中检院协办的体外诊断试剂预认证研讨会在北京市召开。中检院副院长王佑春出席开幕仪式和闭幕式。会上，WHO 总部高级顾问 Gaby 博士、WHO 驻华办 Noura 博士和 WHO 预认证专家团队就 WHO 预认证资料提出要求，包括监管认证文件、质量管理体系、诊断试剂风险管理、产品分析性能研究、临床性能研究、稳定性研究及产品标签（使用说明）等，并对产品质量控制、上市后监管要求等方面进行了介绍，同时以 WHO 关注的艾滋、乙肝、丙肝等重点疾病为实例，对已通过 WHO 预认证的产品资料进行详细分析，增加了参会代表对 WHO 预认证在技术文件评审、现场审查、实验室评价、上市后监督等方面的理解。参会代表和 WHO 预认证团队以小组讨论，学习汇报，专家点评等多种形式开展研讨，参会代表介绍了中国监管的标准和法规要求，双方还就中国与 WHO 法规要求的异同进行了深入交流。来自总局国合司、药化注册司、器械注册司、器械监管司、审核查验中心、药品审评中心、器械审评中心、中检院和相关省局监管部门的技术骨干，共计 38 人参加研讨会。

第八部分　信息化建设

信息系统建设与维护

创新综合服务管理方式

为实现中检院信息中心运行维护、项目建设等相关工作的信息化管理，中检院开展信息中心综合服务管理系统项目建设，通过项目建设将实现标准的、规范的信息服务流程和项目建设流程，提升服务保障水平。2016年，中检院完成运维服务模块的开发和上线运行，并创新性地将IT运维服务方式由接电话服务方式延伸至手机端微信、电脑端页面的线上申请线下服务方式，向全院提供便捷服务的同时，方便运维人员快速接收并处理。

信息安全等级保护项目

2016年中检院等级保护项目多项工作并行开展，一是完成了项目设备采购及安装集成工作。二是建立了信息安全等级保护管理体系。2016年，中检院分别成立了信息安全领导小组、信息安全管理委员会、信息安全实施组的三层组织架构。通过在全院广泛征集意见，制定了信息安全管理体系制度，形成了1个一级管理制度文件、5个二级管理制度文件以及25个三级管理制度文件，并将制度纳入中检院的质量管理体系中，在全院颁布执行。三是多次召开专题会议，对全院职工进行信息安全和等级保护方面的宣贯和培训工作，每个部门确定一位信息安全员。四是完成信息系统安全等级保护测评工作。2016年10月，通过内部比选程序，确定了项目测评服务方针，对中检院进口药系统、批签发系统、外网网站、直报系统开展等保测评工作，并对测评中发现的问题进行及时整改，最终四个系统都取得80分以上的好成绩。五是完成基本建设并进行项目竣工验收。2016年12月7日，中检院组织召开项目竣工验收会议。验收专家组听取了项目建设单位中检院、承建单位太极计算机股份有限公司、安全咨询单位北京神州绿盟科技有限公司和监理单位北京北咨信息工程咨询有限公司的项目工作汇报，审阅了项目相关文档，经过质询和讨论，验收专家组认为中检院等级保护建设项目符合验收条件，同意该项目通过竣工验收。

新址信息化建设及保障

2016年，配合全院新址搬迁计划，制订信息中心搬迁工作方案，成立新址信息保障工作组。保障我院搬迁时能够及时接入网络，随时排查故障，定期对新址机房、各楼汇聚间、接入间进行巡查；完成虚拟化桌面客户端即瘦客户机800套的采购及部署，保障内网办公；制定《中国食品药品检定研究院虚拟化桌面实施办法》。增设新旧址专线，完成新址与现址100M专线的询价比选工作，保障新旧址间100M主专线，30M备用专线的连接。

开展新址弱电布线改造工作，达到95%以上的信息点畅通。对新址多处信息点进行增改，其中包括西区1号楼、3号楼、4号楼等科室，增加点位：330个，消耗网线：92箱，不同规格线槽：2000余米，定期巡查保障网络的可用性。

新版检定管理系统

新版检定管理系统是中检院开展检验业务的核心支撑系统。2016年，中检院历时一年的设计、实施、调试后，完成系统模拟运行、双轨运行、系统培训、系统验证等工作。整个测试过程覆盖33个主检科室，涉及注册、合同、监督、进口、复验等检验类型，系统功能覆盖正常报告流程、异常报告流程、发文流程、退撤检暂缓流程、收费流程等。验证工作分别完成安装验证、操作验证 、性能验证等工作。11 月 9 日，新版检定管理系统正式上线，系统运行平稳。

仿制药一致性评价信息化平台

2016 年，中检院开通“仿制药一致性评价”信息专栏，及时发布有关政策法规、新闻动态、参比制剂、品种评价和业务指导等信息。2016 年共发布工作文件、指导原则、评价品种信息、参比制剂信息等内容近 100 余条，其中在中检院专栏 3 次推荐参比制剂共 12 个品种 18 个规格，全面引导和规范企业开展一致性评价工作。与此同时，先后发布仿制药一致性评价工作政策解读和工作正常问答，有助于消除部分企业对文件理解的偏差，确保仿制药一致性评价工作顺利开展。

此外，中检院完成仿制药一致性评价管理系统项目的工作方案、技术方案，项目招标的技术准备工作，同时，开发了仿制药一致性评价“参比制剂备案”子系统，并上线运行。平台中注册企业将近 670 余家，提交参比制剂备案信息达 810 余件。

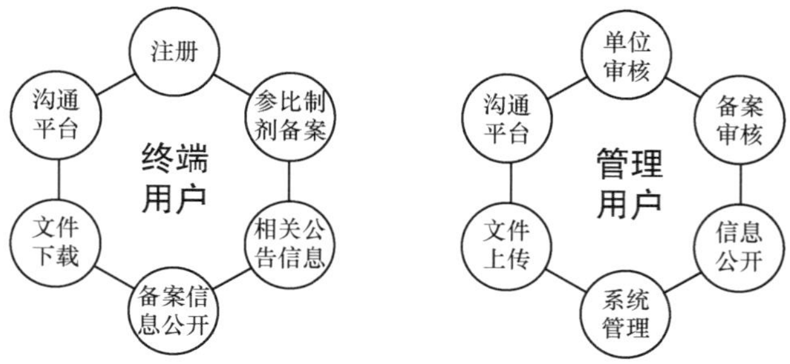

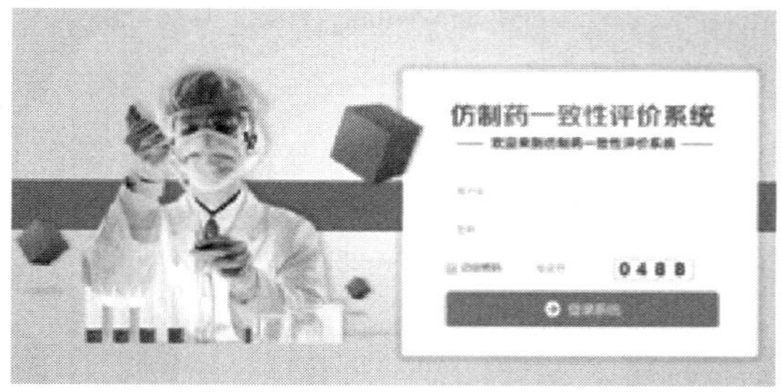

数据重构

2016 年，中检院开展数据重构工作，主要涉及七个系统：国家药品抽验数据共享平台，进口药品信息管理平台，中检院综合管理系统（LIMS 会替代 Notes 系统），生物制品批签发管理系统（内网、外网、专网），国家药品标准物质管理系统，药品标准管理系统，资源决策支持系统。

根据中检院特有业务需求实现数据重构平台的总体架构设计，确认架构模型；经初步统计数据重构平台设计 224 个指标，48 个字典表；实现重构及应用平台的整体设计，主要包括 7 个主模块、35 个子模块等；设计进口药模块原型，主要包括 12 个主界面，18 个子界面的功能设计；在进口药原型基础上 spotfire（数据统计工具）中实现前端 30 个界面设计开发；设计底层数据表结构并设计 ETL 映射 Mapping 文档。

此外，整理进口药系统、批签发系统、Notes 系统中涉及进口药相关信息字段值情况，根据批签发系统业务流程，设计批签发模块分析功能。

财务信息化建设

2016 年，中检院启用新的酬金系统，实现统一合并计税，并与银行系统对接，解决跨行跨地区打卡问题以保证资金安全；同时将财务查询系统纳入中检院统一办公模块中，统一门户管理，并完善网上审批、预约报账，规范审批流程，将差旅费、出国费、会议费等定额标准嵌入系统，实现了半智能化报账。此外，开发内网原始凭单查询打印功能，实现网上查询打印凭单，解决职工现场翻阅档案的劳顿，减少财务人员查找的辛苦，提高工作效率，同时也保护了纸质的会计档案。

委托项目

国家食品抽检风险监测信息系统

国家食品药品监督管理总局食监三司委托中

检院维护“国家食品抽检风险监测信息系统”，并拨付700万元财政资金。

2016年，中检院完成食用农产品直报模块的开发工作，并于5月正式上线，有2000多家市、县监管机构通过该模块报送食用农产品抽检、核查处置、信息公布数据。

针对各机构反映的系统运行速度过慢的问题，中检院组织开发人员对系统进行优化，同时还对电子版检验报告书、核查处置、统计模块等进行大量的升级及改造工作。

此外，中检院在2016年组织召开了一次全国范围近200人的国家食品抽检风险监测信息系统技术培训会，主要针对国家食品抽检风险监测信息系统进行全面的培训，并组织召开四次国家食品抽检风险监测信息系统技术研讨会，会议就食品抽检风险监测信息系统涉及到的相关技术问题进行研讨，包括食品标准数据规范、二级站、统计分析、lims系统对接等。

国家药品抽验数据共享平台

2016年，中检院加强国家药品抽验数据库系统的改造和优化，起草并修订《国家药品抽验数据平台管理规定（试行）》和《国家药品抽验数据平台使用说明书》，制定《国家药品抽验数据平台培训计划》，完成抽验数据平台网络连接调试工作，并建立国家级抽验数据和省级抽验数据的整合分析功能。根据国家食品药品监督管理总局药化监管司下达的“关于开放国家药品抽验数据平台的通知”和“国家药品抽验数据平台管理规定”，国家药品抽验数据平台于2015年9月30日正式开放，实现国家药品抽验数据在全国范围内共享。截至2016年底，中检院完成31个省药监、药检机构使用管理技术骨干的培训。

药品、医疗器械和保健食品抽验管理信息系统

为了进一步整合省级药品医疗器械保健食品抽验数据，2016年，中检院着手研发各类省级抽样检验数据上报模版和系统模块，完善国家药品抽验信息系统、国家医疗器械抽验信息系统、国家保健食品抽检监测信息系统和国家药品抽验信息系统。在国家药品抽验信息系统中，完善品种筛选、数据导出、不符合规定结果处置、问题报送及附件上传等功能并修订说明书、操作说明。在医疗器械抽验信息系统中，增加抽样信息电子确认功能。在保健食品监督抽检监测信息系统中，增加抽样端和检验端批量上传功能、抽样数据上传记忆功能，改进限时报告模块，修改完善限时报告模块的流程，根据抽检单位的反馈及时配备新的抽检密钥，推进本抽检系统CA认证工作。同时，对国家医疗器械抽验信息系统进行升级维护，开发检验机构之间的样品调剂功能，增加抽样信息更改电子确认功能，开发并完善复检调样登记功能。

2016年，中检院陆续向国家药品抽验数据共享平台的数据库中导入2015年国家药品抽验数据，对2016年国家药品抽验承检单位开放查询承检品种历年研究数据的权限，进一步完善年度报告内容和专题报告内容。建立并开放保健食品统计分析平台的工作报表、信息公示、抽样检验三大常用模块；实现从总体情况、功能类别、生产企业省份、被抽样省份、大型企业、环节场所、抽样区域和项目分析等角度对保健食品数据进行的常规汇总和统计，对已公示的合格信息表、不合格信息表、问题样品信息表的汇总，运用地图模型，从年度、季度、月份三种维度上反映所在省份抽检情况，以及趋势性分析等功能。

图书档案管理

档案管理

截至2016年12月底，全院各部门移交入库档案4890卷另735份。截至2016年12月底，全院共计355人次对1499卷档案进行借阅。按照

大事记收载范围编纂要求，完成《2016 年度中国食品药品检定研究院大事记》。数字化扫描是档案室重点工作之一，2016 年计划扫描档案 30 万页。截至 11 月完成计划档案扫描工作任务，并逐一对扫描图片进行质检、核对。2016 年，中国食品药品检定研究院将库存的 4 万余卷档案全部由旧址搬运至新址库房，共计运送 12 车 1811 箱，并完成上架工作，档案借阅服务全面恢复。

根据国家食品药品监督管理总局会议精神，中国食品药品检定研究院采取购买社会服务的方式推进进口药品档案管理工作，全年完成档案整理、装订、上架 10842 卷，搬移、上架 10322 卷，托管寄存 21164 卷，全年查借阅档案 128 卷。

图书馆

2016 年，中检院订购外文原版期刊 22 种，中文专业期刊 81 种；外文图书购进 41 册，中文图书 24 册，中文图书是读者推荐及图书馆查新订购相结合，中文图书整体购书量下降 50%。数字资源维持内外网 9 种数据库。所有数据库 2016 年使用量正常，与 2015 年持平或略有增减。内网药典数据库 2016 年底新增《中国药典》（2015 年版）的收录。

第九部分　党的工作

深入开展“两学一做”学习教育活动

2016年，按照党中央和国家食品药品监督管理总局要求，中共中国食品药品检定研究院委员会深入开展“两学一做”学习教育活动。4月26日，中检院党委召开全院“两学一做”学习教育动员部署会，传达学习党中央及国家食品药品监督管理总局开展“两学一做”学习教育座谈会和动员部署会议精神，动员部署全院“两学一做”学习教育工作。会后制定并印发《中检院开展“两学一做”学习教育实施方案》，各总支、支部以“三会一课”党组织生活的基本形式，组织党员扎实开展学习教育活动。为营造浓厚学习氛围，并在内网建立了“两学一做”专栏，及时刊发“两学一做”的学习材料，同时经常编发党委、支部开展“两学一做”学习教育的动态信息及经验做法。

组织学习研讨

按照“两学一做”基础在学的要求，中共中国食品药品检定研究院委员会及时向党员干部发放“两学一做”学习教育系列读本，深入领会党章和习近平总书记重要讲话精神，坚定理想信念，提高党性觉悟，增强“四个意识”，强化宗旨观念。中检院党委中心组织扎实开展学习研讨活动，专题学习习近平同志关于巡视工作重要论述和王歧山同志在中央巡视工作动员部署会的讲话精神、毕井泉局长在全国食品安全办主任座谈会上关于药品监管相关工作的讲话精神等内容，并多次进行专题讨论。各总支、支部运用多种形式，组织开展“两学一做”学习教育活动，认真组织党员学习党章以及习近平总书记系列讲话重要精神，交流学习心得体会。

开展专题培训调研

中共中国食品药品检定研究院委员会常务委员在“两学一做”教育活动中注意走在前面，主动到其所在支部参加“三会一课”等活动，并带头参加学习讨论，带头谈体会、讲党课、作报告，严格执行双重组织生活，发挥院领导对分管部门党支部的帮带作用。4名常委先后参加中央党校、延安干部学院、国家行政学院等司局级干部能力培训班。2016年8月上旬，院党委理论中心组联合总局机关党委，赴河南林州、兰考开展弘扬“红旗渠精神”、“焦裕禄精神”主题联学活动，扎实推进“两学一做”学习教育活动，积极培育领导干部勇于担当、务实苦干的工作作风。7月中旬，分两批组织在职党员和室主任以上干部举办“两学一做”专题教育培训班。通过培训和考试，切实坚定党员的理想信念，提升党员的思想政治水平。

“两学一做”专题教育培训班

2016年7月18日至22日，中检院在中央民族干部学院举办两期“两学一做”专题教育培训班。全院在职党员共计344人参加。院党委副书记姚雪良同志参加开班动员和培训结业仪式。在培训班开班动员会上，姚雪良同志作题为“践行‘四讲四有’要求 争做合格中国共产党员”的党课辅导报告。紧紧围绕“四讲四有”，要求全体党员坚定理想信念，明辨是非，保持政治自觉，把党纪党规刻在心上，严于律己，忠诚干净，一心一意为公为民，立足本职建功立业。

培训班邀请中纪委宣传部原副部长李本刚同志，中央党校党史教研部高中华教授，中央党校党建部刘炳香、李民两位教授以及北京大学马克思主义学院郭建宁教授，从严明党纪、学习总书记“七一”讲话、学习践行新党章等方面进行授课，学员围绕“食品药品检验检测与公众健康”进行学习研讨。为检验大家的学习成果，督促学员认真领会，培训最后进行了大会体会交流和结业测试。通过丰富多样的学习形式，使广大党员更加全面的把握十八大新党章的内容，明确了党规党纪规定要求，进一步学习领会了习近平总书记“七一”重要讲话精神。

党务工作

巡视工作

2016 年 3 月和 5 月，中央巡视组和国家食品药品监督管理总局第二巡视组先后对中检院进行 2 个月的政治巡视。巡视工作突出党的领导，聚焦党风廉政建设和反腐败工作，紧扣党的“六项纪律”，深化“四个着力”，突出“两个责任”，紧盯“三大问题”，紧抓“三个重点”。7 月 25 日，国家食品药品监督管理总局党组第二巡视组向中检院反馈专项巡视情况。

为做好巡视整改工作，中共中国食品药品检定研究院委员会成立由院长、党委书记李波为组长的整改工作领导小组，并成立整改工作领导小组办公室。在前期立行立改的基础上，逐条逐项分析巡视组的反馈意见，研究制定整改方案。

同时以本次巡视整改工作为契机，把巡视整改与推进全面从严治党和检验检测事业持续发展结合起来，扎实开展“两学一做”学习教育活动，严格落实“两个责任”，全面加强从严治党，强化党的建设，提升党建工作科学化水平。贯彻落实好中央八项规定精神的实施意见，强化党风廉政建设工作。加强干部队伍，努力建设高素质的干部队伍，发挥食品药品检验检测技术支撑的作用，保障人民群众饮食用药安全。

加强党组织建设

2016 年，根据中检院三定方案，重新设置党支部，支部数由原来的 28 个调整为现在的 37 个，做到党支部在各部门、各科室的全覆盖。8 月，开展党支部换届改选工作，配齐配强支部委员，为加强和改进支部建设工作打好基础。按照国家食品药品监督管理总局机关党委文件精神，印发《关于严格执行党费收缴相关规定的通知》和转发国家食品药品监督管理总局《关于上缴 2016 年度党费及进一步明确党费收缴有关事项的通知》，明确党费收缴标准，规范党费收缴工作。结合中央巡视组和国家食品药品监督管理总局巡视工作，开展党费收缴专项检查工作。对 50 名党员组织关系转出无回执的情况，指定专人与党员组织关系转入单位一一对接，反复查找，6 月底完成 50 名党员组织关系回执清查工作。按照《党章》有关规定，对 24 名失联党员作出除名决定，并上报国家食品药品监督管理总局机关党委。将聘用人员中的党员纳入支部，参加组织生活。2016 年全年共发展预备党员 6 名，转正 3 名党员。截至 2016 年底，全院党员共有 628 名。

同时，下发《关于党员学习教育“灯下黑”问题专项整治方案的通知》，按照要求组织各党支部结合工作实际，做好专题整治活动，及时报送学习教育工作台账。结合实际，按照边实践边探索、边总结边提炼的原则，总结推广推进支部工作法在全院各支部的开展。

加强党的思想政治工作

2016 年，中检院坚持把学习型党组织建设与理论武装和思想教育相结合，深入组织党委理论中心组和全体党员干部认真学习十八届六中全会精神和习近平总书记系列重要讲话精神。开展“荐好书·读好书”活动，全院 600 余名党员参加，各党支部以多种形式组织党员读书心得交流、体会分享等活动，调动党员“多读书、多思考、勤动笔”的积极性和自觉性，在读书学习中进一步坚定理想信念、提高政治素养，提升思想境界。同时，制定《关于定期收集干部职工思想信息的有关规定》，关注干部职工思想动态。全年编发《思想动态内参》6 期，反映 154 条思想和现实方面的情况，增强各支部思想政治工作的针对性和实效性。积极发挥思想政治工作研究会的平台作用，在药检系统征集思想政治工作优秀文章，编撰发布《食药检政研》电子刊物，增强全国药检系统的思想政治工作交流。深入开展“双周一星”活动，充分利用宣传栏，大力宣传先进典型事迹，营造积极向上、踏实工作的工作氛围，进一步激发大家敬业爱岗、不畏困难、勇于创新的正能量。中国食品药品检定研究院选送的宣传先进典型的电视片——《忠诚》荣获中组部 2015 年全国党员教育电视片观摩交流活动三等奖。

统战工作

截至 2016 年底，中检院现有九三学社、农工民主党、国民党革命委员会、民主建国党、民主同盟会和致公党等六个民主党派成员 84 人，九三学社和农工民主党在院内建立基层支部。院党委大力支持民主党派自身建设，2016 年民革党魏峰同志当选为东城区人大代表，农工党张萍同志当选为东城区政协委员，孟淑芳当选为大兴区政协委员。2016 年，中检院积极承办中央国家机关首次党外干部和归侨侨眷“智库论坛”分论坛活动，围绕如何加强食品药品监管、保障公众饮食用药安全献计献策，提出意见建议。

工会工作

2016 年，中检院共召开 6 次职工代表大会和民主党派人士座谈会，就新址搬迁、公共租赁住房、工资改革、公车改革及交通补贴等重大事项交流讨论，听取大家的意见和建议。开展多彩文体活动，并参加中央国家机关公文写作比赛，代表国家食品药品监督管理总局参加中央国家机关羽毛球比赛。同时积极走访慰问困难职工、老党员、老干部。

2016 年 3 月 8 日上午，中检院召开妇女工作座谈会，邀请“全国三八红旗手”南楠同志与妇委会委员共同探讨妇女工作。会议总结 2015 年妇委会的相关工作，并研究 2016 的工作重点。南楠同志介绍了自己的工作经历，并倡议女职工自强自立，积极乐观，弘扬正能量。会后，全院女职工妇女工作知识问答暨健走活动在天坛公园举办。活动前，妇委会精心选取了跟女职工相关的妇女知识放在内网上供职工学习。活动当天，女职工们领取了妇女工作知识问答答题卡，认真进行了答题，并开展健步走活动。一路上，大家欢声笑语、神采奕奕，全院 200 余名女职工参加了活动。通过本次活动，使广大女职工进一步了解了妇女组织相关工作情况，学习了妇女权益保障等知识，同时弘扬了“健康生活、快乐工作”的理念，展示了中检院女职工健康向上的精神风貌，达到了预期的效果。

团委及青年工作

2016 年，强化学习，组织团委委员围绕当前形势进行政治思想理论学习，带动团员青年的学习，把践行科学监管理念落实到检验检测的工作实际。以活动促实效，全面提升团员青年素质。4 月，选派青年前往安徽省临泉县张老庄村调研慰问国家食品药品监督管理总局驻村“第一书记”许晓明；5 月，参加国家食品药品监督管理总局“中华魂家国情深”经典诵读会，并获得“最佳表现效果奖”；10、11 月，参加中央国家机关“根在基层”调研活动，选派团员青年带队、参加中央国家机关“根在基层 · 青春担当”青年干部系列调研实践活动。通过深入基层、深入一线的调研实践，体会基层群众的真实生活状况，感受基层工作的实际情况，了解行业发展在基层遇到的难点问题。同时，服务青年，开展单身青年联谊活动。中检院团委荣获“2015 年度中央国家机关最具活力团支部”荣誉称号。

纪检监察

第一次纪委扩大会

2016 年 2 月 2 日，中检院党委副书记、纪委书记姚雪良主持召开纪委扩大会，会议传达十八届中央纪委六次全会的主要精神，全文学习“李五四同志在全国食品药品监督管理暨党风廉政建设工作会议上的讲话”，并通报 2015 年以来全国食品药品监管系统 10 件违纪违法案件的处理情况。会议要求与会同志认真学习领会，按照中央精神和国家食品药品监督管理总局要求，将有关内容传达落实到位，切实做好全院纪检监察工作。院纪委委员，各总支、支部纪检委员参加会议。

第二次纪委扩大会

2016 年 7 月 8 日，中检院召开纪委扩大会，会议学习习近平同志关于从严治党的论述和习近平同志“七一”重要讲话精神，听取了纪委委员工作汇报，总结了纪委上半年的工作，并对下半年纪委工作进行部署。中检院党委副书记、纪委书记姚雪良主持会议，院纪委委员，各总支、支部纪检委员参加会议。

姚雪良深入分析了当前全院党风廉政建设工作形势，要求与会同志充分认识当前以及今后一段时间，纪检监察工作面临的四个“新常态”，一是全面从严治党是新常态；二是把纪律挺在前面是新常态；三是持续纠风是新常态；四是严格问责是新常态。全体纪委委员和纪检委员一定要充分认识、深刻理解，按照中央和国家食品药品监督管理总局党风廉政工作的部署要求，履行好工作职责，协助党委切实做好党风廉政工作。

第三次纪委扩大会

2016 年 11 月 4 日，中检院召开纪委扩大会，会议传达十八届六中全会会议精神，学习中央国家机关纪工委书记邓修明同志《在中央国家机关纪检组织强化监督执纪问责工作座谈会上的讲话》。中检院党委副书记、纪委书记姚雪良主持会议，院纪委委员，各总支、支部纪检委员参加会议。

姚雪良带领大家深入学习了邓修明同志的讲话精神，要求与会同志贯彻落实并推进纪检监察工作的“三转”，一是在职责定位上，实现向“监督主体”的转变；二是在工作方式上，实现向“挺纪在前”的转变；三是在履职担当上，实现向“过硬作风”的转变。要求全体纪委委员和纪检委员一定要加强思想政治建设，不断提升执纪能力，强化自我监督。抓好监督执纪问责工作，全力推进全院党风廉政建设和反腐败工作。

廉政风险防控

为深入贯彻落实党中央、国务院和国家食品药品监督管理总局党组关于反腐倡廉建设的决策部署和指示要求，推进党风廉政建设和反腐败工作，自 2015 年上半年，中检院在全院范围内组织开展了廉政风险和防控工作。

2016 年，中检院领导班子成员和各所、中心、处室主要负责人根据岗位职责和权力运行情况，查找权力行使、制度机制等方面存在的廉政风险并提出了预防对策。纪检监察室按照权责一致、行之有规的要求，认真清理并明确了面向服务对象的各类职权，以及内部的人财物管理职权，明确了职权名称、行使主体及法律依据，最终形成了检验权、标准复核及验证权、批签发权等 21 项权利和责任清单，并逐一绘制了“权力运行流程图”。纪检监察室将各级领导干部填写的《廉政风险防控一览表》和《权力责任清单、权力运行流程图》，编辑成册，供大家学习参考。

审核审计监督

2016 年，中检院组织开展审核审计监督工作，拟定《2016 年中检院审核审计监督工作方案》，明确审计监督内容，根据不同项目制订不同监督工作记录表，并对有关责任追究作了明确规定。同时，从院纪委委员和各支部兼职纪检委员中选取 3 名工作责任心强，业务熟悉的同志，组成审核审计监督工作组，研究前期收集的材料，讨论具体工作措施及分工。先后从生检所、化药所、包材所各抽取 1 份非四技合同，从仪器设备处抽取仪器设备采购及维保合同各 1 份，从后勤服务中心抽取办公家具采购合同 1 份，从信息中心抽取信息系统采购及运行维护合同各 1 份进行审核审计，审核结果以监察建议书形式送达各相关部门和主管院领导，对工作做的好的进行表扬，对发现的问题，提出意见和建议。

干部工作

领导干部任免

中共国家食品药品监督管理总局党组 2016 年 2 月 24 日决定，任命李波同志为中国食品药品检定研究院院长，任命姚雪良同志为中国食品药品检定研究院党委副书记（食药监党任〔2016〕8 号）。中共国家食品药品监督管理总局党组 2016 年 6 月 24 日决定，任命路勇同志为中国食品药品检定研究院副院长（食药监党任〔2016〕29 号）。

中国食品药品检定研究院党委常委会 2015 年 12 月 1 日研究决定，并报经国家食品药品监督管理总局分管局领导及人事司同意，聘任张志军为仿制药质量研究中心主任（兼）、王佑春为教育培训中心（研究生院院长）（兼）、蓝煜为办公室主任、成双红为综合业务处处长、白东亭为体外诊断试剂检定所所长、肖新月为标准物质与标准化管理中心主任、张庆生为技术监督中心主任、张河战为检验机构能力评价研究中心（质量管理中心）主任、李冠民为人事处处长、陈为为信息中心（档案室）主任、陶维玲为信息中心（档案室）副主任（正处级）、郭亚新为后勤服务中心（基建处）主任（中检人函〔2016〕177 号）。中检院党委常委会 2015 年 12 月 1 日研究决定，并报经国家食品药品监督管理总局分管局领导及人事司同意，聘任马双成为中药民族药检定所所长、杨化新为化学药品检定所所长、沈琦为生物制品检定所所长、杨昭鹏为医疗器械检定所所长、孙会敏为包装材料与药用辅料检定所所长、曹洪杰为计划财务处处长、李玲为国际合作处（港澳台办公室）处长、柳全明为党委办公室主任、杨正宁为安全保卫处处长（中检人函〔2016〕201 号）。

经 2016 年 7 月 18 日中检院党委常委会研究并报分管局领导及人事司同意，聘任张河战为安全评价研究所所长（兼）（中检人〔2016〕3 号）。经 2016 年 7 月 29 日中检院党委常委扩大会研究并报分管局领导及人事司同意，聘任黄清泉为综合业务处副处长，解聘其医疗器械检定所副所长职务（中检人〔2016〕4 号）。经 2016 年 10 月 14 日中检院党委常委扩大会研究并报分管局领导及人事司同意，聘任杨振为体外诊断试剂检定所副所长，解聘其医疗器械检定所副所长职务（中检人函〔2016〕146 号）。经 2016 年 10 月 24 日第 15 期中检院党委常委会和 2016 年 11 月 10 日第 16 期党委常委会研究并报分管局领导及人事司同意，聘任柳全明为实验动物资源研究所所长、蓝煜为教育培训中心（研究生院）主任、高泽诚为党委办公室副主任，解聘以上同志原任职务，解聘王佑春兼任的教育培训中心（研究生院）主任职务（中检人〔2016〕11 号）

干部挂职

根据国家食品药品监督管理总局通知精神，经院党委常委研究确认，中检院以《关于报送总局第八批援藏干部高级专业技术人员人选的函》（中检人函〔2016〕204 号）推荐李秀记同志作为人选。

干部管理

根据国家食品药品监督管理总局人事司《关于商请推荐中国药学会新一届理事会理事候选人建议人选的函》，经国家食药监管总局分管局领导孙咸泽副局长同意，中检院2016年11月3日推荐李波院长为人选。

根据国家食品药品监督管理总局人事司《关于做好2016年领导干部报告个人有关事项工作的通知》（食药监人便函〔2015〕211号）相关要求，中检院以《关于报送2015年度中检院领导干部个人有关事项报告材料汇总综合报告的函》（中检人函〔2016〕69号）报送了2015年度有关情况总结。2016年5月23日，以《关于报送〈中国食品药品检定研究院2016年领导干部重大事项抽查核实工作方案〉的函》（中检人函〔2016〕185号）呈报了2016年度工作方案。2016年11月8日，以《关于报送〈中检院2016年领导干部个人有关事项报告核查结果报告〉的函》（中检人函〔2016〕100号），向国家食品药品监督管理总局人事司报告了核查结果。

收集录入副处级以上中层干部2016年《个人重大事项报告》62份，报送《综合汇总报告》，起草《抽查核实方案》。

2016年度随机抽查中层干部7名，报送《中国食品药品检定研究院2016年领导干部重大事项核查结果报告》，5人核查结果与本人填报内容基本一致，2人查核结果与本人填报情况不相符，中检院党委根据具体情况，已对相关人员做出批评教育和补报的处理。

2016年重点抽查干部两批共计13人，并完成核查比对，9人查核结果与填报内容一致，4人查核结果与本人填报情况不相符，经中国食品药品检定研究院党委研究，已对相关人员做出处理决定。

第十部分　综合保障

综合业务

《药品注册管理办法》起草

按照国家食品药品监督管理总局药化注册司《药品注册管理办法》修订工作安排，中检院承担药品注册检验、药品注册标准正文和药品注册检验指南配套文件起草任务。2016 年是修订《药品注册管理办法》的第二年，为集中反映药品检验检测机构的意见，中检院在前期广泛征求意见的基础上，针对国家食品药品监督管理总局于 2016 年 7 月 22 日公开向社会征求意见的《药品注册管理办法（修订稿）》，召集 16 个省级药检所和中检院相关业务所召开研讨会，集中对注册检验、注册标准、标准物质等进行深入讨论和交流，形成正式的反馈意见提交给国家食品药品监督管理总局药化注册司。

《药品补充检验方法管理工作规程》起草

2016 年，在系统内各级专家的支持下，中检院完成《药品补充检验方法管理工作规程》的研究起草工作，获得国家食品药品监督管理总局科技标准司的认可，并于 2016 年 12 月 1 日正式颁布。该规程包括 5 章 29 条内容，相比过去的管理模式，该规程主要在以下方面进行强化和补充：一是围绕监管需求，增强方法实用性；二是明确审查责任，保证方法科学性；三是采取网络直报，提高工作时效；四是建立激励机制，提高工作积极性。该规程旨在通过改进管理模式，进一步提升管理效率，增强管理效益。

补充检验方法审核

2016 年，共计 13 个药品检验机构申报 27 个补充检验方法。9 个药品检验机构完成 12 个方法的复核。2016 年全年共批准 6 个药品补充检验方法。中检院根据该项工作申报审批程序的相关调整，召开 4 次补充检验方法专家评审会，并协助国家食品药品监督管理总局召开 3 次专家评审会。根据《药品补充检验方法管理工作规程》的要求，中检院组织建设药品补充检验方法管理系统，全力配合国家食品药品监督管理总局《工作规程》的实施工作，该系统于 12 月 15 日试运行。

业务咨询服务

2016 年，中检院共举办业务咨询日活动 12 期，平均每期约有 15 至 20 家企业，30 余人次参加，咨询内容主要以药用辅料、药包材的注册工作为主，还包括化学药品、生物制品、中药、医疗器械、食保化等领域。

标准管理

2016 年，共收到国家食品药品监督管理总局下发标准相关纸质文件 8664 件，对其全部进行扫描，共计 13500 页，并全部导入标准管理系统。同时完成《中国药典》（2015 年版）的扫描及数据导入；落实了国家食品药品监督管理总局受理大厅下发的注册司批件与审评中心发补资料等的取件、分送、上报工作。

数据统计

2016 年，中检院完成各项统计工作 133 次，完成国家食品药品监督管理总局任务共 132 次，包括全国检验检测机构资源调查、批签发办结情况季报、批签发定期外网公示、生物制品批签发紧急统计任务，并完成 2015 年度全国及中检院基础数据统计。

药品检验业务流程效率研究

2016 年 10 月，中检院完成“药品检验业务流程效率研究”，该课题借鉴企业业务流程管理和优化的理论，采用药事管理学的研究方法，系统评估中检院采取的业务流程效率干预措施的效果，摸清中检院业务流程效率的现状和影响因素，为业务管理模式的改进提供理论和数据支撑。课题研究论文“药品检验业务流程效率研究概述”荣获中国药学会药事管理专业委员会2016年年会“优秀论文奖”，并有 2 篇论文在《中国药事》2016 年第 12 期发表。

仪器设备

资产清查

2016 年，中检院组织开展 2016 年仪器设备资产清查具体实施工作。严格按照方案落实每一步工作，协调有关部门理清过程中的有关问题，完成全院全部仪器设备资产清查工作，实现账账、账物相符。

全周期管理

2016 年，中检院采购仪器设备 2475 台（套），合同金额 13161.8 万元；完成计量 2110 台（套）；期间核查 34 台（套）；维修 536 台（套）；验收 2199 台（套）；报废仪器设备 260 台（套）。截至 2016 年底，全院仪器设备资产共 12985 台（套），资产原值 75547 万元。

规程编制

2016 年 1 月，中检院编制的《食品药品医疗器械检验仪器设备核查规程（第一册）》和《食品药品医疗器械检验仪器设备维护保养规程（第一册）》正式出版。《食品药品医疗器械检验仪器设备核查规程（第一册）》针对食品药品检测的特殊性，解决了没有相应的国家检定规程（校准规范）或者不适用于食品药品检测的专用检测仪器设备的量值溯源问题。《食品药品医疗器械检验仪器设备维护保养规程（第一册）》解决了食品药品医疗器械检验系统实验室质量管理中设备维护保养问题，统一、公开、规范了仪器设备常规维护保养，确保了维护保养的完整性。

食品药品医疗器械检验仪器设备核查规程

仪器设备是开展食品药品检测的重要利器，也是实验室质量保证体系的重要组成要素。为保障检测数据的可靠性和准确性，检测仪器设备需定期开展有效的核查工作。该工作的开展主要依据国家检定规程（校准规范），但由于食品药品检测的特殊性，需用到某些专用仪器设备，而此类仪器设备目前没有相应的国家检定规程（校准规范）或者不适用于食品药品检测工作，这就给检测数据的准确性带来潜在风险。为此中检院组织相关人员及计量检测科学研究院专家，编制了《食品药品医疗器械检验仪器设备核查规程》，为食品药品检验系统内专用仪器设备内部校准以及核查工作提供依据和参考。

该书共收集 36 种食品药品检测专用仪器设备。在编制模板上，以《国家计量检定规程编制原则》、《国家计量校准规范编写规则》为参考依据，力求科学规范。在编制内容上，主要包含范围、概述、制定依据、检测项目、检测方法、结果处理、检测周期、核查记录及报告组成，力求内容全面，适用性强。在编制方法上，要求核查用仪器设备尽可能为标准物质（标准样品）、能溯源的器具，确保核查结果可以溯源。

食品药品医疗器械检验仪器设备维护保养规程

仪器设备常规维护保养对提升仪器设备使用效益，完善实验室质量管理都是十分必需的一部分，目前食品药品医疗器械检验系统尚无统一、公开、规范的相关规程。因此，中检院组织相关单位，编制了《食品药品医疗器械检验仪器设备维护保养规程》（第一册）。

该册首批入选的仪器设备是食品药品医疗器械检验工作中使用频率较高的仪器设备，共计45种，按照仪器设备名称的首字母顺序排列。内容包括目的、应用范围、维护内容及流程、常见故障处理、维护周期、维护内容记录6方面内容。在编制过程中，注意区分日常维护保养与使用过程中的简单维护保养、依托厂家的全面维护保养的界限，做到三者无交叉、不遗漏，确保维护保养的完整性。

人事教育

薪资管理

根据国家食品药品监督管理总局人事司《关于报送交通补贴发放自查情况的通知》（食药监人便函〔2016〕63号），中检院于2016年5月上报有关情况。按照国家食药监管总局人事司《关于对中央第十五巡视组转办事项立行立改的通知》要求，开展津补贴问题整改工作，向人事司报送《关于报送中检院津补贴问题立行立改情况的报告》（中检人〔2016〕44号）。并根据国家食药监管总局人事司文件《关于开展局属事业单位津贴补贴清理规范工作的通知》（食药监人便函〔2016〕71号），中检院新增可以发放而未发放的津补贴项目，包括住宅公务电话费、禁食猪肉补贴、女同志卫生费和交通费等四项，均按照文件规定的标准执行。自2016年6月1日执行。工资中设立的基本绩效更名基础绩效，并进行完善。同时，按照国家食药监管总局人事司文件《转发关于2016年调整中央国家机关事业单位退休人员基本养老金有关文件的通知》（食药监人便函〔2016〕181号）要求，调整2015年12月31日前退休人员的基本养老金。根据国家食药监管总局人事司绩效工资实施部署会议，中检院清理核实并填报2014年至2015年工资和津补贴金额及人员情况。

机构编制

中检院分别从化学药品检定所、包装材料与药用辅料检定所、标准物质与标准化研究所、食品药品技术监督所抽调12人，成立仿制药质量研究中心，并于2015年12月18日开始正式运行。

2016年5月11日，中检院印发《关于中检院培养基室调整的通知》，原标准物质与标准化研究所培养基室隶属关系及工作人员划归后勤服务中心管理。由器械所、生检所、化药所、综合业务处等抽调25人成立体外诊断试剂检定所，并于2016年9月5日正式启动运行。

根据《中国食品药品检定研究院（国家食品药品监督管理总局医疗器械标准管理中心）主要职责内设机构和人员编制规定》（食药监人〔2015〕238号），经院长办公会议研究，2016年7月27日发布《关于印发各部门主要职责和内设机构规定的通知》（中检人函〔2016〕260号），对中检院各部门主要职责和内设机构进行了规定。

公开招聘

经国家食品药品监督管理总局人事司同意，中检院2016年度公开招聘工作，经过公布招聘职位信息、资格审查、笔试、面试、考核与体检、外调、办理落户、报到等环节，确定郭宁子等13人为中检院录用人员，试用期一年。并组织仿制药质量研究中心公开招聘编外聘用人员三轮。按照政策接收安置军转干部王雪1人。同时，根据国家食品药品监督管理总局人事司统一部署，2016年下半年起，中检院公开招聘编外聘用人员由人事处统一组织。

技术职务评审

根据国家食品药品监督管理总局办公厅《关

于印发国家食品药品监督管理总局直属单位专业技术职务任职资格评审办法》（食药监办人〔2016〕162号）、《关于开展2016年专业技术职务任职资格评审工作的通知》（食药监人便函〔2016〕172号）、《关于开展2016年专业技术职务任职资格评审工作的补充通知》（食药监人便函〔2016〕213号）以及《关于召开2016年总局专业技术职务任职资格评审会议的通知》（食药监人便函〔2016〕234号）要求，受国家食品药品监督管理总局人事司委托组织开展总局专业技术职务任职资格评审工作。经过材料申报、审核、公示等程序，共有96人参评研究（29人）、药师（33人）、技师（14人）和工程师（4人）四个系列，经过专家投票，共有24人获得正高专业技术职务任职资格，35人获得副高专业技术职务任职资格，4人获得中级技术职务任职资格。其中，中检院有9人取得研究员资格，7人取得主任药师资格，2人取得主任技师资格；11人取得副研究员资格，6人取得副主任药师资格，5人取得副主任技师资格，2人取得高级工程师资格；3人取得主管技师资格。

人才培养

根据2016年7月31日《中共中央组织部办公厅关于印发第二批国家“万人计划”领军人才入选名单的通知》（组厅字〔2016〕37号），中检院马双成通知入选第二批国家“万人计划”科技创新领军人才。按照国家食品药品监督管理总局人事司《关于组织开展国家禁毒委员会智库人员申报遴选工作的通知》要求，中检院推荐化学药品检定所麻醉与精神药品室主任南楠和副主任陈华作为智库人选。按照《中华预防医学会关于开展疫苗与免疫青年人才托举项目候选人推荐工作的通知》（预会发〔2016〕008号），中检院推荐曹守春、张华捷作为疫苗与免疫青年人才托举项目候选人。根据国家食品药品监督管理总局人事司《关于2016年度留学人员科技活动项目择优资助入选项目及划拨经费的通知》（食药监人便函〔2016〕121号），中检院报送的王浩入选启动类项目，获得资助经费3万元。

研究生管理

2016年，中检院完成2016年硕士研究生招收工作，共录取18名研究生，并组织完成二年级18名研究生开题报告，分别进入相应实验室。同时，组织完成18名研究生毕业答辩，并完成与中国药科大学合作招收的7名研究生以及与烟台大学合作招收的5名研究生分别进入相应实验室。

博士后管理

2016年，中检院组织博士后出站评审会以及完成博士后工作站年度评估工作。2016年，中检院有7名博士后完成研究任务出站。经过进站评审，2016年新招收博士后科研人员7人，完成办理入站4人，办理延期出站手续5人。

人员管理

截至2016年底，中检院在职职工778人，编外聘用人员400人，离退休人员433人，在院学生121人，进修、合作等其他人员42人。

财务管理

年度收支情况

2016年，中检院总收入10.72亿元，其中，财政补助收入2.98亿元，事业收入7.68亿元。

2016年，中检院总支出9.82亿元。

完善制度，规范管理

2016年，中检院制定《资金收支管理办法》，修定《预算管理办法》《国有资产管理办法》《票据管理办法》，起草《会计档案管理办法》《项目库管理办法》《项目绩效评价管理办法》，建立健全财务管理制度，保证有章可循。

为杜绝假发票问题，中检院要求所有报销发票均需提供税务网站上验证为真的截图，保证发票真实有效，同时发布《关于开具和取得增值税发票有关事项的通知》，规范发票取得报销、开具发票要求，给出真伪认证的途径和丢失发票的处理等，提高服务质量，加强规范管理。

国有资产清查

2016 年，中检院组织完成财政部 2016 年全国行政事业单位国有资产清查工作。期间，中检院成立以李波院长为组长的资产清查工作领导小组，加强领导，制定资产清查工作方案，明确分工，确保准备、清查、审计和汇总四个阶段工作有序进行。并组织资产归口管理部门参加国家食品药品监督管理总局组织的资产清查业务培训，统一工作要求和工作步骤。资产清查后，完善《中检院国有资产管理办法》，进一步明确管理职责，严格配置、处置程序，落实资产管理与预算管理挂钩机制，强化责任落实制度，加强责任追究。同时启用财政部资产报表系统，逐步建立监督检查制度，确保资产安全。

推进内控建设

2016 年，按照财政部《财政部关于开展行政事业单位内部控制基础性评价工作的通知》（财会〔2016〕11 号）和《国家食品药品监督管理总局内部控制基础性评价工作方案》（食药监办财〔2016〕116 号）要求，中国食品药品检定研究院成立领导小组，明确政府采购、合同管理的归口部门，并制定《中检院内部控制基础性评价工作方案》，包括工作总体目标、组织机构及职责、工作内容、工作安排、工作要求。同时，中检院组织召开会议，进行工作分工，明确工作步骤和完成时间，并及时反馈中介风险评估问题，逐一落实部门整改；同时汇总各部门工作实施情况，及时向分管院长汇报，请示下一步工作，推进全院内部控制工作的规范和完善。

2016 年 10 月 21 日，中检院邀请北京天华正信会计师事务所相关人员对全院 12 个部门负责人及主要经办人员进行内部控制业务培训，培训内容涉及内部控制制度建立的背景、进展情况、主要内容以及内部控制建设方法。

安全保障

签订安全责任书，加强日常检查监管

2016 年，中检院组织全院进行四级安全责任书签订，由法人（院长）与分管院领导、分管院领导与部门主要负责人、部门主要负责人与科室主要负责人、科室主要负责人与工作人员层层签订安全责任书，并报安全保卫处备案。并在安全动员会上强调各部门安全员的重要性，要充分发挥其工作积极性，维护院区安全。同时加强各类人员的安全责任，落实责任倒追机制，真正做到“谁主管、谁负责”，责任落实到岗、落实到人，完善管理机制。

2016 年，中检院召开全院安全生产会议 1 次，李波院长陪同国家食品药品监督管理总局孙咸泽副局长检查安全 1 次，邹建副院长、姚雪良副书记陪同国家食品药品监督管理总局孙咸泽副局长、机关服务中心沈传勇主任到新址检查安全 1 次，姚雪良副书记带队检查安全 6 次。此外，中检院完成与国家药典委员会、审核查验中心的安全互查工作，并迎接公安、消防、环保、环境监察等部门检查 19 次。

增强防范意识，提升反恐防火

2016 年，按照公安部门的要求，结合实际安全管理工作，中检院配齐相应反恐防爆用阻车器、防爆毯、防弹背心等设施器材，并有针对性的开展相关科目训练，教育有关人员熟悉有关预案。同时，分别组织全院职工、保安人员进行消防培训，邀请龙潭消防中队消防员开展消防联合

演练，以提高职工和安保人员处置火灾的能力。

2016 年，中检院为旧址院区各科室、新址院区、动物繁育中心、宿舍区更换过期 5 公斤干粉、灭火器 380 具，增加灭火器箱 160 个，20 公斤推车式干粉灭火器 4 个，2 公斤二氧化碳灭火器 40 个，维修消防栓 1 处。

2016 年，中检院继续加强对工作人员的安全教育，以及外来人员和车辆的管理；严格病原微生物、放射源、麻醉和精神药品、易制毒化学品及易燃易爆危险品等危险品的管理，严格控制相关标准物质的对外销售和实验活动的开展。并先后接受北京市卫计委、北京市公安局内保局及东城区公安局、环保局、药监局等多个部门的安全检查，均未发现重大隐患。

规范保障管理，提高服务质量

2016 年，中检院对全院在用 50 套生物安全实验室、22 套洁净实险室、95 台生物安全柜、57 套超净工作台开展定期巡检和维护保养工作，并进行第三方检测机构检测，维护保养记录完整。同时，组织查验新址 22 套二级生物安全实验室和 38 套洁净实验室，实验室面积 4679 平方米；完成新址 106 台生物安全柜的第三方检测工作。此外，对旧址 200 个摄像头、20 台监控主机、35 套门禁系统、各类报警系统进行维护保养；对新址 570 余个摄像头、监控主机、700 多个门禁、各类报警系统进行查验接收。

2016 年 9 月，中检院启用新址门禁及车辆识别系统，并启动安保处 24 小时值班。组织完成搬迁前高致病性病原微生物及毒麻精放药品底数梳理确认工作。组织化学药品检定所抗肿瘤与放射性药品室进行环评验收及辐射安全许可证续证工作，并于 11 月 28 日取得天坛址《辐射安全许可证》。

2016 年，中检院开展全院 23 人次参加实验室安全培训、考察交流，通过实验室安全专业知识的学习，组织院内生物安全培训 88 人次，促进各类人员做好实验室安全管理工作。

加大联系协调，推动工作落实

鉴于在北京市环保局辐射安全管理处安全检查中，发现中检院放射药品室存在制度不健全，豁免源未报备等问题，中检院组织进行全院辐射安全大检查，摸清院内的放射源和射线装置，放药室清查出 3 枚未办理备案的豁免源和 3 枚历史遗留源。中检院协调北京市环保局分别进行备案和送储处理，消除隐患。此外，鉴于北京市环境监察总队到中检院检查指出“动物尸体贮存收集管理不到位”的问题，中检院协调相关部门制定整改方案，监督整改落实，配合对监控系统改造，完成向市环境监察总队的整改报告。

后勤保障

公务用车改革

2016 年初，中检院成立“公务用车制度改革领导小组”，下设改革办公室和监督办公室。在中检院党委领导下，按照《中央事业单位公务用车制度改革实施意见》（中车改〔2015〕35 号）公车改革办法，深入调研，全面摸底、细致测算，结合中检院检验检测工作实际确定保留车辆种类和数量，提出公务交通补贴方案，制定司勤人员安置方案，拟定取消车辆处置方案及其他相关工作。

2016 年 7 月 27 日，经院长办公会讨论通过了《中国食品药品检定研究院公务用车改革方案》，并上报国家食品药品监督管理总局。9 月 28 日，中检院提交《中检院公务用车改革起草说明》，10 月 28 日，修订《中国食品药品检定研究院公务用车改革方案》。12 月 26 日，国家食品药品监督管理总局批复同意《中国食品药品检定研究院公务用车改革方案》，中检院按照《食品药品监管总局办公厅关于同意中检院公务用车制度改革实施方案的复函》（食药监办〔2016〕957 号）批复的内容严格落实公务用车改革。

两地办公保障

为保障两地办公，中检院在物资供应管理系统中增设中检院食材采购管理系统，将食材采购、食材出库及公务接待流程全面信息化管理，并建立了规范、完整、便捷的食材采购管理体系，最大程度优化现有资源，有效保障两地定时供餐 。

2016 年，中检院对 8 台实验用水制造设备及 86 个出水末端进行完整性检查，督促制造商对无水嘴、漏水、不出水、连接错误的出水末端进行整改。并进行了 213 点次的检验，8 个水点完成验证。同时对 14 台气体设备和 3 个汇流排间及连接的 610 个用气末端进行完整性检查，督促制造商对无把手、把手松动、气量小、压力表故障的末端进行整改。

固定资产清查

根据《财政部关于开展 2016 年全国行政事业单位国有资产清查工作的通知》（财资〔2016〕2 号），中检院自 2016 年 3 月开始对房屋构筑物类、交通运输类、家具类、固定资产进行清查。截止 12 月 31 日，完成全院固定资产清查工作。

迁建工程

2016 年 1 月 8 日，中检院组织各参建单位召开迁建项目一期工程总结会。北京建工集团公司、南通建工集团公司、北京京精大房监理公司、北京天华博太投资造价咨询公司、中国中元国际工程有限公司、中国电子系统工程第二建设有限公司与迁建办、新址办等单位对一期工程的建设工作分别进行总结，在分析成功经验的基础上，也对二期工程建设提出多方面建议。3 月 30 日，电磁兼容实验楼通过质量监督站验收。4 月 11 日至 5 月 27 日，相继完成生检楼、药检楼、标准物质楼、医疗器械楼、动物资源楼、特殊实验楼、综合业务楼与电磁兼容实验楼的管理交接。4 月 28 日，完成食堂等 4 项工程质量监督备案手续。6 月 23 日，完成综合业务楼等 16 项工程、地下通道工程与电磁兼容楼工程的质量监督备案手续。标志着各相关建筑全面竣工，可投入使用。5 月 20 日，国管局人防办、国家食品药品监督管理总局人防办来新址进行迁建人防工程的备案检查验收并获得通过。7 月 4 日，完成迁建项目人防工程竣工验收备案。7 月 6 日，与中国中元国际工程有限公司签订迁建二期工程概念及方案设计合同。

7 月 28 日，李波院长、邹健副院长、路勇副院长在新址东区与生物医药基地管委会主要领导进行工作协调，重点对一期项目搬迁使用的保障条件、二期项目用地的调规变性等问题进行会谈。12 月 31 日，分别完成西区各楼净化实验室的使用交接。

第十一部分　部门建设

食品化妆品检定所

实验室检验资质扩充

2016年，食品化妆品检定所针对原有食品检验资质数量不足进行扩项，检验资质从2015年的774项扩大到1050项，覆盖食品、保健食品、化妆品和食品接触材料四大领域，新扩项目包括重金属、药物、农药、兽药、食品添加剂、化妆品禁限用物质等，以检测食品中的风险物质为主。

内部质量控制活动

2016年，食品化妆品检定所制定一系列内部质量控制计划并有效实施，具体包括：结合检验业务工作特定组织制定并督促完成2016年质量控制活动计划，包括6人次人员比对，1次使用标准物质，1次留样再测，1次仪器比对。同时，完成2016年质量监督任务，并按要求完成整改。

外部质量控制活动

2016年，食品化妆品检定所参加7项外部能力验证活动，分别为：副溶血性弧菌检验，WHO EQAS 2016，乳粉中沙门菌检测，药物敏感测试、肠杆菌科菌种鉴定、沙门菌、志贺菌血清分型实验，火鸡中金霉素测定，番茄中硫丹，卡巴呋喃测定，血清中生化指标检验，蒸馏酒中甲醇、铅含量的测定，其中6项取得满意结果，仅WHO EQAS 2016项目尚未反馈结果。同时还组织开展食品、保健食品和化妆品三个领域共33个项目的能力验证活动，共2449家检验检测实验室报名参加，参加单位包括化妆品行政许可检验机构，保健食品注册检验机构，食药监系统实验室，疾控系统实验室、食保化企业实验室、第三方检验机构。

化妆品审评有关事项联席会议机制

2016年7月13日，国家食品药品监督管理总局药化注册司、中保委与中检院三方建立了化妆品审评有关事项联席会议机制。中检院食品化妆品检定所组织化妆品标委会专家召开3次联席会议，与药化注册司、中保委共同研讨26项化妆品审评相关事项，为化妆品注册审评提供技术支持。

2016年国家化妆品监督抽检

根据2015年化妆品监督抽检以及专项风险监测发现的问题及线索，食品化妆品检定所制定《2016年国家化妆品抽检监测工作方案》，并编写《2016年化妆品监督抽检工作手册》。2016年，食品化妆品检定所组织召开2016年化妆品监督抽检工作部署会，及时汇总、分析各省上报的化妆品问题样品信息，形成四个阶段化妆品监督抽检不合格样品（问题样品）清单，及时上报国家食品药品监督管理总局药化监管司。并收集、汇总、分析2016年全国31省化妆品监督抽检数据，完成《2016年全国化妆品监督抽检工作总结报告》。2016年国家化妆品监督抽检共完成13970批次样品的抽检，检出不合格样品164批，不合格样品检出率为1.2%；检出问题样品2307批，问题样品检出率为16.5%。同时协助国家食品药品监督管理总局核实不合格化妆品样品信息及检验信息，并配合信息发布工作，共发布6次公告，包括113批次不合格化妆品以及319批次防晒类化妆品实际检出防晒剂成分与产品批件成分不符的产品，严厉打击了化妆品非法添加，超量使用限用物质的现象以及生产企业不按批准配方投料生产或虚假申报的行业潜规则。

食品安全抽检监测

2016 年，食品化妆品检定所完成 2016 年国家食品药品监督管理总局食品安全抽检监测计划制定工作。计划分为国抽计划、省抽计划和市县局食用农产品计划，全系统预计任务量约 129.3 万余批次，包括国家食药监管总局国抽计划 25.6 万余批次（其中总局本级 2.8 万余批，转移地方近 22.8 万批），省级局 27.2 万余批次，市、县局食用农产品检测 76.5 万余件次；计划包括 33 个食品大类 129 个食品品种和 200 个食品细类。涉及抽检项目 430 余项，监测项目 250 余项。同时，食品化妆品检定所组织完成 33 大类 200 个细类的食品安全抽检监测实施细则的编写，内容包括适用范围、检验方法、判定依据、抽样方法、检验要求和判定原则等内容。并完成羊肝专项抽检、粽子专项抽检、蜂蜜专项抽检监测、复原乳专项监测、月饼专项抽检、二噁英专项监测等 11 个专项抽检监测。

此外，食品化妆品检定所组织完成《食品安全监督抽检和风险监测实施细则（2016 年版）》、《食品安全风险监测检验方案》等抽检监测相关配套文件的编写，制定 2016 年餐饮食品计划和《2016 年餐饮食品监督抽检实施细则》。并完成 2017 年国家食药监管总局食品安全抽检监测计划初稿的制定工作，计划分为计划性抽检、食用农产品抽检、评价性抽检和专项抽检，全系统预计任务量约 127.5 万余批次；计划包括 33 个食品大类 132 个食品品种和 203 个食品细类。涉及抽检项目 430 余项，监测项目 250 余项。

2016 年，食品化妆品检定所制定了食品安全抽检监测相关培训教材，对参加国家食品安全抽检监测工作的各承检机构进行培训。12 月，在北京举办两期抽检监测承检机构培训班，完成对 100 家检验机构 200 余人的培训。培训内容涵盖 2016 年国家食药监管总局食品安全抽检监测计划及配套文件、食品安全抽检监测数据报送要求、抽样工作要求及实施细则以及理化、微生物检验技术专题培训。

数据统计分析

2016 年，食品化妆品检定所组织开展 2015 年食品安全抽检监测数据统计分析与报告编写工作（一司、三司本级和地方任务）。总报告共计 3.4 万余字，详细报表 36 个，基本完成从类别、区域、环节场所、大型生产经营企业、风险等级、风险因素、任务完成情况等各个维度的交互分析。同时完成 2016 年国家食品安全抽检监测总结报告，共计 4.2 万余字，详细报表 18 个。截至 2016 年 11 月 20 日，共完成 32 个食品大类（含保健食品）217401 批件次的监督抽检工作，以及 30 个食品大类（含保健食品）18371 批件次的风险监测工作。

食品安全抽检信息公布

截至 2016 年 12 月 9 日，食品化妆品检定所协助国家食品药品监督管理总局进行了 54 期食品抽检信息公布。工作内容包括数据整理、信息核对、格式修改、公布样品标记等公布相关工作，共公布合格样品 22904 批次，不合格样品 338 批次，平均每周公布样品总数 400 批次以上。

中药民族药检定所

标准物质制备与期间核查工作

2016 年，中药民族药检定所完成中药化学对照品、中药对照药材、对照提取物和民族药对照药材标化 339 批，保证了检验用中药标准物质的 100% 供应。截至 2016 年 11 月 21 日，中药民族药检定所共标化中药化学对照品 225 批，新品种 9 批。中药对照药材共完成 96 批，其中首批研制品种 13 个。

此外，中药民族药检定所完成首批供应5个品种（有机氯农药混合对照品溶液、羌活对照提取物、银杏总内酯对照提取物、功劳木总生物碱对照提取物、酸枣仁对照提取物），换批4个品种（云南白药对照提取物、薄荷素油对照提取物、三七总皂苷、黄曲霉毒素混合对照溶液）。完成黄柏、黄连、人参药材对照提取物3个品种标化工作。并规范对照提取物标化程序与技术要求，完成对照提取物标定原始记录及标准操作规程起草工作。同时完成大栀子、小米辣（部颁提高）、倒心盾翅藤、白花臭牡丹根、鸡蛋花树皮、青阳参（云南省药材标准）等6个民族药对照药材的标化。开展蔓菁、鸡根、大火草、白花丹茎叶、菥蓂子的民族药材的研究工作。

能力验证

2016年，中药民族药检定所组织完成人参中有机氯农药残留检测全国能力验证。收集适宜的样品，初检后委托粉碎匀质化、分装、灭菌。完成了均匀性、稳定性检查，与药植所协作进行标定检测。调拟定作业指导书及能力验证评价方法。2016年6月至7月发放样品，全国47家实验室参加，39家报告有效结果。

中成药国家评价性抽验

2016年，中药民族药检定所抽取8批次牛黄镇惊丸样品，涉及2家生产企业、2个批准文号；3批抽自生产企业、5批抽自经营企业。依据执行标准检验，3批次样品不合格，不合格率37.5%，不合格项目为甘草鉴别项；合格率为62.5%。

同时，中药民族药检定所开展探索性研究。牛黄镇惊丸由牛黄、全蝎、炒僵蚕、珍珠、人工麝香、朱砂、雄黄、天麻、钩藤、防风、琥珀、胆南星、制白附子、半夏（制）、天竺黄、冰片、薄荷、甘草等十八味中药材粉碎、配研制成。以原料药材和制剂的质量问题为导向，结合本品处方大、含贵细药多、含毒性矿物药等特点，围绕药品安全性、真实性、有效性、均一性、稳定性，标准可控性等方面开展20余项探索性研究和评价，排查和揭示潜在质量隐患。

在安全性方面，本品处方药味众多，原料药材的安全风险可能引入制剂，采用多种分析技术和手段建立多项检查方法，并对有害残留情况进行广泛考察：①冰片原料的合成副产物樟脑具有毒性，且往年抽验中发现过以樟脑代替冰片投料的现象，采用GC法建立了牛黄镇惊丸中樟脑的限量检查方法。②朱砂原料药材可能存在染料染色的风险，采用TLC法建立了制剂中染色物808猩红的检查方法。③处方中琥珀为贵细药，来源有限，价格较贵，可能存在松香掺伪的风险，采用HPLC法建立了制剂中松香酸的检查方法。④全蝎、炒僵蚕等原料药材易霉变，采用胶体金免疫层析技术（GICA）对黄曲霉毒素残留量进行了快速筛查。⑤采用GC法测定牛黄镇惊丸中有机氯类农药残留量，并采用原子吸收分光光度法测定铅、镉、铜等有害元素的含量。⑥本品为原粉制剂，且含挥发性成分，为控制微生物限度，厂家可能采用^{60}Coγ射线辐照灭菌，参照欧盟标准（EN）13751：2002，采用光释光法考察了样品的辐照情况。⑦朱砂和雄黄既是毒性矿物药，也是牛黄镇惊丸发挥镇惊安神和豁痰解毒作用的重要原料，为客观、科学地评价其对用药安全性和有效性的影响，利用ICP-MS、原子荧光光度法和HPLC-AFS技术对制剂中砷和汞总量、可溶性砷和汞含量以及砷的存在形态进行了系统深入的研究。

在真实性方面，一是针对君药牛黄与其代用品价格相差巨大，可能存在掺伪投料的问题，采用HPLC-MS/MS法建立了牛黄镇惊丸中牛黄种类的鉴别方法，根据胆酸类成分的比例判断投料为天然牛黄或体外培育牛黄。二是处方中薄荷常见留兰香掺伪现象，采用GC-MS/MS法建立了制剂中留兰香专属性成分香芹酮的检查方法。三是处方中全蝎、炒僵蚕是发挥息风止痉功效的重要药味，针对其动物源属性，采用PCR技术建立DNA COI基因的专属性检测方法。

在有效性方面，为全面、有效地监控原料药材投料情况，建立了多项鉴别和含量测定方法：①新增钩藤薄层鉴别项；新增防风、薄荷薄层鉴别项，并针对标准检验中发现的问题改进甘草的薄层鉴别方法。②朱砂和雄黄为矿物药，采用X－射线粉末衍射技术建立了制剂中2味药材的专属性鉴别方法。③人工麝香价格较贵，现行标准缺乏质量控制项目，难以监控投料，分别以麝香酮和甾体类成分为指标，利用GC和GC－MS/MS技术，建立了牛黄镇惊丸中人工麝香的专属性鉴别方法。④天麻为传统名贵药材，是处方中发挥息风止痉功效的重要药味之一，采用HPLC法建立天麻素的含量测定方法。⑤采用HPLC法建立了胆红素的含量测定方法，对君药牛黄是否足量投料进行监控。⑥冰片具有开窍醒神，清热止痛等功效，是本品发挥疗效的重要物质基础之一，采用GC法建立了龙脑的含量测定方法，可与樟脑的限量检查同时进行。⑦针对本品处方药味众多，现行标准缺乏含量测定项的现状，采用HPLC法一测多评，建立了制剂的指纹图谱，测定升麻素苷、5－O－甲基维斯阿米醇苷、甘草苷、甘草酸、胆酸的含量。

在均一性方面，指纹图谱可以整体、宏观地表征被测样品主要化学成分的特征，是中药复方制剂质量的重要评价手段，在测定升麻素苷、5－O－甲基维斯阿米醇苷、甘草苷、甘草酸铵、胆酸含量的同时，一测多评，建立了牛黄镇惊丸的指纹图谱分析方法，并对其中的色谱峰进行了指认和归属。

在标准可控性方面，中药民族药检定所提出了牛黄镇惊丸修订标准（草案），为科学监管提供技术支撑。

在快检方法研究方面，中药民族药检定所采用胶体金免疫层析技术（GICA）建立了制剂中黄曲霉毒素残留量的快速筛查方法。

香港药材标准项目

2016年，中药民族药检定所承担的24个香港中药材标准中有21个品种通过国际专家委员会审核，其余3个品种通过科学委员会审核。2015年，中药民族药检定所参与启动了香港中药饮片标准研究项目，开展黄芩饮片质量标准起草工作。2016年11月1日至3日，中药民族药检定所派员参加《香港中药材标准》第46次科学委员会会议，汇报了黄芩饮片有关化学指标成分（CRS）选择及样品收集工作完成情况。按照港标办的要求，中药民族药检定所完成黄芩饮片及相关药材的样品收集工作，同时完成该饮片化学指标成分选择情况。

数字化中药标准物质平台开发与应用启动会

2016年10月28日，中检院中药民族药检定所主持召开数字标准物质平台开发与应用启动会。来自全国药检系统部分省市、自治区食品药品检验院（所）中药室的相关人员近40人参加此次启动会。

目前药品质量控制所需的实物标准物质种类和数量越来越多，这给发放和使用方都带来了巨大压力。随着中药质量评价方法向多有效组分、整体控制模式的发展，涉及的中药标准物质的品种和数量将大幅度增加，而且部分标准物质提纯困难、价格高昂、不稳定、毒性大、存在安全风险，对中药材资源造成极大的浪费，给国家药品标准物质的制备和标定带来了一定的挑战，影响了国家药品标准的执行。

中药民族药检定所利用中药标准物质替代测定法，在双标线性校正法研究的基础上，提出将药品标准物质进行数字化，既能减少实物标准物质的制备和标定，减少资源浪费、环境污染等，节省成本；又能以一种系统化、规范化的形式提供更全面的、相互关联的信息，达到智能搜索、大数据存储及互联网共享的目的。数字标准物质为标准物质和药品质量控制的发展提供了新的思路与方法。中药民族药检定所开发了数字化标准物质的雏形——DRS ORIGIN 软件，此软件主要依托相对保留时间法和双标线性校正法，结合PDA 光谱、质谱相似度匹配技术，包括方法学开发和评价功能、双标线性校正法自动色谱峰定性匹配功能，自动光谱相似度计算匹配功能，色谱柱数据库及完整的正负列表功能。

此次启动会介绍了“数字标准物质平台的研制意义、研发历程、功能、应用实例以及课题任务分工情况，并就该平台功能与使用存在的优缺点进行了广泛地讨论。同时，会议还进一步细化了各参会单位的任务分工，要求按时完成标准物质数字化平台的初步建设。

DRS ORIGIN 软件的开发、启动顺应了国家“互联网 +”的战略目标，及世界范围内各领域信息化、数据化的潮流趋势和中药质量安全控制的发展方向，利用此研究成果可以突破药品质量控制中标准物质发放和使用的瓶颈问题，具有较大的研究意义、实用价值和应用前景。

2016 年中国药品质量安全年会中药分会场

2016 年 12 月 15 日至 16 日，中国药品质量安全年会在武汉市召开。中药分会场共进行了 18 个大会报告，其中两个主题报告和十六个专题报告。来自全国各级食品药品检验检测机构中药检验人员、全国各中药生产企业及研究单位的质量管理、科研人员共计近 400 人参加中药分会场报告。本次报告从宏观的中药行业发展的角度出发，结合具体实际问题全方位解读中药质量安全状况、剖析共性问题并阐述了中药质量控制及未来发展方向。

一、整体行业解读中药质量安全状况

本次中药分会场演讲报告内容安排更加丰富和全面，中药民族药检定所所长作“中药质量安全状况、共性问题及质量控制未来发展方向”的主题报告及中国中药协会王桂华秘书长作“中药行业发展与协会工作导向”的主题报告，不仅从中药监管方面探讨和评价我国目前中药质量状况，而且从宏观中药行业发展的角度结合监管者和制药企业进行了不同层面的共同探讨。随着天然药物与中医药越来越受到全球瞩目和追捧、屠呦呦获得诺贝尔奖、党和国家领导人高度关注，使得中医药的地位持续提升，中医药立法目标实现在即，一系列方针政策密集出台：《中医药发展十三五规划》《中医药发展战略规划纲要(2016 - 2020)》等。2016 全国卫生与健康大会上提出，中医药面临前所未有的发展契机，肩负着空前巨大的历史重任。但同时全球经济放缓，中药行业增速下滑明显；行业高速发展之后积累的问题与矛盾尚待解决；提质增效压力巨大；中医药自身特点造成的困扰挥之不去，对中医药的认知和信念仍是发展最大的瓶颈；辅助用药、工艺核查、中医治未病不等于不治病、安全风险持续发酵和放大以及药材资源问题等，使整个行业面临的巨大的挑战和压力。模仿、创新、品牌经营是企业发展三个重要阶段。随着中国经济运行周期的变化，改革红利越来越少；商品短缺时代过去，供给和需求两端的要求全面提高；政府监管从严，违法成本加大。这都要求企业必须转变观念、战略转型、盘活存量、提质增效、创新发展、打造品牌，以应对新的历史形势。

二、全方位的专题报告反映出中药质量安全存在的问题

专题报告的设立从中药材及饮片、中药提取物和中成药制剂、补充检验方法制定等角度全方位地报告了我国目前中药质量的具体情况、质量标准制定和存在的问题。

16 个专题报告有来自中检院中药民族药检定所和各省市药品检验机构的专家对国家药品评价抽验品种的质量状况进行解析，也有来自药品生产企业关于产品质量控制体系管理方法的探讨。之后中药分会场安排了跌打活血散、精制冠心

片、蛇胆川贝液等 8 个 2015 年国家评价性抽验中具有代表性的中成药制剂的质量分析报告，从标准检验和探索性研究等方面，介绍了中成药品种抽验的研究思路、风险点查找、技术攻关建立相应的补充检验方法等方面的内容，并对检验相应品种存在的问题、问题的确认及上报进行了介绍。最后针对存在的违规生产及安全性问题的品种，提出了合理性的建议，上报风险提示。通过这些专题报告可以发现国家监督抽验对于维护药品质量安全的重大意义。另外检验检测人员通过这些报告的学习可以获取一些经验运用到今后的检验工作中，具有指导意义。

三、中药分会场报告的时效性与创新性

中药分会场汇聚了药品检验检测机构、生产企业、研发单位及行业协会的专业技术人员。分会场演讲嘉宾对各自报告进行了精心准备，演讲报告内容全面、创新、实效性和吸引力强，达到预期的成果。此次中药分会场的报告涉及时下业内乃至社会比较关注的检验问题如冬虫夏草砷残留量的专题研究、红参违法掺糖增重的研究等等。与会人员反响强烈，特别是在会后答疑阶段，由于本次药品质量安全年会有许多中药生产企业的代表参加，他们对于我国中药生产、监管政策和在检验新技术与新方法以及质量风险控制等方面进行深入的探讨和交流，达到了会议预期目的。

中药民族药检定所所长在总结发言中肯定了此次会议达到了预期效果，对于我国中药事业的发展表示了极大的信心。同时也表示，中药事业的持续健康发展需要监管者和生产单位、研究单位的共同努力。中药生产企业更应从药品标准提高以及原料管理和生产工艺研究等方面加以重视，一方面加强内源性有效成分或组分的控制，加强内源性有毒成分的研究及限量标准的制定，另一方面加强重金属、农残、黄曲霉毒素、辐照、二氧化硫残留、色素等外源性有害残留的风险研究，共同努力，保障药品安全，维护公众健康。

化学药品检定所

药品注册检验完成时限

药品审评审批制度改革一年以来，化学药品检定所加强时限要求的督查督办力度，口岸所及其检验人员有关注册检验时效及质量意识明显提高。按照国家食品药品监督管理总局发布的“关于药品注册检验相关事宜的公告（2016 年第 36 号）”的要求，明确申请人送样及报送补充资料的时间，全面梳理进口药品注册检验的遗留任务，落实承担单位的责任人。2016 年 1 月至 11 月，化学药品检定所受理进口药品检验申请 573 件，发出注册检验报告表 500 件，发出拟定进口注册标准 387 个，组织专家审核 766 人次，承担和完成的数量高于 2015 年。

进口药品再注册核档

2016 年，化学药品检定所积极推进进口药品再注册核档沟通工作，向申请人明确再注册的时限和核档要求，加强核档工作中的沟通环节并做好记录，确保再注册核档工作按时限及要求完成。2016 年，化学药品检定所共审核再注册核档 274 件，共计 142 个品种。无超时未完成的情况发生。

药品口岸机构评估

按照国家食品药品监督管理总局的要求，2016 年，化学药品检定所承担药品口岸评估工作的组织实施。一是拟定评估考核方案和相关配套文件，由国家食品药品监督管理总局正式发布，作为口岸评估实施细则。二是开展预评估工作。按照国家食品药品监督管理总局要求，以苏州所作为试点进行预评估，检验评估方案可行性。2016 年 7 月，化学药品检定所组织口岸评估专家组对苏州食品药品检验所开展现场评估工作。现场检查的结论为“通过”。8 月，国家食品药品监督管理总局发文同意增设苏州食品药品检验所为口岸药品检验所。三是完善了评估考核方案，对在苏州工业园区口岸变更口岸检验机构现场评估中遇到的问题和积累的经验进行梳理。对《增设允许药品进口口岸工作评估考核实施方案》进行修改和完善。四是全面开展考核评估工作，自化学药品检定所启动药品口岸城市预评估工作后，先后收到国家食药监管总局转来湖北省（湖北省口岸、宜昌口岸）、中山口岸、济南口岸、长沙口岸、沈阳口岸、深圳口岸的申报材料。并陆续接待河南省局、山东省局、湖南省局、湖北省院深圳市局等单位的当面咨询。2016 年，化学药品检定所完成湖北省口岸申请（湖北省口岸、宜昌口岸）、中山口岸、济南口岸、深圳口岸的资料审核工作。

生物制品检定所

疫苗批签发

2016 年，生物制品检定所在疫苗批签发中严把资料审查关，通过批签发摘要审核监督企业生产和质量控制的合规性，排除潜在隐患，督促企业规范生产。2016 年疫苗批签发资料审查中共发出问题反馈单 13 份、涉及制品 20 余批。问题反馈单主要涉及问题包括规范生产和检定管理、复核生产工艺与批件的一致性、督促新版药典执行和报批等。如：国光生物首次进口流感病毒裂解疫苗时，资料审查中发现该公司病毒灭活验证存在问题，经核实予以解决、排除安全隐患。

以趋势分析为手段，监测企业关键生产环节质控数据和批件（生产）一致性，督促企业加强生产过程中的质量保证和风险评估，使风险前置，早期查堵漏洞，确保生物制品质量。如：通过对疫苗效力的趋势分析，发现疫苗效力存在异常下降，即使符合标准规定，仍需企业自查分析原因，确保疫苗质量稳定。同时，基于批签发检验数据，为不良反应事件处理提供技术支撑。如：为“疑似脊灰疫苗相关病例（VAPP）”的处理提供数据支持。

提前介入新疫苗的质量评价，更好把握制品质量控制，推进新疫苗的应用。适时启动同步批签发，缩短疫苗上市进程，确保疫苗市场供应。如：缓解脊髓灰质炎计划免疫工作的疫苗供应短缺问题，确保“脊髓灰质炎疫苗转换”工作按期开展，推动肠道病毒 71 型疫苗上市等。

积极参与《生物制品批签发管理办法》修订工作，以保障生物制品质量为前提，秉承科学监管理念，进一步梳理和规划批签发体系，协助国家食品药品监督管理总局多次开展生物制品生产企业、监管部门的交流沟通。此外，根据新修订的管理办法认真比对、梳理批签发工作流程，及时完成相关配套文件的制订，确保生物制品批签发工作的科学、合理和高效，进一步加强生物制品质量管理。

加强沟通交流，共同维护疫苗质量。在批签发工作中，及时向国家食品药品监督管理总局主管部门汇报相关工作情况，按要求提交批签发相关资料；在严格遵守廉洁自律的前提下，为确保生物制品质量和生物制品产业发展，采用书面反馈、电话沟通或召开沟通会或研讨会等形式，确保批签发工作顺利开展；同时，与其他授权承担批签发检验的药品检验机构积极沟通、紧密合作，共同确保批签发工作顺利开展，并通过院网站进一步完善批签发公开信息。

促进药品医疗器械审评审批相关工作

2016 年，为提高生物制品注册审批效率，生物制品检定所协助药品医疗器械审评审批相关工作。生物制品邀请药审中心专家开展讲座和交流，为生物制品检定所的审评人员进行相关培训和指导以保证协助审评工作的规范与质量。此外，生物制品检定所专门制定、发布 SOP 文件“协助药审中心进行生物制品药学专业审评的工作程序”（SOP 编号：NIFDC－SOP－B－M－

0027）来规范相关审评工作。2016 年，生物制品检定所采用接受资料在院内进行审评方式，共完成 41 件生物制品注册药学部分的审评报告。

世卫组织生物制品标准化和评价合作中心工作

2016 年，生物制品检定所协助 WHO 完成修订质量标准和技术文件、参加国际标准品建立和协作研究及新技术、新方法的研究和开发。并完成 2013 年至 2016 年 WHO CC 各项计划收尾工作，19 项工作计划已完成 14 项，同时完成 6 项计划外工作。此外，生物制品检定所进行了 2017 年至 2021 年 WHO CC 职能范围的确认和工作计划拟定工作，且参加或组织 WHO 各种会议和培训以增强中国食品药品检定研究院的影响力。

医疗器械检定所

内设机构建设

医疗器械检定所按照《中国食品药品检定研究院各部门主要职责和内设机构规定》落实相关机构设置和职能调整工作。完成体外诊断试剂相关机构和职能的剥离，完成标准研究室的职能拆分，完成质量评价室的设立，完成“新三定”中全部所内职责的覆盖和划分。

转变创收策略

2016 年，医疗器械检定所开展新试验的拓展工作，全面建立医疗器械生殖毒性试验体系，包括早期胚胎发育毒性、致畸、围产期毒性试验，对细胞质量检验、医疗器械病毒灭活医疗器械溶出物毒代动力学试验、药物相容性试验、医疗器械临床前动物实验（防黏连产品）等进行开发和验证。

2016 年，医疗器械检定所增加技术研发和对外技术服务的职能。开展医疗器械病毒去除（灭活）工艺验证、一次性高值耗财医疗器械复用评价［包括清洗工艺验证、灭菌工艺验证和病毒去除（灭活）工艺验证］、动物源性生物材料（动物）源医疗器械的免疫学评价和组织工程产品安全性及有效性评价关键技术的技术研发。为相关研发企业提供技术咨询，并提供上述相关技术服务业务，2016 年出具动物源医疗器械的免疫学评价研究报告 4 份。

标准制修订相关工作

2016 年，医疗器械检定所共完成医疗器械标准制修订项目 19 项，即组织工程医疗器械产品再生软骨的体内磁共振评价方法、组织工程医疗器械产品 骨 体内临界尺寸骨缺损的临床前评价指南、组织工程医疗器械产品 陶瓷和矿物质支架的表征、组织工程医疗器械产品 海藻酸钠、组织工程医疗器械产品 生物材料支架的性能与评价指南、心肺转流系统 连续流血泵血细胞损伤评价方法、硅凝胶填充乳房植入物专用要求 硅凝胶填充物性能要求 第 2 部分 可浸提物质限量要求、心血管植入物 植入物用聚乳酸分子量及分子量分布测定、心血管植入物 血管假体 管状人工血管和血管补片、胃蛋白酶原Ⅰ/Ⅱ定量标记免疫分析试剂（盒）、人细小病毒 B19 抗体 IgG 检测试剂盒、甲状旁腺激素定量标记免疫分析试剂盒、胰岛素样生长因子Ⅰ定量标记免疫分析试剂盒、肺炎衣原体 IgG 抗体检测试剂盒（酶联免疫吸附法）、ABO 血型反定型检测卡（柱凝集法）、安非他明检测试剂盒（胶体金法）、促卵泡生成素定量标记免疫分析试剂盒、人绒毛膜促性腺激素定量标记免疫分析试剂盒、甲胎蛋白定量标记免疫分析试剂盒，并完成标准审查工作，12 月组织审核所有报批资料，按要求保质保量完成报批。

2016 年，医疗器械检定所开展组织工程、人类辅助生殖技术和纳米材料医疗器械标准制修订项目提案的征集工作。完成立项提案征集汇总报告、国内外标准发布情况调研报告和基于此两项报告基础上的总体立项计划，并提交各相关技术委员会和专家组进行广泛征求意见，确定最终的立项计划。

2016 年，医疗器械检定所组织完成国家食品药品监督管理总局归口的“医药工业洁净室（区）”三个系列标准的复审工作。医疗器械检定所协调第一起草单位根据复审情况提出标准需要修订的初步建议，通过函审完成复审意见投票。根据复审意见投票结果汇总，形成复评审工作总结报告，并上报。

医疗器械检定所针对 2016 年度发布的 1 项辅助生殖技术标准（YY/T 1434—2016《人类体外辅助生殖技术用医疗器械体外鼠胚试验》）和 3 项组织工程技术标准（YY/T 1435—2016《组织工程医疗器械产品 水凝胶表征指南》、YY/T1445—2016《组织工程医疗器械产品 术语》、YY/T1453—2016《组织工程医疗器械产品 Ⅰ型胶原蛋白表征方法》）进行标准宣贯培训。

标准化管理

医疗器械检定所作为组织工程分技委的秘书处挂靠单位，按照技术委员会规范化管理的程序认真履行技委会秘书处的职责。对于每一项国际（国内）标准化活动都及时发文通报委员，向委员征求意见，展开讨论。组织标准项目的预研工作，并在年会上分别进行预研工作进展汇报和预立项可能性的讨论。组织参加国际标准化年度工作会议网络视频讨论。

2016 年，医疗器械检定所筹建申请标准化技术委员会 4 个，分别是全国生物三维打印技术标准化技术委员会（3D 打印）、手术机器人技委会、全国医疗器械生物学评价标准化技术委员会/纳米生物材料医疗器械分技术委员会、TC136/传染病体外诊断系统分技术委员会。

医疗器械检定所作为纳米材料类和辅助生殖技术用医疗器械技术领域的标准归口管理单位，严格按照技委会管理的模式进行规范化管理。通过成立相对固定的专家组，对标准的预立项、立项和标准制修订全过程进行严格管理，做到公开、透明。组织专家，对国内外标准化工作及产业发展状况进行动态跟踪。积极组织相关技术领域的标准研发，做好下一年度相关标准立项的谋划储备。同时，对中检院暂归口管理的，达到 5 年标龄的标准进行适时跟踪，及时组织标准复审和必要的标准修订工作。

编写高校教科书

为顺应我国当前医学高校学科发展需要，落实“十三五”规划教材编写工作，国家卫计委牵头组织生物医学工程专业（临床工程方向）第一轮规划教材——《医疗设备质量检测与校准》的编写。医疗器械检定所申请主持编写工作。经过卫计委和人卫社组织的多轮论证及评选，医疗器械检定所所长杨昭鹏受邀作为主编，主笔编写该教材。2016 年，该教材进入定稿阶段。

医疗器械标准物质情况调研

2016 年，医疗器械检定所对中检院通过 CNAS 能力认可和 CMA 资质认定的 520 个医疗器械国、行标及企业产品技术要求等进行系统分析，逐条分析标准中的性能要求，列出实施标准要求的检验方法所需的标准物质情况，包括标准物质的名称、来源、溯源性等。最后进行归纳总结，得到目前医疗器械检验所需的标准物质情况，包括可溯源至计量院的，可溯源至国际标准物质的，其他行业有的，商业公司购买的，需自行研制的等多种形式，初步摸清了医疗器械检验用标准物质（器具）的数量和种类，并将以上结果分享给医疗器械标准管理中心，医疗器械标准管理中心在此基础上，向全国 24 个技委会发出《关于请协助开展医疗器械标准样品情况调查的通知》（国械标管〔2016〕78 号），进行医疗器械标准样品调查。

制度建设

2016 年，医疗器械检定所配合国家政策，第一时间建立“创新产品注册检验绿色通道”，起草程序文件《创新医疗器械检验管理程序》，制订配套文件《创新医疗器械检品检验进度及审核情况表》，并推出了“创新产品 10 日报”制度，确保创新产品注册检验全程服务、优质高效。同时，通过该绿色通道，陆续完成药物洗脱外周球囊扩张导管（北京先瑞达医疗科技有限公司）、经皮介入人工心脏瓣膜系统（杭州启明医疗器械有限公司）、肺动脉带瓣管道（武汉亚心医疗科技有限公司）的检测，按期对所涉及检品的检验工作完成情况进行跟踪和统计，保证创新医疗器械检验工作顺利进行。

推进与世卫组织的合作

2016 年，医疗器械检定所与 WHO 进行沟通，推进 2016－2017 合作事项落实。按照国家食品药品监督管理总局国合司关于《关于征求与世界卫生组织开展体外诊断试剂合作意见的函》（食药监外便函〔2016〕128 号）的要求，组织国家总局审核查验中心和医疗器械审评中心相关人员进行研讨，会议达成一致意见，建议相关活动由中检院负责组织，审核查验中心和总局医疗器械审评中心积极参与。并与 WHO 开展体外诊断试剂合作活动具体事宜落实讨论会。

此外，医疗器械检定所推进世界卫生组织体外诊断试剂标准与评价合作中心（WHO CC）筹建工作。撰写 WHO CC 情况报告。检索 WHO 网站合作中心相关信息，对 WHO CC 的职责、指定标准以及在体外诊断技术和产品质量评价方面工作进行概述，并归纳总结指定 WHO CC 的流程，对中检院的情况分析，探讨中检院建立 WHO CC 的必要性和重要性，建立 WHO CC 面临的问题以及可能的解决方案。

中丹医疗器械合作项目

国家食品药品监督管理总局、丹麦王国环境与食品部和丹麦王国卫生部通过丹麦兽医与食品管理局和丹麦药监局达成共识，在食品、药品和医疗器械使用等领域，以保护健康、安全和消费者权益为目的开展交流与合作，建立中丹食品药品监管中心，并形成国家食品药品监督管理总局与丹麦王国卫生部及丹麦王国环境与食品部关于建立中丹食品药品监管中心理解备忘录。2016 年，医疗器械检定所 2 次参与国合司及丹麦使馆组织的交流会议，在备忘录框架下，向丹方充分介绍医疗器械检定所的基本情况、优势领域和希望合作的意向范围，丹方也对此给予积极回应。

实验室间比对和能力验证

根据国食药监械〔2012〕92 号《关于规范医疗器械检测机构比对试验管理工作的通知》的要求，医疗器械检定所组织开展 2016 年全国医疗器械检测机构比对试验。比对试验包括有源器械和无源器械两个项目，有源项目为神经和肌肉刺激器输出特性试验，参加单位数量 27 家，其中获得资质认定单位 26 家，比对结果 24 家满意，2 家可疑，1 家不满意。无源项目为避孕套针孔试验，参加单位数量 31 家，其中获得资质认定单位 29 家，比对结果 24 家满意，4 家可疑，3 家不满意。2016 年比对试验达到了评估参比实验室的检测能力，识别实验室间差异的目的，为国家食品药品监督管理总局掌握检测机构检验能力的可持续性提供了第一手材料。

《医疗器械抽验定额标准》制定

受国家食品药品监督管理总局规划财务司委托，为做好《医疗器械抽验项目支出定额标准》制定工作，医疗器械检定所组织开发《医疗器械抽验项目定额标准信息化系统工作平台》，并于 2016 年 3 月召开信息化系统培训会，会后组织各参与单位通过该系统平台进行首批标准的核算工作，并初步获得核算结果（第一次核算总额）。为更好地推动该项工作，医疗器械检定所于 2016 年 9 月在北京市召开了研讨会，对首批核算结果进一步审核。根据会议精神，医疗器械检定所将生物、化学、物理3大类134个项目和10个产品的147个项目最终的研究数据及分析结果形成《医疗器械抽验项目支出定额标准阶段性总结报告》，并于2016年10月上报国家总局规财司，国家总局规财司将此报告报送到财政部。

体外诊断试剂检定所

体外诊断试剂检定所成立

2016年9月5日，体外诊断试剂检定所召开启动及工作部署会议，根据《中国食品药品检定研究院各部门主要职责和内设机构规定》，中国食品药品检定研究院整合院内各体外诊断试剂检验相关业务科室，集中分散的职能和人员，形成有综合办公室、非传染病诊断试剂室、传染病诊断试剂一室、传染病诊断试剂二室4个内设机构的新的体外诊断试剂检测体系。

诊断试剂国家标准物质研制

2016年11月15日，体外诊断试剂检定所组织召开HIV-1 p24抗原国家参考品质量标准研讨会，讨论该参考品最低检出量国家标准。11月29日，对外发布了《关于"人免疫缺陷病毒p24抗原国家参考品"的使用说明》，将最低检出量要求由"不得高于10IU/ml"提高为"不得高于5IU/ml"。

2016年2月1日，中检院发布第一期注册检验用体外诊断试剂国家标准品和参考品目录，共录入42个品种。11月7日，中检院发布第二期注册检验用体外诊断试剂国家标准品和参考品目录，共61个品种。体外诊断试剂检定所成立后，加大标准物质的研制工作和供应管理，在注册检验用体外诊断试剂国家标准品和参考品目录（第一期）的基础上，新增19个品种，同时将原有的7个限量供应的品种调整为正常供应品种，第二期目录中品种增加至61种。

诊断试剂质量控制技术评价指南

2016年，体外诊断试剂检定所制定第二代测序技术检测试剂质量评价通用技术指导原则、基于孕妇游离DNA的胎儿染色体非整倍体检测试剂质量控制技术评价指南（高通量测序法）和胚胎植入前染色体非整倍体检测试剂质量控制技术评价指南（高通量测序法）三个体外诊断试剂质量评价指导原则，其中，第二代测序技术检测试剂质量评价通用技术指导原则在中检院官方网站正式发布。

血源筛查体外诊断试剂质量控制分会场

2016年，体外诊断试剂检定所承办2016年中国药品质量安全年会的血源筛查体外诊断试剂质量控制分会，来自监管机构、审评机构、药典会、检验机构、血液中心等使用单位以及各大生产企业的约170余人参会，通过血筛试剂监管和技术要求、血筛试剂批签发质量分析、血筛试剂使用和生产质量控制三个单元，解读了即将出台的新法规、明确了审评和技术标准的要求、探讨了试剂批签发抽样和质量评价现状、交流了不同方法的血筛试剂的应用和发展趋势、了解了不同种类试剂的特点和质控要求，内容丰富详实，全面总结近年来血筛试剂批签发工作。

包装材料与药用辅料检定所

进口注册检验

2016年，包装材料与药用辅料检定所按照国家药品审批中心的要求，针对注册检验积压品种过多影响药品审批进度的问题，共完成进口药用辅料注册检验品种40余个，共计123批次，保证对新到的品种随来随做，不再积压；同时积极督促地方所完成往年积压项目，2016年全年组织地方所完成进口注册检验23个品种，69批次。审核56个地方所药用辅料标准并发出审核意见。

通过以上措施切实保证了进口药品注册检验工作的按时完成。

《国家药包材标准》宣贯

国家食品药品监督管理总局以2015年第164号公告正式颁布130项药包材国家标准，并于2015年12月1日正式实施。包装材料与药用辅料检定所组织编写《国家药包材标准》一书，经国家药典委员会审定后于2015年10月由中国医药科技出版社独家出版发行。为全面贯彻实施国家药包材标准，协助检验机构、企业更好地理解新标准，并依照新标准科学规范开展检验，包装材料与药用辅料检定所会同国家药典委员会、国家食品药品监督管理总局高级研修学院于2016年分别在北京、广州、成都、杭州、苏州、西安、长春、郑州、昆明举办9期《国家药包材标准》宣贯培训班，来自近30个省市药检机构和生产经营企业约3000学员参加培训班。学员通过参训及时了解了我国药包材监督管理的最新动态和发展方向，领会了新标准的理念和变化，做到清楚标准内涵，理解标准内容，掌握标准操作，便于今后正确运用标准，规范进行检验，提高产品质量水平。

标准制修订工作

2016年，包装材料与药用辅料检定所完成34个品种药用辅料四国药典标准比对工作，配合药典委员会出版《各国药用辅料标准对比手册》（孙会敏研究员、杨锐副研究员任编委）；对湖南省药品检验研究院起草的药用辅料《硬脂富马酸钠》标准进行复核。为配合国家药包材标准的实施，进一步规范药包材实验室检测，包装材料与药用辅料检定所承担《“四品一械”检验标准操作系列规范》中《药包材检验标准操作规范》的编写任务，为编写好该规范，包装材料与药用辅料检定所召集全国23家省市药包材检验单位共同在京召开《药包材检验标准操作规范》编写工作启动会。会议介绍了“四品一械”《检验标准操作规范》编纂总任务以及《药包材检验标准操作规范》分项任务，从编写原则、体例要求和工作时限对编写任务进行了部署和分配，公示了操作规范样板，与会单位的专家就检验标准操作规范的编写格式达成了一致。此外，2016年11月，包装材料与药用辅料检定所承担了三个品种（中硼硅玻璃安瓿，纸、铝、聚乙烯药用复合膜，注射液用溴化丁基橡胶塞）的标准提高工作，撰写完成任务书并上报国家药典委员会。

全国药包材和药用辅料能力验证和实验室比对

2016年，包装材料与药用辅料检定所在全国范围内组织完成药用辅料（聚乙二醇400平均分子量测定）和药包材（硼硅玻璃平均线热膨胀系数测定）检验检测能力验证工作，并于11月初在重庆市召开能力验证工作总结会，首次为参与2016年全国药用辅料与药包材能力验证检验机构发放证书。

能力验证提供者资质认可

2016年6月25日至26日，CNAS专家按照能力验证提供者（PTP）认可准则要求的全部要素，对中检院进行现场评审。包装材料与药用辅料检定所在2015年PTP获得认可的6项能力（药包材用聚乙烯粒料的红外光谱；聚丙烯粒料的密度测定；PET/PE复合膜的氧气透过量和水蒸气透过量；药用辅料的L-苹果酸含量和邻苯二甲酸二乙酯含量）外，2016年又获得4项能力的认可，包括聚维酮K30含氮量、羟丙甲基纤维素中羟丙氧基含量测定、121℃耐水性及玻璃线热膨胀系数测定的能力验证提供者的资质认可。

药包材技术审评及相关工作

2016年，包装材料与药用辅料检定所共收到药包材技术审评资料邮件1556个，登记资料

3158 份（其中包括审评资料 2896 份、延期申请及企业单独做出的承诺和说明）。并组织药包材注册资料技术审评会 6 次，整理技术审评意见 2896 份，其中转国家食品药品监督管理总局 1466 份，发出补充通知 1409 份，完成补充通知邮寄及修改网上状态。为加快推进药包材关联审评审批，保证药品审评审批制度的改革，包装材料与药用辅料检定所积极参与《药包材和药用辅料关联审评审批申报资料要求》《关于药包材药用辅料与药品关联审评审批有关事项的公告》（2016 年第 134 号）的起草和修订工作，并向国家食品药品监督管理总局药化注册司报送《药包材和药用辅料关联审评审批申报资料要求（征求意见稿）》的修改意见和《关于药包材药用辅料与药品关联审评审批的公告》（征求意见稿）的修改意见，加快了公告发布前已经受理药包材品种的审评进度，清理了由于申请人未交补充资料积压的药包材品种，截至 2016 年底积压品种个数为零。

2016 年，包装材料与药用辅料检定所完善药包材技术审评备案系统，在前期建立药包材技术审评审批系统的基础上，修改上传文件格式，解决上传速度慢等具体 20 余处问题，进一步完善数据库等软件系统，调整信息系统中相关技术要求和工作程序，为关联审评审批模式下的技术审评工作打下基础。同时，包装材料与药用辅料检定所参与了《药品管理法》《药品注册管理办法》的修订，提出了药包材、药用辅料在关联审评审批、注册检验、标准、对照品等方面的修改意见，明确了药包材注册检验的必要性，以及注册检验过程中检验时限、标准复核方面的意见。

申请承担药典会研究课题

2016 年，包装材料与药用辅料检定所积极申报国家药典委员会“关于开展药品医疗器械审评审批制度改革”有关研究课题，承担《药用玻璃材料和容器通则》和《药用辅料与药物相容性研究指导原则》两个课题，参与《药包材胶塞通则》《药包材稳定性评价指导原则》《吸入气雾剂与包装相容性研究》《胶囊（空心胶囊）通则》《药用辅料适用性研究指导原则》等多个课题。另外，还开展药典会的《大分子药用辅料分子量及分子量分布测定》课题研究。

交流与合作

2016 年 7 月 13 日至 14 日，孙会敏、杨锐、张朝阳、宋晓松、王珏、许凯六位同志参加由中国食品药品国际交流中心组织召开的第四届国际药用辅料亚洲大会，孙会敏同志在会上作“药用辅料关联审评的应对和风险控制”专题演讲。本次会议重点探讨了中国药用辅料关联审评制度、《中国药典》（2015 年版）药用辅料编制情况，药用辅料稳定性的风险评估等业界关注的热点话题。

2016 年 9 月 20 日至 21 日，孙会敏、杨会英、赵霞等九位同志参加中国药品监督管理研究会主办的 2016 首届中国药品监管科学大会，孙会敏同志在中国药品监督管理研究会药品包材与辅料监督管理研究专业委员会组织召开的分论坛“最新药用辅料与药包材政策法规解读及技术创新应用”上进行了“药包材关联审评的技术要求及相容性研究”主题演讲。演讲紧扣“药品监管改革与创新”主题，对近期出台的药用辅料与药包材政策法规和行业发展热点问题分别从政府、学术以及企业（国外、内）角度进行了权威学术解读。

2016 年 10 月 25 日，孙会敏同志赴北京会议中心参加 2016 中国医药工程大会，并在会上作“药包材及辅料备案、关联审评法规解读与实施”的主题演讲。演讲对药包材和药用辅料与制剂关联审评等一系列新政策、新举措实施后，如何做好制剂、药包材、药用辅料各自的工作以及关联审评的相互衔接进行了解读，为监管部门、科研院所、行业组织、生产企业及使用企业之间搭建起交流与沟通的平台，

2016 年 12 月 6 日至 7 日，孙会敏同志赴南

宁参加第四届中国－东盟药品合作发展高峰论坛，并作“一致性评价辅料的选择与持续研发”的主题演讲。围绕“仿制药质量提高”这一话题，孙会敏同志就建立完善仿制药质量和疗效一致性评价工作国际合作协调机制，搭建中国与东盟国家药品供求和注册申请信息服务平台，全面提升药品有效性、安全性和质量可控性水平等议题与参会各国代表分享了各自在仿制药质量监管领域的经验，并在大会作了“一致性评价辅料的选择与持续研发”的主题演讲。

2016年3月7日，全球Rx360组织CEO Mark Paxton先生和Rx360组织观察员中国医药设备工程协会顾维军常务副会长等一行4人来中检院进行原辅材料供应商审计等技术要求内容的交流。中检院副院长邹健会见了Mark Paxton先生一行，并就第三方供应商审计主体、审计技术标准和审计流程、如何更好地实施药品追溯体系等方面与Mark Paxton先生进行了探讨，并希望双方以此次交流为契机，进一步加强合作，协助监管部门共同制定供应商审计技术标准，建立和完善供应商审计和追溯体系，更好地确保全球药品供应链安全。

其他工作

2016年，包装材料与药用辅料检定所积极参与中国药用气雾剂CFCs（氯氟烷烃类物质）消耗分步淘汰项目中的吸入气雾剂消耗CFCs分步淘汰行业计划，起草完成并向项目执行机构提交了药用吸入气雾剂替代物HFC－134a标准建立大纲的中英文版本，同时对药用非吸入气雾剂总结报告的英文版进行翻译。

实验动物资源研究所

模式动物研究技术平台建设

2016年，实验动物资源研究所通过基因敲除、转基因、基于CRISPR/cas9技术等技术手段，完成构建模型6个。①Tim 1－Tg：将登革热病毒受体模型Tim 1通过原核注射转入小鼠基因组，以期获得对登革热病毒敏感的动物模型，截至2016年年底，获得阳性动物，传代2代以上；②Tim 4－Tg：将登革热病毒受体模型Tim4通过原核注射转入小鼠基因组，以期获得对登革热病毒敏感的动物模型，目前已经获得阳性动物，传代2代以上，获得两个能稳定传代的首建鼠系，并开始一次活毒攻毒预实验；③Lsd－cKO：该模型是将小鼠LSD基因条件性敲除，是基于CRISPR/Cas9敲入技术建立；④Fcgr2－4 KO：是将小鼠fcgr2－4亚基全部敲除，敲除片段达90kb，是目前报道的敲除最长的片段；⑤Alb－insr：是在Alb启动子下，敲除insr基因，以测试一种新的敲除技术，该项研究获得自然青年基金资助；⑥CD47 KO大鼠：该大鼠是将大鼠基因组的CD47基因敲除，以建立一种新的基因敲除大鼠模型，希望其免疫缺陷程度更高，目前还未见该模型报道。模型制作从载体设计、到载体构建、显微注射、模型筛选等全程均为自主完成。

实验动物福利伦理审查委员会

按照《福利伦理审查程序》的规定，中检院实验动物福利伦理审查委员会第一分委会完成167项一类项目的年度审查，以及4项二类项目的福利伦理审查。

国家中心工作

2016年，国家实验动物质量（微生物、遗传）检测中心向国内20多个省市55个单位检测实验室提供实验动物质量诊断试剂盒813个，比2015年同期增长54.56%。对来自内蒙古医科大学等2名进修人员进行检测技术培训。福建省药品检验所1名博士后顺利出站。

2016年，国家啮齿类实验动物种子中心为15个省市26个单位提供实验动物种子1627份；各类模式动物479只；向生产群供应（KM、

ICR、ddY、B6、SD、BALB/c - Nu）2811 只种子。对外供种较 2015 年同期有所提高。

实验动物供应服务

2016 年，实验动物资源研究所共销售动物数量 26.4 万只，对外销售 15.4 万只，内部供应 11 万只。保证了科研检定和应急检验对动物的需要。与 2015 年同期（销售数量 23.4 万只）相比总体增长 12.8%。从动物供应品种和数量上看，基本满足全院食品药品检定工作的需求。

保种能力加强

2016 年，实验动物资源研究所共保存 4 个品种，171 个品系的实验动物，其中包括大鼠 7 个品系，小鼠 162 个品系，豚鼠 1 个品系，兔 1 个品系。

2016 年冻存库新增加冷冻品系 21 个，新增冷冻精子 670 根，总数 6497 根；新增冷冻胚胎 1500 枚，总数达到 24355 枚。

在引种工作方面增强了目的性，除了一些品系需要定期更新，更多因素是为满足科研、检定等工作对实验动物资源的需求，对于自主研发的动物模型进行资源性保存。2016 年，实验动物资源研究所共收集新增 20 个小鼠品系，其中新增委托保种 17 个（冻存），自主研发 1 个，引进 2 个（活体）。相比 2015 年收集资源量有所增加。委托保种扩大了小鼠品系资源的来源。对于委托冷冻保存的动物模型资源，在收集保存之初就与委托方商定，保存的同时在经许可的情况下可以实现资源共享，这就增加了资源的可利用性，进一步提升了种子中心的职能。

动物实验服务能力

动物实验室于 2016 年 2 月 16 日接受了北京市实验动物管理办公室组织的许可证换证现场认证检查，2016 年 7 月 22 日接受北京市实验动物管理办公室组织的飞行监督检查，均获得好评。2016 年动物实验期饲养量共计 109546 只，其中小鼠 93942 只，大鼠 7085 只，地鼠 693 只，豚鼠 4560 只，家兔 3266 只。与 2015 年相比，同期饲养动物数量增加 2818 只（增加比例 2.6%），2016 年的饲养量基本处于近 4 年波动区间内，设施容量的平均偏上水平。

实验动物质量检测

2016 年，实验动物资源研究所共对中检院生产和实验用的小鼠、大鼠、豚鼠和家兔 774 只进行遗传、寄生虫、微生物质量检测。同时，检测北京生命科学研究所、首都医科大学等 37 个单位送检的动物及动物相关样品 2022 只（份），存在小鼠肝炎病毒、小鼠细小病毒、小鼠呼肠孤病毒 3 型、大鼠细小、猴 B 病毒、嗜肺巴斯德杆菌、铜绿假单胞菌、金黄色葡萄球菌等病原体感染。遗传质量检测 32 个批次，其中 4 个批次发生遗传变异。

实验动物质量抽检

受北京市实验动物管理办公室的委托，实验动物资源研究所组织相关单位共同完成北京地区实验动物质量抽检工作。2016 年 5 月和 10 月对北京 30 个厂家的 1317 只实验动物（包括：小鼠 324 只、大鼠 90 只、豚鼠 239 只、地鼠 19 只、兔 250 只、犬 175 只、猴 60 只、小型猪 160 只）进行微生物、遗传质量检测，合格率 84.9%。主要不合格项目集中在细菌（嗜肺巴斯德杆菌）、病毒（兔出血症病毒、狂犬病病毒、犬瘟热病毒、口蹄疫病毒、猪瘟病毒、猪繁殖与呼吸综合征病毒、猪乙型脑炎病毒免疫抗体不合格）以及遗传生化标记未完全符合标准规定。

动物源性生物制品检测

2016 年，实验动物资源研究所完成单抗细胞株 57 批次，神经生长因子 6 批次鼠源性外源因子检测，为企业生产、审评注册和相关科室检验任务的完成提供可靠数据和技术保障；并进行44个厂家的58个项目，共计312批次检品的病毒灭活（去除）工艺验证，为该类产品申报、审评提供依据；同时，完成5个厂家3种流感病毒毒种中禽源性病毒检测，为流感疫苗的批签发工作提供数据支持。

实验动物环境检测

2016年，实验动物资源研究所为京津冀区域9家兄弟单位（其中北京3家，天津6家）的实验动物设施提供环境检测服务，共发出报告14份（含不合格报告1份）。除对外服务外，实验动物资源研究所对全院动物实验设施进行每年4次季度检测，对生产设施实施2次半年检测，相关结果为动物设施的维护提供有效参考数据。

实验动物从业人员上岗培训

2016年，中检院共有34人参加实验动物从业人员上岗培训，81人参加换证考试。培训内容涉及实验动物学基本概念、学科研究范围及应用领域、学科发展趋势、质量控制、生物安全等方面，并根据以往培训的反馈意见增加了实验动物福利、伦理和从业人员职业道德等方面的内容，对从业人员能力提高有较大帮助。培训结束时，学员参加北京实验动物行业协会组织的考试，成绩合格，获得"全国实验动物从业人员岗位证书"。

安全评价研究所

质量建设

2016年1月18日至22日，安全评价研究所接受国家食品药品监督管理总局食品药品审核查验中心的药物GLP认证现场检查并顺利通过。3月4日，安全评价研究所接受北京市药监局对相关药品注册资料的现场核查。3月7日至8日，安全评价研究所接受海南省药品审核认证管理中心对相关药品注册资料的现场核查。3月25日，安全评价研究所接受吉林省药监局对相关药品注册资料的现场核查。

实验动物福利伦理审查

2016年，安全评价研究所实验动物福利伦理委员会全体委员通过邮件对专题负责人（SD）提交的动物使用申请进行审查，并由主席向SD签发审批报告，2016年全年共审查（批准）伦理申请89份。伦理委员会分别在6月和9月对动物设施进行检查，同时在检查后召开委员会会议，讨论设施检查中的问题点并作出自评报告，会后将检查结果同自查报告汇报机构负责人。此外，2016年11月接待AAALAC专家对中心进行现场考核和检查并顺利的通过了AAALAC复查。

医疗器械标准管理研究所

《医疗器械分类目录》（征求意见稿）

2016年，按照国家食品药品监督管理总局医疗器械分类管理改革工作总体部署，医疗器械标准管理研究所牵头组织开展医疗器械分类目录修订工作，根据《关于印发〈医疗器械分类目录修订工作方案〉的通知》（食药监械管便函〔2016〕3号）要求，成立工作组，制定技术方案，细化任务分工。一方面收集、整理相关信息，对2002版目录、2012年发布6823等4个子目录、第一类医疗器械产品目录、2014年版征求意见稿进一步分析；对2002年以来已经发布的100余个分类界定文件中2000多个产品进行梳理；同时还对有效的6万余注册证信息进行甄别分析；确定产品归属原则，研究分析产品风险，规范调整产品管理类别。对现行有效的目录内容进行完善，细化扩充产品类别，丰富品名举例，保证目录修订后对产品的覆盖性，提高产品在目录中定位的准确性。另一方面借鉴欧美等国的分类经验，对 43 个子目录进行合理划分，尽可能减少产品交叉，提出更适应当前分类监管的新框架体制，使其更具实用性和操作性。

筹建分类技术委员会专业组

根据国家食品药品监督管理总局医疗器械分类管理改革工作总体安排，医疗器械标准管理研究所作为医疗器械分类技术委员会（以下简称分类委员会）秘书处的承担单位，开展分类委员会专业组的筹建工作，面向省局、科研院所和高校分两批征集委员 368 人，及时将征集专家的职称情况、区域和专业领域分布情况统计分析后，初步形成由 16 个专业组构成的分类委员会。分类委员会的组建将为日后医疗器械分类工作开展提供强大的智力支持。

医疗器械分类界定管理工作培训交流会

2016 年 9 月 26 日至 29 日，医疗器械标准管理研究所在苏州市组织召开医疗器械分类界定管理工作培训会。本次培训分别对有源、无源和体外诊断类产品的日常分类界定技术工作以及医疗器械分类信息系统填报要求和使用方法等内容进行授课，还通过对日常分类界定典型案例分析，提高参会人员对分类法规文件和分类原则的理解，就分类工作中应注意的重点问题也进行详细讲解。另外，为了配合医疗器械分类目录修订征求意见稿发布工作，还介绍了医疗器械分类目录修订工作有关情况。本次培训内容丰富，深入浅出，不仅加深了对法规文件的理解，还进一步明确了分类界定申请材料的工作程序和具体要求，对规范和提升医疗器械分类工作效率和质量具有重要促进作用。

医疗器械标准法规支撑体系建设

2016 年，受国家食品药品监督管理总局委托，医疗器械标准管理研究所牵头开展《医疗器械标准管理办法》以及《医疗器械行业标准制修订工作规范（试行）》的制修订工作。医疗器械标准管理研究所按要求上报《医疗器械标准管理办法》（修订稿），并修改完善形成征求意见稿后，于 2016 年 10 月 31 日面向社会公开征求意见。同时，全面启动《医疗器械标准制修订规范》修订工作，依据《医疗器械标准管理办法》修订版的主要变化内容，进一步细化并规范医疗器械标准制定、修订工作程序及要求，加强对医疗器械标准制修订工作的管理。

标准审核

2016 年，医疗器械标准管理研究所共完成 110 项医疗器械行业标准和 9 项医疗器械国家标准审核上报工作。其中，强制性标准 11 项，推荐性标准 108 项。共发布医疗器械行业标准 250 项，其中，强制性标准 48 项，推荐性标准 202 项。截至 2016 年 11 月，我国共发布医疗器械标准 1515 项，其中国家标准 222 项（强制 95 项，推荐 121 项，指导性文件 2 项），行业标准 1243 项（强制 393 项，推荐 850 项）。经过两个五年的发展，医疗器械标准体系已经基本建成，基本覆盖了医疗器械产品各技术领域。

标准整合精简

2016 年，医疗器械标准管理研究所组织各医疗器械标准化（分）技术委员会及归口单位对现行有效的 488 项医疗器械强制性标准以及 91 项已获立项的强制性标准计划项目开展整合精简工作，并提出作为强制性标准应限定在保障人体健康和生命安全、医疗器械的安全有效等基本要求范围内的基本原则。不符合此项原则的，建议转化为推荐性标准，并对部分老旧标准已不适应产业发展的予以废止。同时，按照国标委的进一步要求，对现行有效的推荐性医疗器械国家标准、行业标准，已立项的推荐性国家、行业标准制修订计划项目，开展医疗器械推荐性标准集中复审工作。

技委会考核

医疗器械专业标准化技术委员会是我国医疗器械标准化工作的重要技术支撑，是医疗器械标准的制定者，也是质量负责者。2016 年，医疗器械标准管理研究所对 4 个医疗器械标准化技术委员会开展小范围、有针对性地工作考核。通过细化考核内容，量化考核结论，发现被考核技委会在自身管理过程中仍存在不同程度的管理疏漏。一是存在对发布标准的宣贯不及时现象，并且开展宣贯的形式比较单一，不重视宣贯效果及评价；二是标准制修订全过程公开透明方面做得不完善，有缺少记录、记录不全的现象存在。医疗器械标准管理研究所督促技委会加快改正，并以技委会考核管理作为提高技委会管理质量的重要手段，促进和提高标准质量。

国际标准化

2016 年，医疗器械标准管理研究所开展医疗器械国际标准研究工作，梳理国际标准和我国现行法规之间的关系，开展国际重要基础标准研究工作。并对重大国际标准（如 IEC 60601－1 第三版等）开展转化前的专题研究，掌握标准转化实施对国内医疗器械监管和产业的影响，研究制定转化实施工作方案和配套培训教材，保证国际标准顺利转化、平稳实施。同时，及时跟踪了解对口国际标准化组织工作动态，积极参与国际标准制修订工作，为推动国际标准适时合理转化奠定基础。截止 2016 年，对口的医疗器械国际标准（ISO 和 IEC 发布）共计 688 份，我国已转化 622 项，转化率达到 90.4%。

标准化知识培训班

2016 年 11 月 7 日至 9 日，医疗器械标准管理研究所在广州市举办 2016 年医疗器械标准化综合知识培训班。培训班特邀请中国标准化研究院的资深专家对标准编写以及采用国际标准的标准编写要求进行详细讲解，并邀请医疗器械质量管理和通用要求标准化技术委员会专家讲解 ISO 13485：2016《医疗器械 质量管理体系 用于法规的要求》标准主要变化。同时，医疗器械标准管理研究所相关负责人介绍了医疗器械标准相关法规最新修订进展以及标准报批材料新要求，并对标准报批材料新要求进行讨论且达成一致认识，为进一步规范医疗器械标准编写和提高标准报批材料质量奠定基础。

医疗器械命名、编码工作

按照医疗器械命名体系建设方案，结合分类目录修订工作思路，2016 年，医疗器械标准管理研究所选取无源手术器械、医用成像器械、有源植入器械、无源植入器械、口腔器械和妇产科、生殖和避孕器械共 6 个具有代表性的领域，开展命名指南草案的制定工作。为后续医疗器械命名指南的编写工作奠定基础。

医疗器械编码工作不仅是国际医疗器械监管领域关注的焦点，也是我国加强医疗器械监管的重要措施。2016 年，根据《医疗器械监管管理条例》和现有编码工作技术方案，医疗器械标准管理研究所借鉴 IMDRF、美国等唯一标识的法规，参考药品编码规则，完成《医疗器械编码国际进展和实施情况研究》《医疗器械 标识管理 标识编码》标准草案编写工作。为推进编码工作提供技术研究支持。

搭建国际标准交流平台

2016 年 8 月 11 日至 12 日，受国家标准委委托，医疗器械标准管理研究所举办中法标准化合作委员会电子医疗工作组第 1 次会议暨 IEC60601－1 第 3.1 版转化实施培训会。中法代表就 IEC60601－1 第 3.1 版标准在法国及欧盟地区的转化实施经验、基本性能的确定、风险分析的应用进行深入的切磋交流，还就未来中法电子医疗器械领域标准化合作进行深入讨论，并确定了下一步合作方向。

会议作为中法医疗器械标准化实质性交流与合作的开端，为我国顺利转化实施 IEC60601－1 第 3.1 版标准提供有益的借鉴，并为中法医用电气设备标准化专家搭建交流平台，为推动双方医疗器械监管和产业的健康发展奠定扎实的基础。

仿制药质量研究中心

组织机构

根据《食品药品监管总局办公厅关于成立仿制药质量一致性评价办公室的通知》（食药监办药化管函〔2015〕（713 号）），国家食品药品监督管理总局成立仿制药质量一致性评价办公室，负责一致性评价工作。国家食品药品监督管理总局药品化妆品注册管理司、国家食品药品监督管理总局药品化妆品监管司、中国食品药品检定研究院、国家药典委员会、国家食品药品监督管理总局食品药品审核查验中心、国家食品药品监督管理总局药品评价中心、国家食品药品监督管理总局药品审评中心、国家食品药品监督管理总局信息中心、中国药学会等 9 个单位为成员单位，办公室设在中检院。中检院成立仿制药质量研究中心，与仿制药质量一致性评价办公室合署办公。仿制药质量研究中心人员与国家总局药审中心相关仿制药审评人员共同为仿制药质量一致性评价办公室具体经办人员、其他司局和直属单位人员为兼职人员，以定期会议形式参与仿药办相关工作。按通知要求，中检院积极成立仿制药质量研究中心，逐步开展组织机构建设。

评价规则和技术指导原则

2016 年，根据国务院药品医疗器械审评审批制度改革和仿制药一致性评价的要求，中检院协助国家食品药品监督管理总局出台落实《国务院办公厅关于开展仿制药质量和疗效一致性评价的意见》有关事项的公告等一系列的工作文件和技术指导原则，对评价对象、工作时限、参比制剂、评价方法、工作程序、申报资料要求、相关技术指导原则，以及改剂型、改规格、改盐基、临床有效性试验的一般考虑等进行全面的覆盖，对一致性评价相关政策、技术指导原则进行深入指导。

表 11－1 工作文件

序号	文件名称	文件号	发布日期
1	国务院办公厅印发《关于开展仿制药质量和疗效一致性评价的意见》	国办发 8 号	2016. 3. 5
2	总局关于落实《国务院办公厅关于开展仿制药质量和疗效一致性评价的意见》有关事项的公告	2016 年第 106 号	2016. 5. 26
3	总局关于发布仿制药质量和疗效一致性评价工作程序的公告	2016 年第 105 号	2016. 5. 26
4	总局关于发布化学药品仿制药口服固体制剂质量和疗效一致性评价申报资料要求（试行）的通告	2016 年第 120 号	2016. 8. 17
5	总局关于发布仿制药质量和疗效一致性评价参比制剂备案与推荐程序的公告	2016 年第 99 号	2016. 5. 19
6	总局关于研制过程中所需研究用对照药品一次性进口有关事宜的公告	2016 年第 120 号	2016. 7. 1
7	总局关于化学药生物等效性试验备案管理的公告	2015 年第 257 号	2015. 12. 1
8	总局办公厅关于发布承担首批仿制药质量和疗效一致性评价品种复核检验机构名单的通知	食药监办药化管函（2016）549 号	2016. 7. 29
9	总局关于推进仿制药质量和疗效一致性评价工作的通知	食药监药化管（2016）77 号	2016. 6. 20

续表

序号	文件名称	文件号	发布日期
10	关于2018年底前须仿制药质量和疗效完成一致性评价品种批准文号信息	/	2016.8.17
11	仿制药质量和疗效一致性评价品种分类的指导意见（征求意见稿）	待发布	
12	进一步规范仿制药质量和疗效一致性评价参比制剂选择等相关事宜的指导意见（征求意见稿）	待发布	
13	药品检验机构复核检验要求	待发布	
14	关于加强仿制药质量和疗效一致性评价生物等效性试验管理的意见	待发布	

表2 技术指导原则

序号	文件名称	文件号	发布日期
1	普通口服固体制剂参比制剂选择和确定指导原则	（2016年第61号）	2016.3.18
2	普通口服固体制剂溶出曲线测定与比较指导原则	（2016年第61号）	2016.3.18
3	药物溶出度仪机械验证指导原则	（2016年第78号）	2016.4.29
4	以药动学参数为终点评价指标的化学药物仿制药人体生物等效性研究技术指导原则	（2016年第61号）	2016.3.18
5	人体生物等效性试验豁免指导原则	（2016年第87号）	2016.5.19
6	仿制药质量和疗效一致性评价临床有效性试验一般考虑（征求意见稿）	待发布	
7	仿制药质量和疗效一致性评价改规格药品评价一般考虑（征求意见稿）	待发布	
8	仿制药质量和疗效一致性评价工作中改剂型药品（普通口服固体制剂）评价一般考虑（征求意见稿）	待发布	
9	仿制药质量和疗效一致性评价工作中改盐基药品评价一般考虑（征求意见稿）	待发布	
10	仿制药质量和疗效一致性评价研究现场核查指导原则（征求意见稿）	待发布	
11	仿制药质量和疗效一致性评价生产现场检查指导原则（征求意见稿）	待发布	
12	仿制药质量和疗效一致性评价临床试验核查指导原则（征求意见稿）	待发布	
13	仿制药质量和疗效一致性评价有因检查指导原则（征求意见稿）	待发布	

组建专家委员会

2016年12月21日，仿制药一致性评价办公室组织召开一致性评价专家委员会暨首次专家会议。仿制药一致性评价专家委员会正式成立，专业范围覆盖药学、临床医学、药物经济学、统计学、法学等。专家委员会对一致性评价办公室的评价品种选择、参比制剂审核、品种评价等工作提出咨询意见，并负责审议参比制剂选择结果和品种评价结果，同时负责对一致性评价工作总体部署、重大政策和关键技术问题提供决策咨询意见。

仿制药一致性评价培训

2016年7月至9月，仿制药一致性评价办公室组织国家食品药品监督管理总局药化注册司、中检院、药审中心和审核查验中心等成员单位多名专家组成的讲师团，前往浙江、江苏、山东、广东、四川、河北、黑龙江、上海、重庆、北京等10个省、直辖市对药品生产企业、研发机构等技术人员进行仿制药一致性评价培训，近10000余人参加培训。培训主要内容为工作文件、工作程序、参比制剂选择、申报资料要求、体外溶出曲线测定和比较以及现场检查等。培训还增加了较长时间的现场答疑，收集相关的问题并进行梳理。

翻译国外文件

2016 年，仿制药质量研究中心组织完成美国 FDA 橙皮书、日本橙皮书的翻译，其中美国橙皮书包括前言、使用说明和处方药目录（16153 条）的翻译；日本橙皮书包括前言、使用说明、目录（927 个）、评价方法和原研企业信息（80 个）的翻译。为建立我国参比制剂目录积累经验，提供思路，提高研究水平，并为企业开展一致性评价提供参考。此外，仿制药质量研究中心组织完成 FDA《特定药物的生物等效性指导原则》数据库 185 个品种的翻译工作。

第十二部分　大事记

中国食品药品检定研究院 2016 年大事记

1 月 1 日

"财务预约报账和网上审核系统"开通运行。

1 月 6 日

中检院召开 2015 年度创新工作评审会。院领导、26 个部门负责人以及综合考核评价工作委员会办公室成员共 40 余人参加。

医疗器械检定所获发明专利：一种检测 α - 1，3 Gal 抗原的试剂盒及其应用。（专利号：CN 103983767 B）

1 月 7 日

中检院院学术委员会组织召开 2015 年度院科技评优活动，中检院各所、中心 22 名报告人汇报相关的研究成果及创新思路，院领导及院学术委员会委员共 22 位专家担任评委，评选出一等奖 1 个、二等奖 5 个、三等奖 8 个。

1 月 13 日

召开中检院领导班子"三严三实"专题民主生活会。会议由党委书记李波主持，国家食品药品监督管理总局副局长、党组成员、药品安全总监孙咸泽同志到会指导并讲话，总局机关党委常务副书记丁逸方、监察局监察专员史盛丰、人事司直属单位处处长舒融同志全程到会指导。

1 月 18 日

安全评价研究所接受国家食品药品监督管理总局食品药品审核查验中心的药物 GLP 认证现场检查并顺利通过。为期 5 天。

1 月 19 日

由中检院、国家药典委员会和国家食品药品监督管理总局高级研修学院联合主办的"《国家药包材标准》第一期宣贯培训班"在北京前门建国饭店召开。国家食品药品监督管理总局科技和标准司副巡视员任玫玫、药典委员会副秘书长兰奋、高研院副院长王小刚到会致词，中检院副院长邹健在会上发表讲话。来自北京、天津、河北等省市药品、药包材检验机构和生产经营企业共计 341 位学员参加。为期 3 天。

1 月 20 日

2015 年国家药品抽验质量分析报告现场评议会在京召开。中检院副院长张志军出席，邀请国家食品药品监督管理总局药化监管司、中检院、北京市药品检验所、湖北省食品药品监督检验研究院、湖南药用辅料检验检测中心和总后卫生部药品仪器检验所的专家以及中检院国家药品抽验工作相关人员 100 余人参加。为期 1 天。

1 月 22 日

2016 年全国食品药品医疗器械检验工作电视电话会议在北京召开。国家食品药品监督管理总局副局长、党组成员、药品安全总监孙咸泽出席会议并讲话。中国食品药品检定研究院党委书记、副院长李波作工作报告。各省食药监局负责食品药品医疗器械检验检测工作的分管局领导，各省食品、药品、医疗器械、药用包材、辅料检验所（院、中心），及各省所辖地市食品、药品检验所在 32 个分会场共同参加本次会议。

1 月 25 日

生物制品检定所助理研究员徐康维应英国国家生物制品检定所邀请赴英国参加第 21 届流感疫苗研讨会及流感替代方法研讨会。为期 5 天。

1 月 29 日

中检院 2015 年度总结大会在北京市召开。国家食品药品监督管理总局副局长、党组成员、药品安全总监孙咸泽出席会议并讲话。中检院党委书记、副院长李波作工作报告。中检院领导班子成员、在岗及返聘干部职工、研究生、进修人员以及编外聘用人员900余人参加大会。

1月30日

中检院助理研究员耿颖应美国杜克大学医学院生物统计与生物信息系邀请赴美国执行统计学分析技术在药品质量研究中的应用项目合作。为期3个月。

1月31日

中检院主管技师唐静应世界卫生组织邀请赴英国参加WHO ACWY群脑膜炎球菌糖含量定量检测项目。为期14天。

1月

《食品药品医疗器械检验仪器设备核查规程（第一册）》《食品药品医疗器械检验仪器设备维护保养规程（第一册）》正式出版发行。

2月1日

中检究院标准物质与标准化管理中心对外公布《注册检验用体外诊断试剂国家标准品和参考品目录（第一期）》。共录入42个品种。

2月2日

中检院党委副书记、纪委书记姚雪良主持召开纪委扩大会，院纪委委员，各总支、支部纪检委员参加了会议。

2月3日

包装材料与药用辅料检定所助理研究员张朝阳应欧洲辅料协会邀请随国家药典委员会团组赴法国参加欧洲辅料协会2016年年会。为期4天。

2月16日

北京市实验动物管理办公室组织有关专家对中检院实验动物使用许可证到期换证进行现场审查。经专家组现场检查和评议，中检院动物实验许可证通过换证验收。

2月17日

何兰获得发明专利：一种汉奇酯衍生物及其制备和应用。（专利号：ZL 2013 1 0256399.5）

2月19日

中检院标准物质与标准化管理中心公布《2016年国家药品标准物质计划研制名单》，名单包括“2016年首批国家药品标准物质计划研制名单”和“2016年第一期换批国家药品标准物质计划研制名单”。

2月23日

2015年国家药品抽验品种质量分析报告现场交流评议会在海南省琼海市召开。国家食品药品监督管理总局药品化妆品监管司、中检院参与国家药品抽验的4个承检部门及42家国家药品抽验承检单位共计350余名代表参加。为期3天。

2月24日

中共国家食品药品监督管理总局党组2016年2月24日决定，任命李波同志为中国食品药品检定研究院院长，任命姚雪良同志为中国食品药品检定研究院党委副书记。（食药监党任〔2016〕8号）

何兰获得发明专利：应用无溶剂法制备原人参二醇和原人参三醇。（专利号：ZL 2010 1 0219731.7）

2月25日

2015年国家医疗器械抽验产品质量评估报告评议会在海南省召开。来自国家食药监管总局医疗器械标准管理中心、医疗器械技术审评中心、部分省局医疗器械监管部门和技术审评部门的专家作为评议组成员出席会议。承担2015年国家医疗器械抽验检验和质量评估工作的34家医疗器械检验机构的120余名代表参加。为期3天。

2月29日

WHO疫苗预认证部门专家Ute Rosskopf博士和意大利国家生物学免疫与评价中心细菌疫苗实验室负责人Christina von Hunolstein博士访问中检院，就“采用高效阴离子交换色谱－脉冲安培检测法测定b型流感嗜血杆菌结合疫苗中的多糖含量培训班”的具体事宜与我院进行磋商，并实地考察培训班的准备情况。为期2天。

2 月

中检院中国医学细菌保藏管理中心（国家医学微生物资源子平台）顺利通过中国质量认证中心的现场审核，并获得了 ISO9001：2008（GB/T19001－2008）质量管理体系认证证书。

3 月 1 日

应院士俞永新邀请，美国黄病毒疫苗研究领域的著名专家、登革热疫苗研究鼻祖、登革抗体增强效应发现者 Scott B Halstead 教授访问清华大学期间顺访中检院，并就登革热疫苗的研究进行学术交流。会议由院士俞永新主持。副院长王佑春、清华大学相关研究人员和生检所虫媒病毒疫苗室共计 26 人参加。

3 月 3 日

全国政协委员肖新月参加中国人民政治协商会议第十二届全国委员会第四次会议。为期 11 天。

3 月 4 日

召开 2016 年党建和廉政工作会议。党委书记李波主持会议并讲话，纪委书记姚雪良代表党委、纪委做工作报告。院党委委员、纪委委员，各总支、支部委员，各所、处（室）、中心和各科室主要负责人，共 124 人参加会议。

3 月 7 日

全球 Rx360 组织 CEO Mark Paxton 先生和 Rx360 组织观察员、中国医药设备工程协会常务副会长顾维军等一行 4 人来中检院进行原辅材料供应商审计等技术要求内容的交流，副院长邹健会见 Mark Paxton 先生一行并就我国开展供应商审计、实施药品追溯体系等双方感兴趣的话题进行了研讨。包材所所长孙会敏及相关科室负责同志陪同参加会见。

生物制品检定所副主任王斌应世界卫生组织邀请赴英国参加 WHO 伤寒结合疫苗批签发理化试验研讨会。为期 5 天。

3 月 9 日

2015 年国家药品抽验专题工作会在福建省厦门市召开。中检院监督所、2015 年国家药品抽验价格成本倒挂专题、注射剂专题、完善标准专题（化学药、中成药）组长单位及 40 家专题参与单位，共计 110 余名代表参加。为期 3 天。

3 月 10 日

包材所邀请美国费城科学大学、北京大学兼职教授 David Cragin 博士一行 2 人来中检院进行包装材料提取和迁移毒理安全和潜在基因毒性杂质评估方面的学术交流，副院长邹健会见 David Cragin 教授并进行工作研讨。随后 David Cragin 教授在学术报告厅作题为“包装材料提取和迁移安全评估问题研究”的学术报告。中检院 30 多名技术人员参加。

中检院研究员王军志应英国国家生物制品检定所邀请赴英国参加国际生物制品标准化战略讨论会。为期 4 天。

中检院团委被授予“2015 年度中央国家机关最具活力团支部”称号。（国团工发〔2016〕1 号）

3 月 14 日

中药民族药检定所所长马双成、副主任金红宇应美中医药开发协会邀请赴美国参加 2016 年美中医药开发协会监管研讨会并进行中药监管交流。马双成所长围绕中国中药的监管政策展开专题报告，金红宇副主任就中药质量控制进行主题发言。为期 5 天。

3 月 16 日

芬兰图尔库大学何秋水教授来访，与生物制品检验所细菌疫苗类制品相关科室的科研和检定人员进行学术座谈和交流。何秋水教授作题为“Whooping cough：pathogen adaptation and variation in host immuneresponse”的学术报告。生检所副所长和百白破疫苗、呼吸道细菌疫苗和肠道细菌疫苗相关科室的 25 名科研检定人员参加。

3 月 21 日

中检院《暂付款管理办法》实施。

3月22日

英国内政部实验动物监管司负责人Judy MacArthur Clark CBE一行来访，国家食品药品监管总局药化注册司副司长黄敏和国合司有关人员及副院长王佑春共同接待此次来访。中英双方就2016年的合作设想进行了洽商，并就2016年继续合作举办第二届化妆品安全评估培训班、英方专家参加中检院组织的化妆品替代试验国际交流论坛、中方赴欧洲实地考察动物替代方法验证事宜及参加化妆品安全风险评估专题培训等事项达成一致意见。副院长王佑春陪同Judy Mac Arthur Clark CBE女士参观食化所实验室。

3月25日

召开党委理论中心组学习会议。会议由院长、党委书记李波主持。院党委委员、各部门主要负责人，共36人参加会议。

3月30日

中检院副主任高凯延长在瑞士WHO总部工作时间。为期1年。

4月1日

能力验证服务平台正式投入使用。

4月8日

召开党委理论中心组学习会议。院长、党委书记李波主持会议。院党委委员、各部门主要负责人，共33人参加会议。

4月12日

诺贝尔奖获得者、瑞典卡罗林斯卡医学院本特·塞缪森教授，瑞典乌普萨拉大学杨·克里斯特·杨森教授一行6人访问中检院。副院长张志军出席并致欢迎辞，塞缪森教授介绍卡罗林斯卡医学院的创新机制，杨森教授作题为“乌普萨拉大学蛋白质分离纯化的进展”的演讲，并介绍贻贝黏蛋白等五个生物医药产业化项目。器械所、械标所相关人员，中国科学院过程工程研究所顾铭研究员等陪同参加会议。

4月13日

2016年国家医疗器械抽验工作座谈会在北京市组织召开。承担2016年国家医疗器械抽验检验工作的31个省（区、市）食品药品监督管理部门及34家医疗器械检验机构共100余名代表参加。为期2天。

4月14日

标准物质与标准化研究所邀请中检院第八届国家药品标准物质委员会外籍委员、美国礼来公司标准物质高级研究顾问Matthew W. Borer博士到我院进行经验交流。李波院长会见了Matthew博士。随后，Matthew博士在学术报告厅作题为“Lilly′s approach for establishment and maintenance of reference standards for biological products”的学术报告。标化所、食化所、化药所、生检所、器械所等部门的30多名技术人员参加。

4月19日

由世界卫生组织主办、中检院和厦门大学共同承办的WHO单克隆抗体生物类似药评估指导原则咨询会在厦门市召开。来自英国、德国、芬兰、中国、日本、韩国、新加坡、印度、泰国、加拿大、古巴、加纳、肯尼亚、尼日利亚、伊朗、沙特阿拉伯共16个国家的监管机构，以及ALIFAR、CPA、DCVMN、EGA/IGPA、IFPMA等工业界和行业协会的近40名代表和专家参加了会议。王军志研究员代表中检院阐述了此次会议对世界各国单抗类生物类似药研发及其对公众的可及性的重要性和意义。为期4天。

4月26日

召开“学党章党规、学系列讲话，做合格党员”（以下简称“两学一做”）学习教育动员部署会。党委书记、院长李波主持会议并讲话。院党委委员、纪委委员、党总支、支部书记及支部委员、副处以上中层干部，共计96人参加会议。

4月28日

印发《关于吉来全等同志违纪案件的通报》（中检党〔2016〕8号），依据《关于给予后勤服务中心原车队队长吉来全同志党内警告处分的决定》（中检党〔2015〕3号）。

5月6日

启用行政事业单位资产管理信息系统。

5月11日

印发《关于中检院培养基室调整的通知》，原标准物质与标准化研究所培养基室隶属关系及工作人员划归后勤服务中心管理。

由器械所、生检所、化药所、综合业务处等抽调25人成立体外诊断试剂检定所，2016年9月5日正式启动运行。

5月12日

全国放射性药品质量标准及检验技术培训会（第三期）在京举办。放射性药品生产企业、制备正电子类放射性药品的医疗机构及各省级食品药品检验所（院）技术人员共76人参加。为期2天。

5月13日

受包装材料与药用辅料检定所的邀请，香港中文大学药剂学院院长左中教授来院进行学术交流，副院长邹健会见院长左中并进行相关工作研讨。随后左中教授在学术报告厅作题为“药用辅料对药物生物利用度及等效性研究”的学术报告。中检院50多名技术人员参加。

5月17日

中检院党委常委会2015年12月1日研究决定，并报经总局分管局领导及人事司同意，聘任张志军为仿制药质量研究中心主任（兼）、王佑春为教育培训中心（研究生院院长）（兼）、蓝煜为办公室主任、成双红为综合业务处处长、白东亭为体外诊断试剂检定所所长、肖新月为标准物质与标准化管理中心主任、张庆生为技术监督中心主任、张河战为检验机构能力评价研究中心（质量管理中心）主任、李冠民为人事处处长、陈为为信息中心（档案室）主任、陶维玲为信息中心（档案室）副主任（正处级）、郭亚新为后勤服务中心（基建处）主任。（中检人函〔2016〕177号）

5月19日

德国柏林科技大学生物工程学院Vera Meyer博士和Uwe Marx博士一行两人再次访问中检院。院长李波及安评所有关人员会见访问团，并签订长期合作备忘录。

美国MKBC国际有限公司董事长琼·麦肯蒂女士率领美国个人护理品协会执行副总裁兰馥馨等一行9人访问中检院。副院长王佑春主持召开了接待会，食化所相关领导和人员参加了会议。

世界卫生组织正式致函中检院通知中检院再次被认定为WHO药品质量保证合作中心。新的认定期从2016年5月26日开始，至2020年5月26日结束。中检院院长、党委书记李波为合作中心主任。

5月23日

CNAS实验室专门委员会药品专业委员会在北京召开2016年第一次会议。专委会主任邹健、副主任袁松宏、王志斌、张河战以及专委会委员和有关专家共计50余人出席会议。为期2天。

医疗器械检验机构比对试验工作会议在杭州召开。全国各医疗器械检测机构负责人和医疗器械比对试验专家共70余人参加会议。为期2天。

5月25日

中检院标准物质与标准化管理中心建设的国家药品标准物质保障供应综合数据平台正式上线运行。

5月

经过商标评审委员会的终审裁定，《药物分析杂志》商标回归中检院。（商标证书第10762943号）

6月1日

中检院党委常委会2015年12月1日研究决定，并报经总局分管局领导及人事司同意，聘任马双成为中药民族药检定所所长、杨化新为化学药品检定所所长、沈琦为生物制品检定所所长、杨昭鹏为医疗器械检定所所长、孙会敏为包装材料与药用辅料检定所所长、曹洪杰为计划财务处处长、李玲为国际合作处（港澳台办公室）处长、柳全明为党委办公室主任、杨正宁为安全保卫处处长。（中检人函〔2016〕201 号）

6 月 2 日

2016 年国家药品抽验工作会在北京市召开。国家食品药品监督管理总局副局长吴浈出席会议并讲话。稽查局、科技标准司、新闻宣传司、规划财务司、中检院、药典委、评价中心、药审中心、核查中心部分领导及相关人员到会，各省（自治区、直辖市）食品药品监管部门、承担 2015 年国家药品抽验任务的药品检验机构等 200 余人参加。为期 1 天。

6 月 3 日

英国国家生物制品检定所病毒疫苗部主任 Stathi Efstathiou 和病毒疫苗部首席科学家 Nicola Jayne Rose 来访。Stathi Efstathiou 博士作题为“Overview of work in Division of Virology，NIBSC”“Examples of emerging diseases/projects for standards and vaccine assessment：Ebola，Zika，new varicella etc”“Herpesvirus research”3 个学术报告。Nicola Jayne Rose 博士作题为“Live viral vaccines at NIBSC”的报告。生检所相关科室主任和检验人员约 50 人参加。Stathi Efstathiou 博士和 Nicola Rose 博士还与虫媒病毒疫苗室和肠道病毒疫苗室分别就“乙型脑炎减毒活疫苗国际标准品”“乙型脑炎病毒人血浆抗体国际标准品”“轮状病毒质量评价相关研究”“轮状病毒标准物质在 NIBSC 的适用性评价情况”和“PCV1 标准物质在 NIFDC 的申报进展情况”等合作项目开展了专题讨论。为期 4 天。

中检院作为承办方与世界卫生组织联合举办 b 型流感嗜血杆菌结合疫苗检测技术培训班。培训对象为 5 位来自国内 Hib 疫苗生产企业的一线质控人员。WHO 疫苗预评估官员 Dr Ute Rosskopf、意大利国家生物学免疫与评价中心细菌疫苗实验室负责人 Dr. Christina von Hunolstein 和培训讲师 Dr. Luisa Ralli，以及中检院呼吸道细菌疫苗室唐静对参训学员进行理论授课和实验操作带教。培训班期间，副院长王佑春与 WHO 官员和 ISS 专家就将来 WHO、中检院和 ISS 三方合作研究、建立多价细菌多糖（结合）疫苗检测新技术，WHO 对我国乙脑疫苗、流感疫苗、甲肝疫苗和 Hib 疫苗的预评估、以及我院相关疫苗检定实验室成为 WHO 疫苗预认证合同实验室的可能性和工作计划等事宜进行了深入讨论 。为期 8 天。

6 月 5 日

中检院副院长张志军和医疗器械标准管理研究所副所长余新华应意大利卫生部 Paracelso 研究院邀请赴意大利参加国际标准化组织中医药技术委员会第 7 届全体会议和工作组会议。为期 5 天。

6 月 12 日

中检院助理研究员吕冰峰应法国农业食品及林业部邀请随总局团组赴法国参加欧盟及国际动物源性食品安全管理与控制交流研讨。为期 21 天。

6 月 14 日

中检院化学药品检定所和中国药学会抗生素专业委员会共同举办的抗感染药物质量评价暨全国抗感染药物检验技术研讨会在常州市举办。与会专家和参会人员约 170 人。为期 2 天。

6 月 15 日

国家总局港澳台办公室主任袁林与香港卫生署署长陈汉仪在中检院共同签署《关于中药检测及标准研究领域的合作协议》。副局长孙咸泽接见署长陈汉仪一行，并见证协议的签署。院长李波主持签署仪式并致辞。总局港澳台办公室、药化注册司、药典会及中药民族药检定所所长和各科室负责人参加仪式。

日本国立医药品食品卫生研究所资深研究员檜山行雄一行 6 人来中检院进行学术交流，院长李波会见研究员檜山行雄一行并进行相关工作研讨。随后研究员檜山行雄作题为“日本药用辅料和药包材及相关法规介绍”的学术报告。中检院50多名技术人员参加。

6月17日

根据国家食品药品监督管理总局通知精神，经院党委常委研究确认，中检院以《关于报送总局第八批援藏干部高级专业技术人员人选的函》推荐李秀记同志作为人选。（中检人函〔2016〕204号）

6月21日

根据国家食品药品监督管理总局工作安排，丹麦药品监管局副局长Mr. Jakob Cold一行4人访问中检院。党委副书记、纪委书记姚雪良主持会谈，双方就下一步签署合作备忘录形成了共识。丹麦药品管理局一行参观抗生素室。化学药品检定所相关负责同志陪同。

6月23日

接受CNAS实验室认可暨资质认定监督、扩项及变更现场评审检查。本次评审对中检院申请的药品、生物制品、实验动物、包装材料、医疗器械、诊断试剂、光机电、保健食品、食品、食品接触材料、化妆品等11个检测领域的3272项能力进行确认。为期2天。

6月24日

中共国家食品药品监督管理总局党组2016年6月24日决定，任命路勇同志为中国食品药品检定研究院副院长。（食药监党任〔2016〕29号）

6月25日

接受CNAS能力验证提供者定期监督评审。为期2天。

6月27日

中检院组织召开以“科技铸就食品安全新防线”为主题的公众开放日活动。

6月28日

中检院副院长王佑春、研究员王军志和生物制品检定所副所长徐苗应韩国食品药品安全部和世界卫生组织邀请赴韩国参加全球合作应对传染病策略研讨会和第三届WHO合作中心网络疫苗标准化会议。副院长王佑春报告基于假病毒的中和作用检测平台的建立。研究员王军志作为中检院合作中心主任汇报中检院作为WHO CC的主要工作。为期5天。

7月2日

质量管理中心协办的中国药学会第三届药物检测质量管理学术研讨会在浙江省宁波市召开。为期2天。

7月5日

中检院与英国内政部、欧洲化妆品协会及中国欧盟商会在上海共同举办“第二期中欧化妆品安全评价培训班”，来自各省（区、市）食药监管部门及化妆品检验机构的100名学员参加此次培训。国家食品药品监督管理总局药化注册司副司长黄敏、中检院副院长王佑春、英国内政部实验动物监管司总负责人朱迪·麦克阿瑟·克拉克、欧洲化妆品协会技术总监杰拉尔德·伦纳和中国欧盟商会化妆品工作组主席涂春怡出席开幕仪式并讲话。为期4天。

7月7日

美国药典委员会国际法规事务副总裁Katherine Bond博士、美国USP副总裁兼中华区总经理冯兵兵博士等一行3人来访。副院长王佑春接见外宾并进行会谈。综合业务处相关负责同志和有关人员参加。

7月8日

中检院召开纪委扩大会，党委副书记、纪委书记姚雪良主持会议，院纪委委员，各总支、支部纪检委员参加会议。

7月12日

中药民族药检定所研究员魏锋和助理研究员余坤子应美国药典委员会邀请随总局团组赴美国参加WHO西太区草药协调论坛第二分委会会议。魏锋主持第二部分会议并作“中国草药品种的伪品及鉴别”报告，余坤子作“中国对照药材质量控制的实例”和“对照药材在中国的使用”报告。为期5天。

7月14日

全国食品药品医疗器械检验工作座谈会暨仿制药质量和疗效一致性评价培训会在浙江省杭州市召开。国家食品药品监督管理总局副局长、党组成员、药品安全总监孙咸泽出席会议并讲话。浙江省食品药品监督管理局局长朱志泉出席会议并致辞。中检院党委书记、院长李波及部分领导班子成员出席会议。各省、自治区、直辖市、计划单列市食品、药品、医疗器械、药用包材及辅料检验所（院）、后勤保障部、武警药检所，通过国家总局资格认可的有关医疗器械检验机构的主要负责人参加会议。为期2天。

7月15日

由中国药学会药事管理专业委员会主办，南京中医药大学承办，《中国药事》杂志和江苏省药学会共同协办的2016年中国药学会药事管理专业委员会年会暨“聚焦‘十三五’规划，促进药事健康发展”学术研讨会在江苏省南京市召开。院长李波陪同总监孙咸泽到会并为获奖者颁奖。为期3天。

7月18日

包装材料与药用辅料检定所所长孙会敏和副研究员杨锐应欧洲药用辅料协会和德国磷脂研究中心邀请赴比利时、德国参加磷脂及相关辅料质控技术研讨会。访问期间，所长孙会敏和副研究员杨锐分别就我国药用辅料的管理制度、技术要求、药用辅料关联审评制度的最新进展及技术要求，以及《中国药典》（2015年版）磷脂的质量标准和磷脂对照品的研究经验等进行介绍。为期7天。

举办“两学一做”专题教育培训班。全院在职党员共计344人参加。院党委副书记、纪委书记姚雪良作党课辅导报告。为期5天。

7月20日

荷兰健康监察局罗妮·凡·迪门总监察长一行5人来访，副院长王佑春会见外宾并参加会谈。器械所、化药所相关负责同志和有关人员参加。

7月24日

中药民族药检定所副研究员何轶、助理研究员刘丽娜应大会邀请赴丹麦参加第9届天然产物联合大会。为期5天。

中检院副院长张志军随总局团组赴香港、澳门特区执行药品监管交流任务。为期6天。

7月26日

助理研究员易力应美国食品药物管理局邀请随总局团组赴美国开展医疗器械唯一标识（UDI）实施情况及高值医用耗材复用情况交流任务。为期5天。

7月27日

根据《中国食品药品检定研究院（国家食品药品监督管理总局医疗器械标准管理中心）主要职责内设机构和人员编制规定》（食药监人〔2015〕238号），经院长办公会议研究，2016年7月27日发布《关于印发各部门主要职责和内设机构规定的通知》（中检人函〔2016〕260号），对中检院各部门主要职责和内设机构进行了规定。

7月

经2016年7月18日中检院党委常委会研究并报分管局领导及人事司同意，聘任张河战为安全评价研究所所长（兼）。（中检人〔2016〕3号）

经2016年7月29日中检院党委常委扩大会研究并报分管局领导及人事司同意，聘任黄清泉为综合业务处副处长，解聘其医疗器械检定所副所长职务。（中检人〔2016〕4号）

8月13日

由中国药学会药物安全评价研究专业委员会主办，中检院食品药品安全评价研究所承办，宁夏回族自治区药品检验所协办的药物非临床安全性评价实验设计和数据分析学术研讨会暨第二届专题负责人高级培训班在银川市召开。为期

2 天。

8 月 18 日

由中国合格评定国家认可委员会（CNAS）主办，中检院标准物质与标准化管理中心承办的 ISO/CASCO/JWG43 认证认可国际标准国内对接工作会议，在北京前门建国饭店召开。为期 1 天。

8 月 22 日

中检院安全评价研究所接受美国病理学家学会派遣的认可检查专家 Robert Baisden 和 Tony Hui 博士现场检查，并顺利通过 CAP 认证。

8 月 29 日

生物制品检验所副主任叶强应世界卫生组织邀请赴荷兰参加全球疫苗质控实验室网络会议。叶强作为中方代表在大会上介绍我国疫苗批签发的质量保证体系、疫苗批签发的品种、数量、疫苗批签发的政策。为期 7 天。

8 月 31 日

生物制品检验所副主任马霄应世界卫生组织西太平洋地区和韩国国家食品药品安全部邀请赴韩国参加西太平洋地区疫苗和血液制品国家质控实验室研讨会。副主任马霄作大会报告，重点介绍中国生物制品批签发的基本情况以及百白破联合疫苗、抗毒素、抗血清、生物毒素方面的研究工作以及建立的检定新方法、新技术，建议 NIFDC 可以在合作中发挥更大的作用。为期 3 天。

8 月

开展党支部换届选举工作，共设立 37 个党支部，3 个党总支。

9 月 4 日

安全评价研究所副所长王雪，副主任、药师苗玉发应大会邀请赴西班牙参加第 52 届欧洲毒理学大会。为期 5 天。

9 月 5 日

中检院启动一期搬迁工作。

体外诊断试剂检定所召开启动及工作部署会议，根据《中国食品药品检定研究院各部门主要职责和内设机构规定》，设立综合办公室、非传染病诊断试剂室、传染病诊断试剂一室、传染病诊断试剂二室 4 个内设机构的新的体外诊断试剂检测体系。

9 月 6 日

医疗器械抽验项目支出定额标准研讨会在北京市召开。来自全国 19 家医疗器械检验机构、1 家信息技术系统开发单位和 3 个院内相关部门等 40 余人参加。

9 月 9 日

诺贝尔奖获得者、德国马普生物物理研究所所长哈特穆特·米歇尔教授携助手彭国宏博士来访并进行学术报告。米歇尔教授作题为“Membrane Proteins: Importance, Structures, Mechanisms”的演讲。彭国宏博士 2016 年受聘为中检院客座研究员。中检院副院长王佑春会见米歇尔教授和彭国宏博士。

9 月 10 日

中检院院学术委员会秘书处组织专家通过验收材料评审、答辩评审的形式，对 2014 年立项和 2013 年延期的 22 个中检院中青年发展研究基金课题进行结题验收，22 个课题均通过结题验收。为期 3 天。

9 月 12 日

中检院世界卫生组织生物制品标准化和评价合作中心举办干扰素和其他细胞因子报告基因法生物活性检测技术平台培训及研讨会。会议邀请来自 WHO、加拿大卫生部生物制品和基因治疗产品局、英国国家生物制品检定所、德国国家疫苗及血清研究所、国家药典会、中检院等国家药品管理部门和质量控制机构的 20 余位专家，另外来自 20 多个国内外企业专家和代表也应邀参加会议。中检院 WHO CC 主任王军志研究员主持会议开幕式，副院长王佑春和 WHO 总部协调员高凯博士分别致辞，中检院院长李波和 BGTD Lindsay Elmgren 主任续签了谅解备忘录。为期

2天。

9月18日

中检院院学术委员会秘书处组织召开2016年度中国食品药品检定研究院中青年发展研究基金课题申报答辩评审会，15位课题申请人进行现场答辩。通过申请人报告、专家提问、打分，给予14项课题以立项支持。

9月20日

质量管理中心协办的第五届中国能力验证论坛在北京市举行，中心主任兼安全评价所所长张河战应邀作大会学术报告。为期2天。

中国药品监督管理研究会生物制品监督管理研究专业委员会在京成立。王军志研究员任主任委员，沈琦任副主任委员。

9月21日

生物制品检定所研究员李长贵应世界卫生组织邀请赴瑞士参加WHO脊灰疫苗安全生产技术指南制定修订会。李长贵研究员在报告中提到国家总局在8月份发出的通知，要求企业和质控实验室对含Sabin Ⅱ型的材料列清单并进行封存，此外，报告中检院构建脊灰假病毒的进展，采用假病毒进行微量中和实验，可解决疫苗评价中大量使用活病毒的风险，符合GAP Ⅲ管控的原则。为期5天。

9月26日

应WHO基础药物和制药政策司司长Gaby博士邀请，中检院副院长王佑春一行6人到WHO中国办公室，就体外诊断试剂产品质量评价方面进行座谈交流。WHO中国办公室相关工作人员参加座谈。

生物制品检定所所长沈琦应世界卫生组织邀请赴菲律宾参加WHO西太区第五届国家疫苗监管会议。沈琦所长对中检院在我国疫苗国家监管体系中发挥的作用、2015～2016年在生物制品方面开展的主要工作以及未来两年在国际合作中的计划进行报告。为期5天。

9月29日

《信息中心综合服务管理系统》上线运行。

10月11日

仿制药质量评价中心副研究员刘倩、化学药品检定所主管药师庚莉菊应法国奥尔良大学和奥弗涅大学邀请赴法国开展缓控释制剂溶出度及体外相关性技术项目合作。为期5天。

10月12日

由中检院安全评价研究所与美国毒性病理学会主办，山东欣博药物研究有限公司承办的第五届中美毒性病理研讨会在济南市召开。本次研讨会以“药物泌尿系统毒性病理诊断和报告”为主题，邀请10位国内外泌尿系统毒理实验研究和（或）病理诊断方面的著名专家到会进行大会报告。来自50多家从事药物临床前安全性评价的药检所、科研院所、制药企业或CRO公司的150多代表参会。为期3天。

10月14日

召开理论中心组“两学一做”专题研讨学习会议。会议由党委书记李波主持，党委委员，各所、处（室）、中心主要负责人，共27人参加会议。

完成大兴5万平方米公共租赁住房装修工作。

经2016年10月14日中检院党委常委扩大会研究并报分管局领导及人事司同意，聘任杨振为体外诊断试剂检定所副所长，解聘其医疗器械检定所副所长职务。（中检人函〔2016〕146号）

10月16日

受国家食品药品监督管理总局委托，中检院主办的国际植物药监管合作组织第二工作组研讨会在广东省佛山市召开。来自中国、韩国、沙特、马来西亚和中国香港特区从事植物药监管的官员及专家共10余人参加。中药民族药检定所研究员马双成致开幕辞。为期3天。

化学药品检定所副主任宁保明应世界卫生组织邀请作为观察员与WHO专家、中检院国际合作顾问金少鸿研究员赴瑞士参加第51届WHO药品标准制定专家委员会会议。为期5天。

中检院研究员王军志、生物制品检定所副所长徐苗和副主任侯继锋应世界卫生组织邀请赴瑞士参加WHO生物制品标准化专家委员会会议。副主任侯继锋在会上介绍中国血液及血液制品的管理情况。为期6天。

10月24日

亚太经合组织生命科学论坛药品监管机构协调委员会药品快速检测技术工作组共同主席Jeffery Gren先生和英国药监局稽查处高级政策经理Lynda Scammell女士访问中检院新址。作为APEC LSIF药品快速检测技术工作组主席，副院长王佑春和Jeffery Gren先生在过去的两年中，牵头组织APEC药品快速检测技术指导原则和“工具箱”两个文件的起草工作和技术会议的召开。会后，两位外宾参观新址医疗器械所和电磁兼容实验室。

经2016年10月24日第15期中检院党委常委会和2016年11月10日第16期党委常委会研究并报分管局领导及人事司同意，聘任柳全明为实验动物资源研究所所长、蓝煜为教育培训中心（研究生院）主任、高泽诚为党委办公室副主任，解聘以上同志原任职务，解聘王佑春兼任的教育培训中心（研究生院）主任职务。（中检人〔2016〕11号）

印发《关于给予蓝煜同志党内警告处分的决定》。（中检党〔2016〕117号）

10月25日

根据中检院与德国柏林科技大学签订的合作备忘录，德国柏林科技大学向中检院安评所免费提供的2台微循环液流控制装置及部分芯片送达，并派遣2位德国专家Juliane Hübner与Angela Ross在安评所开展了为期一周的培训工作。

10月26日

第二届食品药品医疗器械检验系统仪器设备管理工作研讨会在湖南省长沙市举办。32个省、市、自治区和19个地市级食品、药品和医疗器械检验检测机构共102位专业人员参加会议。为期3天。

10月27日

科研处组织召开“2016年度科技周主题日活动”，“器械、械标、包材”“安评、食化、实验动物”“化药、中药、标准”和“生物药”四个主题板块的28个报告进行汇报和交流。

10月28日

美国药典委员会全球执行副总裁兼首席科学官Jaap Venema博士、美国USP副总裁兼中华区总经理冯兵兵博士等一行8人访问中检院新址。副院长王佑春接待外宾。双方就生物仿制药的研发与质量控制，从创新技术到质量控制方法的转化等议题深入交换看法并形成合作备忘录。

10月31日

由中检院主办、浙江省食品药品检验研究院承办的“化妆品替代试验国际交流会”在杭州市召开。本次会议得到英国内政部、欧盟联合研究中心、美国体外科学研究院、比利时布鲁塞尔自由大学、第四军医大学等多方大力支持。中检院副院长王佑春出席开幕式并讲话。此次交流会邀请欧盟联合研究中心替代试验验证中心负责人伊丽莎白·柏格伦博士、比利时布鲁塞尔自由大学教授薇拉罗吉尔斯博士、第四军医大学金岩教授、美国体外科学研究院CEO罗杰卡伦博士和中检院食化所副所长王钢力博士作主题报告。

10月

中检院外网网站服务器迁至大兴新址运行。

《中国药事》《药物分析杂志》，再次被收录为“中国科技核心期刊”（中国科技论文统计源期刊）。（证书编号：G913－2016－2184、G087－2016－1736）

11月1日

中检院食化所与美国体外科学研究院（IIVS）主办，浙江省食品药品检验研究院承办的第四期化妆品体外试验技术学习班在杭州市举行。来自全国22家单位共40余名学员参加。为期4天。

由中检院与美国体外科学研究院联合主办，浙江省食品药品检验研究院承办的第四期“化妆品体外试验技术学习班”在杭州举行。中检院副院长路勇、浙江省食品药品检验研究院院长洪利娅、中检院食化所负责人以及来自美国体外科学研究院的 Erin Hill 女士出席开班仪式并致辞。来自全国22家单位共40余名学员参加。为期5天。

选聘北京誉佳盛业物业管理有限公司正式接管中检院复康里、海户西里32号院、芳星园三区30、31号楼三个小区。

11月3日

启动对标准物质生产质量管理体系（RMP）的审核。

11月4日

中检院召开纪委扩大会，党委副书记、纪委书记姚雪良主持会议，院纪委委员，各总支、支部纪检委员参加会议。

剧毒类标准物质的替代品乌头碱对照溶液、马钱子生物碱混合对照溶液对外供应。

11月7日

中药民族药检定所所长马双成、副研究员聂黎行应国际植物药监管合作组织邀请随总局团组赴印度参加 WHO 国际植物药监管合作组织第九届年会。马双成所长汇报第二小组工作进展。副研究员聂黎行代表中国代表团分享总局在打击中药掺假方面取得的成果及中检院中药民族药检定所建立补充检验方法和非法添加色素筛查平台的实例。为期5天。

中检院标准物质与标准化管理中心对外公布《体外诊断试剂国家标准品和参考品目录（第二期）》

11月8日

何兰被广西壮族自治区评为第五届特聘专家。

11月10日

2016年度药用辅料与药包材检验机构能力验证工作总结会在重庆市召开。国家总局科技和标准司、中检院质量管理中心和包材辅料所负责人以及来自全国43个省地市药用辅料和药包材检验机构的60余位代表参加。为期1天。

11月13日

中检院党委书记、院长李波，主任张庆生和研究员南楠应美国 FDA、美国体外科学研究院和加拿大英属哥伦比亚大学邀请赴美国、加拿大执行食品检测及药物一致性评价任务。访问 UBC 期间，李波院长应邀作报告，介绍中国食品药品监督管理局和中检院的职能、组织框架以及开展监督检验和科学研究工作的情况。为期8天。

11月15日

中检院副院长王佑春一行赴厦门参加由世界卫生组织主办、厦门大学承办的 WHO HPV 疫苗指导原则第二轮宣贯研讨会。出席本次会议的有 WHO 总部官员 Ivana Knezevic 博士和周铁群博士、WHO 驻华办唐铁博士、指导原则起草小组的专家，来自英国、美国、德国、瑞典、韩国、日本、泰国、马来西亚、越南、尼泊尔、印度尼西亚、孟加拉国、印度及中国药品监管机构（国家质控实验室）和企业界的代表共39人。大会邀请副院长王佑春作为主席主持首日会议，并介绍中国 HPV 疫苗及质量控制进展。为期8天。

11月16日

召开十八届六中全会精神学习动员部署会暨党的十八届六中全会精神专题辅导报告会，会议邀请中央党校李民教授就党的十八届六中全会精神作辅导报告。党委副书记姚雪良主持会议并讲话。院党委中心组成员，科室副主任以上领导干部，党总支、支部委员共149人参加报告会。

11月20日

中检院主任张河战、副主任项新华应澳大利亚能力评价机构、新西兰环境科学研究所和安硕公司邀请赴澳大利亚、新西兰执行实验室能力评价项目合作。为期 8 天。

11 月 28 日

化学药品检定所抗肿瘤与放射性药品室取得天坛址《辐射安全许可证》。

12 月 3 日

由中检院《药物分析杂志》编辑部和北京普析通用仪器有限责任公司共同主办的“2016 年《药物分析杂志》优秀论文评选暨第七届普析通用杯药物分析优秀论文颁奖会”在北京市召开。来自全国各地的《药物分析杂志》编委、专家、作者读者 110 余人参加。为期 2 天。

12 月 4 日

2016 年《药物分析杂志》编委专家工作会议在北京市召开。来自全国各地的《药物分析杂志》编委、专家近 100 人参加会议。为期 1 天。

12 月 6 日

中药民族药检定所所长马双成率队参加在南宁市召开的 WHO 西太平洋地区草药协调论坛第十四次常务会议。中药民族药检定所助理研究员余坤子、刘丽娜分别作“中药对照药材的研究进展和应用实例”和“中药对照提取物的研究进展和应用实例”的报告，副研究员程显隆作“新的分析技术与方法在中药质量控制中的应用”报告，助理研究员左甜甜介绍“中药中重金属及有害元素的风险评估”，王清君作“标准物质的发展、挑战与新形式——数字标准物质”的报告，副研究员刘静作“中成药的分步质量控制”报告。为期 2 天。

12 月 7 日

中检院等级保护建设项目通过竣工验收。

12 月 8 日

经院长办公会审议通过《中国食品药品检定研究院人才公共租赁住房租赁实施细则》。

12 月 12 日

由国家食品药品监督管理总局和世界卫生组织联合主办、中检院协办的体外诊断试剂预认证研讨会在北京市召开。来自国家总局国合司、药化注册司、器械注册司、器械监管司、审核查验中心、药品审评中心、器械审评中心、中检院和相关省局监管部门的技术骨干，共计 38 人参加。副院长王佑春出席开幕仪式和闭幕式并讲话。为期 5 天。

12 月 15 日

2016 年中国药品质量安全年会在武汉市召开。国家食品药品监督管理总局副局长孙咸泽到会并讲话，湖北省食品药品监督管理局副局长邓小川，中检院院长、党委书记李波致辞，中检院副院长张志军主持年会，国家总局科技标准司司长于军，药化监管司副司长张培培，中检院副院长王佑春，党委副书记、纪委书记姚雪良出席。本届年会，除化学药品、中药、包装材料与药用辅料、医疗器械、4 个主题分会场外，还增设血源筛查体外诊断试剂质量控制分会场，仿制药一致性评价单元。来自各级药品、医疗器械、药包材与辅料检验检测机构、药品生产企业、药品研发单位及大专院校和科研院所专业技术人员等近 1300 人参加。为期 2 天。

魏杰等完成的“实验用小型猪遗传质量控制地方标准的适用性评价研究”课题获得了北京实验动物行业协会三等奖。

12 月 26 日

2016 年 12 月 26 日，中检院第九届学术委员会（简称学委会）成立大会在大兴院区召开。第八届学委会委员、新当选的第九届学委会委员、部门领导以及部分课题负责人参加会议。

第九届学委会共有委员 60 名，秘书处设在科研管理处。俞永新院士担任名誉主任委员，王军志担任主任委员，李波、张志军、王佑春、胡昌勤担任副主任委员。按照专业领域增设了理化分析、生物、药理毒理和医疗器械四个专业分委员会。

12 月 27 日

大兴新址首次全面接受 CNAS 实验室认可、资质认定“二合一”扩项评审现场检查。化学药品检验所及医疗器械检验所共436项目通过评审，具备对外发出检验报告能力；同期还进行了天坛地址的食品化妆品检验能力的扩项。为期2天。

12月29日

中检院召开2016年度述职述廉会议。院领导，党委委员，纪委委员，各所、处（室）、中心主要负责人，工会专职负责人，各所、处（室）、中心副职代表及职代会代表，总计90余人参加会议，并进行民主测评。

12月31日

完成中检院房屋构筑物类、交通运输类、家具类固定资产清查。截至2016年12月31日房屋面积97411.96平方米，家具7474件。

12月

联合国家食品药品监督管理总局高级研修学院举办五期《化妆品安全技术规范》（2015年版）培训班。全国各省化妆品监管人员、检验人员以及化妆品企业技术人员等1000人参加。

全年

共办理62人次赴美国、加拿大、英国、瑞士、法国、德国、意大利、丹麦、西班牙、比利时、荷兰、澳大利亚、新西兰、印度、菲律宾、韩国、日本、中国香港、中国澳门共19个国家及地区参加WHO（国际）会议、合作项目、学术交流及研修，在WHO（国际、学术）会议上中检院专家应邀作了45个大会报告。共接待来自美国、加拿大、英国、瑞典、德国、丹麦、荷兰、意大利、芬兰、比利时、沙特、马来西亚、新加坡、泰国、韩国、日本、香港、世界卫生组织、亚太经合组织生命科学论坛、全球Rx360组织、欧盟联合研究中心等20余个国家/地区及国际组织的技术官员、专家学者190余人次来院访问、学术交流、授课讲座及参加我院主（承）办的各类国际（学术）会议，作专题报告110余个；接待国（境）外政府重要官员17人；组织举办及承办12次国际（WHO）研讨会及双边会议培训班，累计培训1000余名全国技术骨干。

2016年中检院标准物质与标准化管理中心共完成735个标准物质的原料备案，分装582个品种，235万支；包装672个品种，237万支，实现标准物质对外供应支数150万支。标准物质仓储总量达到565万支，实现了95%以上由院内生产；年发送包裹达3.2万件，覆盖1.3万个用户。

第十三部分　地方食品药品检验检测

天津市药品检验研究院

概　况

2016 年，根据天津市机构编制委员会文件批复，天津市药品检验所正式更名为天津市药品检验研究院（以下简称天津市药检院），不再加挂天津市药品包装材料检测中心、天津市食品药品监督管理局洁净监测中心的牌子。

2016 年，天津市药检院领导班子同心聚力，带领全院职工抓好各项工作。按照天津市市场和质量监督管理委员会要求，院领导班子重新进行工作分工，严格执行单位副职分管人事和财务工作、正职抓全面工作，重在监管的“双向监督”组织架构，从源头上防范廉洁风险。同时加强检验检测结构调整，在检品量稳中有降的情况下，靠服务、靠技术打拼，拓展进口检验客户，基本确立了“监督检验、进口检验、委托检验”三驾马车的主导地位。2016 年是天津市药检院全面实行绩效工资的第一年，各种矛盾凸显。院领导班子审时度势，发现各种思想苗头及时进行思想疏导，及时加以研究解决，保障职工队伍的团结稳定，各项工作平稳开展。扎实开展“两学一做”学习教育，突出问题导向，解决事业发展中的实际问题，不断加强党建工作。

扩项评审

2016 年，天津市药品检验研究院开展食品领域扩项评审，获得氨氯地平等 6 个非法添加物项目检测资质，接受了天津市市场监管委认证处组织的飞行检查，以及 CNAS 监督 + 扩项评审和 CMA 扩项评审。天津市药检院成为国家食品药品监督管理总局认定的化妆品行政许可检验机构。目前确认药品、生物制品、药品包装材料、洁净室环境、医疗器械、化妆品、食品和保健食品领域技术能力增至 8 个领域 875 项。

检验检测

2015 年 11 月 21 日至 2016 年 11 月 20 日，天津市药品检验研究院完成检品 15756 批，是 2015 年同期的 75.4%，其中进口检验完成检品数 8875 件，同比增长 10%，再创新高。药品类，天津市药品检验研究院完成国家药品抽验 53 个品种 410 批次样品的基本药物抽样工作。承检中央补助地方 3 个品种、总局本级 3 个品种，因未收到跟踪抽验品种司帕沙星片，实际完成 5 个品种的检验任务。收检方面，天津市药品检验研究院完成 5 个品种 181 家生产企业 758 批样品的检验工作，检出不合格样品 16 批。此外，完成药品地方抽验收检 286 批，均合格。完成天津市市场监管委下达的 21 批银翘解毒片样品中非法添加的应急检验任务，均为合格。在 2015 年国家药品评价性抽验工作中，被国家食品药品监督管理总局评为“药品检验和质量分析工作表现突出单位”。保健食品类，元旦春节期间完成 113 批抽验任务，均符合规定。天津市药品检验研究院承担国家保健食品局本级安全专项抽检监测工作中 18 个厂家的抽样与检验工作，对天津市等 4 个城市的流通环节、约 500 个经营单位进行拉网式查找，抽样 107 批，全部合格。完成了国家保健食品监督抽检及风险监测 360 批次抽检任务，检出监督抽检不合格 2 批、风险监测问题样品 2 批。完成了市场监管委食品药品安全大检查专项抽验收检 75 批，检出不合格样品 2 批。化妆品类，收检婴幼儿及面膜类 14 批，全部合格。2016 年天津市药检院被确定为国家化妆品监督抽检的复检机构，分别完成了80批防晒类、171批面膜类、150批祛斑（美白）类、100批祛痘类产品的检验，其中问题样品中，防晒类5批、面膜类54批。检出1批祛斑（美白）类产品不符合规定。完成了天津市化妆品监督抽验360批。药包材类，完成检品455批次，其中监督抽验108批次，1批不合格。

科研

自2012年天津市药品检验研究院率先在全国开展中药配方颗粒研究以来，共起草中药配方颗粒质量标准380个，其中纳入天津法定地方标准303个，形成《天津市中药配方颗粒质量标准》6册，申请两项专利，制备了两个对照品用于质量标准研究。该课题于2016年10月8日通过天津市科委验收，标志着中药配方颗粒在天津市场有了统一、可行、法定的质量标准，为中药配方颗粒国家标准的制定提供了参考，推动了中药现代化进程。此项工作的进展情况先后2次刊登在中国医药报药检之窗栏目。

为了全力配合国家仿制药质量一致性评价工作，天津市药检院起草完成了“药物溶出仪机械验证指导原则”，已在国家食品药品监督管理总局网站上公布并正式执行。这是国内首次制定溶出仪机械验证的统一性指导原则，为全国各药品生产企业、研究单位和药品检验机构在开展仿制药一致性评价工作中的药品体外溶出试验时，提供了必要的、准确的技术指导。

基于“打四非”专项工作，天津市药品检验研究院在保健食品中首次发现了非法添加那非类物质，经过潜心专研，最终确立了检验方法和检验标准，获得了天津市和市场监管委各级领导的高度赞扬和评价。2016年2月，国家食品药品监督管理总局批复同意天津市药品检验研究院首次提出的、对保健食品中非法添加那非类物质的检验方法，并在全国保健食品风险监测工作中采用。

实验室开放日

2016年5月，天津市药品检验研究院以“科学检验，共筑食药安全”为主题开展“实验室开放日”活动。30余名各行各业的社会监督员及天津市和平区的市民代表参加开放日活动，实地感受和了解食品药品检验检测的全过程，增进了社会公众对技术领域工作的理解。这是天津市药检院落实习总书记“四个最严”要求的重要举措，以实际行动邀请社会公众参与社会共治共管，切实保障人民群众“舌尖上的安全”。

河北省药品检验研究院

概　况

2016年12月16日，经中共河北省食品药品监督管理局党组研究决定（冀食药监党［2016］20号），王峰山同志任河北省药品检验研究院院长。免除王熳同志河北省药品检验研究院院长职务，另有任用。

2016年10月27日至28日和12月29日至30日，河北省药品检验研究院分别通过了检验检测机构资质认定扩项评审，实验室认可复评审。河北省药检院已具备资质认定总参数1094项，其中，药品177项，空气洁净度检测13项，化妆品516项，食品保健食品381项，餐饮具7项；实验室认可药品、洁净（区）室检测131项能力。

党风廉政建设

2016年3月14日，河北省药品检验研究院召开“检验工作暨党风廉政建设工作会议”，会上，逐级签订《一岗双责责任书》《党风廉政建设目标责任书》及《廉洁自律承诺书》，中层代表对廉洁自律进行了公开承诺。5月27日，河北省药检院组织全体干部职工到河北省石家庄监狱开展廉政警示教育活动，并观看反腐倡廉警示教育图片展览和反腐倡廉警示教育片，倾听了两名职务犯罪服刑人员现身说法报告。7月1日，河北省药检院组织开展纪念建党95周年暨“双先双优”表彰和“两学一做”学习教育知识竞赛大会。会议集中学习《中国共产党问责条例》和《关于严肃查办和积极预防食品药品监管领域职务犯罪的通知》，表彰了先进，并开展“两学一做”学习教育知识竞赛。

检验检测

2016年，河北省药品检验研究院完成各类检验任务6150批次，其中，药品4218批次，保健食品575批次，化妆品1164批次，其他193批次，检品合格率97.2%。被国家食品药品监督管理总局推荐为“香港中成药注册申请的检测服务机构”。

2016年，河北省药品检验研究院按时完成218个品种601批次的国家评价性抽样任务和6个品种的专项检验任务。其中，注射用盐酸柔红霉素、土霉素片、苯巴比妥钠注射液、连翘4个品种网评中获得优秀，参加了“2017年国家药品抽验品种质量分析报告现场交流评议会”。

科研

2016年，河北省药品检验研究院先后承担并完成国家、省级保健食品监督抽验风险监测的检验任务，并建立中药、保健食品、化妆品违法添加化学物质研究的方法及数据库。研究发现的氯沙坦非法添加检验方法获得国家食品药品监督管理总局批准。

2016年，河北省药品检验研究院参加国家“重大新药创制”科技重大专项“十二五”课题——中药质量标准研究和信息化体系建设平台子课题——中成药标准研究平台建设，研究建立了心可舒胶囊、消炎止咳片2品种的质量标准，均已收入《中国药典》（2015年版）一部；申报了国家药典委员会药品医疗器械审评审批制度改革药品标准研究子课题《中药材和饮片中重金属及有害元素限量标准研究》——根和根茎类中药材，《中药材和饮片中农药残留限量标准研究》——大枣，2项课题的研究工作。全年，共完成了省级科研课题立项8项，科研课题验收2项，在研项目8项，发表国家级专业技术论文22篇。

业务指导

2016年，河北省药品检验研究院在全省范围内连续6年开展实验室比对工作，期间重点考察了全省药检机构和企业的各个实验室对高风险品种安全性项目的检测能力，常规液相方法的检测能力和对新发布药品检验补充标准的理解、执行能力等，掌握了省内药品的质量状况，帮助企业及时发现了自身问题，提升了企业人员的业务素质与能力水平。

2016年7月4日。河北省药品检验研究院组织全省各市级药检验机构开展了应急检验演练。本次演练打破常规，要求各参演单位要在整个演练过程中以拍摄照片的形式通过邮箱随时报送各个环节的完成情况，便于准确了解各参演单位工作进展，增加工作透明度。各参演单位均按时完成此次演练任务。

2016年9月8日至10日，河北省药品检验研究院联合河北省食检院在张家口市举办全省食品药品检验能力专题培训，并邀请原中国食品药品检定研究院院长李云龙作“检验能力建设问题”专题讲座。各市检验机构共计70余人参加培训。

重要会议活动

2016年11月17日，河北省药品检验研究院参加“京津冀药品检验协作机制建设会议”，签署《京津冀药品检验协作机制建设框架协议》，标志着京津冀三地药检机构在探索建立区域一体化药品检验协作机制，提高区域药品监管技术支撑能力将提高到一个新的水平。

河北省医疗器械与药品包装材料检验研究院

概况

2016年，河北省医疗器械与药品包装材料检验研究院围绕着服务监管中心任务，深入贯彻落实全省食品药品安全“十三五”工作安排部署，加强检验检测和医疗器械技术审评能力及规范化建设，扎实开展“两学一做”学习教育，转变作风提高服务质量和水平，为监管事业的发展，促进全省医疗期器械、药包材产品质量的提高，发挥了有效的技术支撑作用。圆满完成了河北省医疗器械监督检验、药品包装材料监督检验、国家医疗器械监督检验和医疗器械技术审评任务；完成了国家药包材两个注册标准起草任务和三个河北省食品药品监督管理局科研项目；实施并完成了电磁兼容实验室检验项目扩项及资质认定；档案管理通过了河北省档案局组织的机关档案工作目标管理AAAA认定评审；医疗器械审评工作，在国家食品药品监督管理总局组织的对河北省医疗器械审评审批能力建设现场考核中，取得较好的成绩；参加中检院和中国合格评定认可委员会组织的能力验证、实验室比对试验等活动。

党风廉政建设

2016年，河北省医疗器械与药品包装材料检验研究院制定《落实党风廉政建设党委主体责任和纪检部门监督责任的实施意见》，逐级签订党风廉政责任书；组织召开“三严三实”专题民主生活会，查摆问题，开展批评和自我批评，制定落实整改措施。开展“两学一做”学习教育，组织中层以上领导干部和全院党员，深入学习党章党规和习近平总书记系列重要讲话精神。针对医疗器械技术审评、招标采购、财务、外出检验等岗位廉政风险点，修订和完善《权力运行控制系统清单》进一步明确和细化了风险点、风险等级、责任人、风险防范要求等，强化对廉政风险点的控制；组织观看大型反腐纪律片《永远在路上》，通报“一问责八清理”专项行动领导组办公室《公开通报曝光25起典型案件》。结合作风整顿和“一问责八清理”专项行动的开展，在完善相关制度建设的基础上，对一些不良工作习惯进行监督检查。

检验检测

2016年，河北省医疗器械与药品包装材料检验研究院完成河北省食品药品监督管理局下达的医疗器械、药品包装材料监督抽验862批次检验任务，其中医疗器械650批次，药品包装材料212批次。医疗器械监督检验合格597批次，不合格53批次，总合格率91.8%；药品包装材料监督检验合格208批次，不合格4批次，总合格率98.1%。从监督抽验的结果看，医疗器械较上一年总合格率92.8%，下降1个百分点；药品包装材料总体质量好于去年，总合格率同比上升1.7个百分点。完成国家医疗器械（阴道扩张器、采血管）监督检验77批次。完成注册、委托检验1403批次，其中医疗器械849批次，药包材376批次。出具各类检验报告2342份。

技术审评

2016年，河北省医疗器械与药品包装材料检验研究院制定完善河北省二类医疗器械技术审评流程、申报资料运转管理规定、注册档案管理办法、评审专家咨询管理规范、咨询专家选取操作规程、审评专家管理办法、医疗器械技术审评补充资料管理规范、医疗器械产品注册技术咨询管理规范等17项医疗器械技术审评管理制度；将审评信息纳入了河北省食品药品监督管理局网上行政审批服务系统，建立网上审评流程，实现了审评、审批信息数据网上对接和审评信息查询，并建立了法规、标准、文献、指导原则数据库；

受理医疗器械产品注册审评 574 件，完成技术审评 447 件，同比增长 17.6%。

能力建设

2016 年，河北省医疗器械与药品包装材料检验研究院电磁兼容实验室通过河北省技术监督局组织的检验项目扩项和资质认定，检验能力覆盖常规医用电气设备电磁兼容性全部试验项目，填补了河北省医用电气设备电磁兼容性检验能力的空白，并开展电子血压计、血糖仪检验项目的扩项准备工作。购置了包括激光光散射凝胶色谱联用议、EMI 接收机、拉曼光谱仪等大型仪器设备 23 台套。业务服务实现网上受理、网上查询，并在业务受理厅安装在线业务、检验进度查询设备。

山西省食品药品检验所

概况

截至 2016 年 12 月，山西省食品药品检验所（山西省药品包装材料监测中心）共有药品、生物制品、药用辅料、药包材、医疗器械、洁净区环境、化妆品、食用农产品、食品和保健食品九个领域 1105 个技术参数通过资质认定。建有山西省食品药品检验检测大型科研仪器服务平台、山西省中药材自然科技资源共享服务平台。2016 年，荣获“山西省食品药品监督管理工作先进单位”称号，连续三年荣获“省直文明和谐单位标兵”称号。

2016 年，山西省食品药品检验所贯彻落实国家食品药品监督管理总局、省局的决策部署，紧紧围绕检验检测工作，抓任务落实、抓过程控制、抓质量管理，全面提升创建全国先进省级所水平的工作目标，各项工作任务顺利完成，成绩显著。

检验检测

2016 年，山西省食品药品检验所（山西省药品包装材料监测中心）完成各类检验检测任务 5800 批次，完成抽样任务 1947 批次，主要包括 7 个方面。国家药品计划抽验：完成国家药品评价抽验 4 个品种、局本级基本药物抽验 1 个品种、跟踪抽验 2 个品种的检验研究任务，第二次被指定为价格倒挂专题组长单位，收到样品 314 批次，按时完成抽样、标准检验、质量分析工作。其中发现清热解毒片中违规使用栀子生粉直接入药的重大质量风险问题，及时上报国家总局。省级监督抽验工作：配合省局研究制定全省药品监督抽验方案，承担基本药物疑难复杂项目检验、中成药染色阳性确认、原料、辅料、高风险及 2015 版药典标准提高药品等 9 个专项 1078 批次的监督抽验工作。国家食品安全监督抽检：承担食用农产品及餐饮食品 23 个品种 888 批次检验任务；启动鸡蛋专项监督抽验，及时上报了全省鸡蛋质量状况专项质量分析报告。保健食品监督抽检监测：完成监督抽检 461 批次检验工作，其中按标检验 274 批次。化妆品监督抽检监测：收到样品 545 批次，发现问题产品 99 批次。各级各类案件检品检验：收到案件检品 173 批次，检出不合格及问题样品 106 批次。注册与其他委托检验：完成药品、保健食品、药包材注册与委托检验 2156 批次，复核企业起草的药品质量标准 185 个。

能力建设

山西省食品药品检验所倡导研究型检验理念，强化创新意识。首次检出一种新型非法添加物 N－去甲基西地那非，为公安部门开展跨省协作办案提供依据；在中药检验中探索性建立清热解毒片（胶囊）中紫花地丁检查等 4 个补充检验方法，为日常监管和打假防劣填补技术方法的空白。推进食品、保健食品和化妆品扩项工作，完成新项目扩项研究 100 余项；并取得三项资质：国家食品复检机构资质、被国家总局确定为化妆品监督抽检十二个复检机构之一、通过保健食品许可资质现场评审；积极参加国际国内组织的能力验证、实验室比对和盲样测定活动，全年参加20项活动均取得满意结果。在国家食品药品监督管理总局召开的保健食品分析报告评议会上，提交的辅助睡眠类分析报告取得93.1分，名列全国第一。

科研

2016年，山西省食品药品检验所“龟龄集质量标准及安全性评价体系”等2项课题通过省科技厅结题验收；“中药材对肉羊强壮促长作用及饲料化工艺研究”等2个项目经省科技厅批准立项；承担国家总局研究任务“食品中罗丹明B快速检测方法研制”；组织申报了“检测非法添加丙氧基艾地那非的方法”等4项专利。

技术指导

2016年，山西省食品药品检验所强化干部职工监管服务意识，丰富监管服务内涵。根据专家队伍和技术能力优势，参与省局注册核查、生产管理、企业认证、技术审评等工作，派出技术专家60人次，得到广泛认可；与公安厅食药刑侦总队确立交流机制，为公安厅60余人的培训提供技术指导，并为全省11个市县食品抽样检验人员12次讲解《2016年餐饮食品及食用农产品抽样要求》。同时组织开展了2016年全省药品生产单位及检验检测机构实验室比对；并为30个市县新建综合检验检测中心人员讲授食品药品检验应知应会知识。

重要会议活动

2016年5月13日至15日，山西省食品药品检验所组织召开全省仿制药品质量和疗效一致性评价专题研讨会。邀请国内权威专家开展11个专题讲座，全省近70家药品生产企业、省市两级药品检验机构、部分高校和科研院所180余人参加培训，为推进山西省仿制药质量和疗效一致性评价提供了有效的技术支持。

2016年6月22日，山西省食品药品检验所举办“实验室公众开放日”活动，山西晚报等9家媒体、社会各界群众40余人参加活动，反响热烈。

内蒙古自治区食品药品检验所

概况

内蒙古自治区食品药品检验所是内蒙古自治区食品药品监督管理局直属的省级食品药品检验机构，为独立法人单位。2016年内蒙古自治区食品药品监督管理局成立内蒙古自治区食品检验检测中心，逐步停止食品、保健食品检验检测工作并移交到食品检验检测中心。

2016年，内蒙古自治区食品药品检验所在内蒙古自治区食品药品监督管理局和中检院的领导、支持下，全所同志认真开展“两学一做”专题教育活动，沉着应对各种检验检测工作中的各种风险挑战，完成政府赋予我们的药品、保健食品、化妆品、医疗器械、药包材和洁净等各项检验检测和相应的抽验任务。在思想教育层面，努力加强职工思想教育，提高职工思想觉悟，坚持“三会一课”制度。开展多项科研工作，促进整体技术能力建设。积极开展实验室质量管理体系保障建设，提升实验室检验检测水平。

检验检测

内蒙古食品药品检验所共承接药品、保健食品、化妆品、医疗器械、药包材以及洁净检验检测共计3197批次，承接药品1704批，其中国家药品评价抽验355批，自治区计划抽验662批，自治区稽查监督抽验9批，委托检验405批，注册检验253批，复验14批，刑事诉讼检验2批。已完成1634批。承担品种的国家药品评价抽验质量分析报告中，维生素B片的质量分析报告被评为优秀。承接检验化妆品783批，其中国家计划抽验 660 批，自治区计划抽验 120 批，自治区稽查抽验 3 批。承接保健食品 212 批，其中国家监督抽检 25 批，自治区计划抽检 102 批，稽查抽检 17 批，刑事诉讼 60 批，委托检验 8 批。承接检验医疗器械 448 批次，其中国家计划监督抽验 48 批次，自治区计划监督抽验 209 批次，注册检验 54 批次，委托检验 130 批次，监督稽查抽验 7 批次。检验药包材 26 批，委托检验 5 批，注册检验 21 批。开展洁净检测 24 次。

年度质量管理外部评审

2016 年，内蒙古自治区食品药品检验所完成资质认定（CMA）192 个药品参数、3 个器械参数、116 个药品包装材料参数标准变更工作，已获得内蒙古质量技术监督局批复的能力附表。完成实验室认可（CNAS）86 个药品参数中的 81 个参数变更申请，已获得中国合格评定国家认可委员会批复的能力附表。分别参加中国合格评定国家认可委员会和中检院组织的“中药饮片的真伪鉴别”“医疗器械细胞毒性检测”“化妆品中防腐剂的测定”“溶液 pH 值测定”“天然胶乳橡胶避孕套针孔试验”“细菌内毒素”“保健食品中西布曲明”“保健食品中阿替洛尔”。按照新版《检验检测机构资质认定评审准则》的要求，完成了第六版《质量手册》和《程序文件》的换版工作。

科研

2016 年，内蒙古自治区食品药品检验所承担国家药典委员会 13 个品种的起草任务和 4 个品种的复核任务；承担自治区蒙药标准三年行动计划部分课题；承担仿制药一致性评价 4 个品种的复核任务；承担国家食品安全风险评估中心课题“鸡肉中弯曲弧菌的风险评估”；完成国家中医药管理局课题“肉苁蓉野生与人工繁育品的品质比较研”；完成国家食品药品监督管理总局课题“特色民族药材草乌叶检验方法的示范性研究”；完成 86 个微生物方法学验证协作课题；完成 2 个品种的细菌内毒素研究协作课题；完成协作课题“参冬小儿止泻颗粒长毒研究”。公开发表科研论文 10 余篇。

辽宁省食品检验检测院

概况

2016 年，辽宁省食品检验检测院紧紧围绕国家食品药品监督管理总局、省局及中检院的各项决策部署，以能力建设为中心，以业务工作为重点，认真履行食品安全检验检测工作职责，保质保量完成了各项检验检测任务；积极推进易地建设检验业务用房项目，完成立项审批；深入开展全省系统检验检测机构规范化建设，促进全省系统能力提升；扎实开展党风廉政建设和干部队伍建设，为机构运行提供了良好的政治环境和基本保障。一年来，在全院职工的共同努力下，各项工作成效显著，为全省食品安全监管提供了有力的技术支撑。

党建工作

2016 年，辽宁省食品检验检测院严格按照中央、省委、省局党组有关要求，认真学习贯彻习近平总书记系列重要讲话精神和十八届六中全会精神，不断加强政治理论学习，深入开展“两学一做”学习教育活动，扎实开展党支部规范化建设，逐步增强党组织的凝聚力和战斗力。严格落实党委主体责任和纪委监督责任，切实加强对采购、财务等重点领域、关键环节的监管，组织职工参观辽宁反腐倡廉展览馆，观看廉政教育片，提高廉洁自律意识。组织党员干部走进社区，开展清洁社区环境义务服务、食品安全知识讲座等特色党日活动。充分发挥群团组织的纽带桥梁作用，组织职工参观大梨树村毛丰美同志先进事迹陈列馆，开展和谐团队创建等丰富多彩的文体活动。

检验检测

2016年，辽宁省食品检验检测院完成各类检验1774批次，所有样品均在检验周期内完成检验。其中，完成国抽1141批次，省抽382批次，省抽餐饮食品检验80批次，执法总队案件样品49批次，公安部门“拉皮、米线等食物中过量使用含铝食品添加剂及非法使用工业明胶”等食品犯罪案件侦察委托检验17批次，其他生产企业委托检验24批次，食品生产许可检验81批次。此外，2016年首次承担监督抽检抽样任务，全年共对630家在产企业抽取样品1223批次。

风险预警分析研判

2016年，辽宁省食品检验检测院以食品安全热点问题为导向，收集食品安全预警分析资料50余份，对白酒、啤酒、食品标签相关质量指标、食品安全指标及原始标准等进行解读、梳理，为食品安全隐患评价积累了基础数据。开展海产品中铝残留量等8个问题样品的风险隐患评价，为问题样品处置提供技术参考。参加省局组织的飞行检查，对沈阳市阿美丽肉制品有限公司、沈阳天江老龙口酿造有限公司、辽宁煌上煌食品有限公司3家企业进行检查，协助省局处理辽宁辉山乳业集团（沈阳）有限公司两批次巴氏杀菌乳中金黄色葡萄球菌超标问题。

科研

按计划实施“食品中违法添加非食用物质关键检测技术研究”等11项科研课题研究，全年发表论文9篇；承接中检院化妆品、茶叶等食品中部分元素的定值检测及方法学确证；参与国家食品药品监督管理总局科标司关于原料乳及液态乳（酸奶除外）中舒巴坦的检验方法研究，畜肉中阿托品、阿索本、莨菪碱等物质的检验方法研究；承接中检院食品中甲醛检测方法的标准复核；参与省地方标准“动物源细菌的药物敏感性检测”与“饲料中动物源性成分——貂源性成分定性检测方法PCR方法”的验证工作。

业务指导

2016年，辽宁省食品检验检测院充分发挥省院对全省系统业务指导的地位作用，对省内9家承担国家食品药品监督管理总局、省局2015年度抽检监测检验任务的承检机构进行考核，协助省局完成省内15家承检机构“四品一械”抽检监测专项检查，积极参与食品安全城市创建工作。组织开展6期实验室代培，对全省11家市级食品检验机构的43名专业技术人员进行培训。举办全省微生物检验技术、理化检验技术和《检验检测机构资质认定评审准则》培训班，对全省43家市、县级食品检验机构的110名微生物检验技术人员、120名理化检验技术人员和105名质量管理工作者进行培训。深入开展系统规范化建设，组织全省13家规范化建设试点单位制定建设方案，起草《辽宁省食品检验检测机构规范化建设考核验收细则》，组织召开规范化建设试点单位中期座谈会，推进工作开展。

上海市医疗器械检测所

概况

国家食品药品监督管理总局上海医疗器械质量监督检验中心、国家医疗器械质量监督检验中心和上海市医疗器械检测所为三块牌子，一套班子。其是中国合格评定国家认可委员会、国家食品药品监督管理总局及中国质量认证中心等有关部门分别审查认可的国家级医疗器械质量监督检验机构、医疗器械产品认证检测指定实验室，是上海市食品药品监督管理局的直属技术单位。

上海市医疗器械检测所还是国家标准化管理委员会批准成立、国家食品药品监督管理总局认定的全国医疗器械标准化技术归口单位，承担了全国医用电器、全国医用电子仪器、全国外科器械、全国计划生育器械、全国医用注射器（针）、全国麻醉和呼吸设备等六个标准化技术委员会的秘书处工作，负责本专业技术领域内的国家、行业标准的制修订、归口管理以及对口国际标准的投票工作。

2016 年上海市医疗器械检测所完成美国保险商实验室（UL）第三方检测数据认可实验室的评审工作，获得 UL 公司在中国首家 TPTDP 实验室授权。

检验检测

2016 年，上海市医疗器械检测所共受理检验任务 6103 批次。其中，注册检验 2916 批次（国产 1812 批次，进口 1104 批次）；监督检验 1087 批次；委托检验 992 批次；商检检验 1108 批次。已完成各类检测任务 5143 批次。

2016 年上海市医疗器械检测所承担多参数监护仪、制氧机等 7 个牵头品种，B 型超声诊断设备、口罩等 3 个参与品种的检测任务。牵头和参与品种计划抽验 290 批次，实际到样 232 批次，完成有效样品检验 232 批次，其中 204 批次合格，28 批次不合格。

2016 年根据上海市食品药品监督管理局监督抽验安排，共收到抽验样品 855 批次，完成检验 523 批次，其中 489 批次合格，34 批次不合格。

2016 年根据国家食品药品监督管理总局统一部署，超额完成在用治疗呼吸机的现场检验和调研，共涉及河南、广西、新疆和上海四省（自治区/直辖市）20 家医院的 69 台在用治疗呼吸机。

2016 年上海市医疗器械检测所完成海市食品药品监督管理局在用器械评价性抽验，共涉及黄浦、徐汇、虹口三个区的 16 家医院，在用检测 B 超、婴儿培养箱、呼吸机、麻醉机四类器械共计 192 台套，其中 B 超总计 89 台，婴儿培养箱总计 3 台，呼吸机总计 63 台，麻醉机总计 37 台。

标准制修订

2016 年上海市医疗器械检测所完成 14 项央补行业标准制修订工作，各标准化技术委员会已完成标准审定，进入报批阶段；完成 6 项在用医疗器械产品技术要求的制定工作，处于报批阶段；对强制性国家标准 GB9706.1 新版报批稿修改完善；按总局要求完成我所牵头负责的 6 个医疗器械分类子目录修订研究工作；根据总局对医疗器械强制性标准精简整合工作要求，对归口 138 份强制性国行标进行了集中梳理及评估，并提交精简整合结论；根据总局要求开展推荐性医疗器械标准集中复审工作；全国医用电器标准化技术委员会通过了全国专业标准化技术委员会考核评估工作。

科研

2016 年上海市医疗器械检测所参与申报的《医用磁共振产品综合评价研究》和《一体式全身正电子发射/磁共振成像设备》2 项科技部国家重点规划专项课题已获批；同时完成《医用磁共振产品综合评价研究》课题任务书上报和《一体式全身正电子发射/磁共振成像设备》可行性方案申报；向市科委申请《医用电气设备通用安全研究技术服务平台》项目已获批。

2016 年上海市医疗器械检测所 2 项上海市科委课题《脉搏波触力传感器的测试方法及标准研究》和《经皮左心室供血副泵测试方法及技术标准研究》课题按计划进行中。市局《内窥镜标准检测方法的研究》课题研究工作已完成，所级《人工耳蜗试验方法研究》等 6 项课题已完成研究工作，并通过验收。

2016 年上海市科委课题《药物支架涂层微粒脱落及安全性研究》已完成验收，上海市医疗器械检测所参与的市局系统/软课题《加强有源医疗器械抽验的研究》于二季度结题，承担的国家食品药品监督管理总局“医疗器械重点实验室建设分类规划”项目已顺利通过专家论证。

江苏省食品药品监督检验研究院

概况

2016年，江苏省食品药品监督检验研究院围绕全年既定工作目标，坚持检验能力建设与干部队伍建设不放松，持续推动食品与药品两方面检验能力向前发展，为省局行政监管提供有力技术支撑。2月，江苏省食品药品监督检验研究院通过国家食品药品监督管理总局组织的化妆品行政许可检验机构资格认定现场核查。3月，江苏省食品药品监督检验研究院通过国家实验室认可复评审暨扩项评审。经过此次评审，该院实验室维持6大领域检验能力，并在个别领域实现能力扩项，具体参数分别为：药品158个，生物制品25个，洁净区检测9个，保健食品78个，化妆品53个，食品105个。

2016年，江苏省食品药品监督检验研究院被批准为国家食品复检机构并成为国家食品生产许可专业技术委员会成员之一，该委员会由具有相应技术能力和检验能力，熟悉食品行业情况，具有一定的细则起草经验的相关检验机构、科研院所、行业学协会组成，这将进一步发挥省院在食品检验仲裁、技术指导等方面的作用。

党风廉政建设

2016年，江苏省食品药品监督检验研究院通过强化组织领导、加强学习教育、健全工作制度、严格纪律监督等方式，加强党风廉政建设工作，全院未发生违法违纪行为。坚持党委中心组学习、“三会一课”、党费收缴与使用管理等制度，严格党组织生活，领导班子成员带头上党课，发挥党员先锋模范作用。认真开展“两学一做”学习教育活动，使广大党员干部受到深刻教育，提高为人民服务的意识。

检验检测

2016年，江苏省食品药品监督检验研究院完成各类检验8230批，其中抽验、复验2693批（包括食品监督抽检、风险监测及复检1223批）；各类注册检验1523批；进口药品抽验848批；合同检验1689批；委托、辅料、能力验证等检验235批；咨询检验1242批次。全年审查5561家食品企业生产许可材料，受理812家企业食品生产许可材料及220家企业食品添加剂生产许可材料。

标准技术研究

2016年，江苏省食品药品监督检验研究院完成国家药典委员会下达的化药、中药药品及辅料标准提高10个品种的起草工作和3个品种的复核工作；配合省局组织完成省中药材质量标准的制修订工作；完成142个医疗机构制剂品种标准审定工作。

同时，江苏省食品药品监督检验研究院完成4个品种参比制剂/溶出曲线测定方法起草，并对6个新下达任务品种开展关键质量属性和复核检验要点等研究。快检工作组织开展食品快检车配置调研，并起草配置方案；完成前期近红外光谱模型的上传及整理审核工作。

技术帮扶

2016年，江苏省食品药品监督检验研究院与连云港食品药品监管局签订提升食品药品检验检测能力合作备忘录，旨在强化连云港市食品药品监管水平，提升食品药品检验检测能力，促进该市食品药品产业健康发展。双方在技术人才队伍建设、科研创新能力建设、食品检验能力建设、口岸药检所建设、服务医药产业发展等五个方面，加强对该市食品药品检验检测工作的支持和指导。同时组织开展食品医药企业间的实验室间比对活动，全年共开展“UV法测定药品含量”

"饮料中铅含量测定"等比对四次，提升企业生产与质量控制水平。

江苏省医疗器械检验所

概况

2016年，江苏省医疗器械检验所深入学习贯彻党的十八大和十八届三中、四中、五中、六中全会精神，认真落实省局各项决策部署，围绕检验检测中心目标，切实履行好技术支撑基本职能，力争做到目标任务明确、工作思路清晰、措施具体得力。一年来，该所检验任务总量再创新高，检验能力持续增强。积极申请参与多项科研课题，努力助推检验检测能力建设；积极参加实验室能力验证、比对试验，不断提升实验室能力建设水平；完善绩效考核，强化激励机制，着力提高检验工作效率。通过一年来的建设发展，该所奋勇争先、务求实效，全力为全省医疗器械监管和民众用械安全保驾护航。

2016年，江苏省医疗器械检验所完成检验收入5200万元，比去年同期增长16%；完成检验工作量5100万元，同比增长27.5%，再创历史新高。按时完成国家监督检验89批次，省级监督检验244批次。

"两学一做"专题教育

2016年5月，根据省局"两学一做"专题学习教育文件精神，江苏省医疗器械检验所党委认真制定"两学一做"实施方案和学习计划，及时召开"两学一做"动员部署会。在抓好理论学习的同时，积极开展重温入党誓词、党课大家讲、观看《雨花台》话剧、习近平用典微视频、两学一做知识竞赛等活动，并围绕"领导干部立家规、共产党员正家风""新时期共产党员行为规范""习近平总书记七一重要讲话""增强四个意识"等主题，广泛开展学习大讨论。另外，该所党委班子成员对照"七查摆七强化"标准，仔细梳理自身存在的不足，列出问题清单。普通党员对照"五查摆五强化"，列出问题清单，从而把"两学一做"教育活动不断引向深入。

科研

2016年，江苏省医疗器械检验所与中检院合作申报有源植入物产品检测技术及平台研究项目已获科技部评审通过，并进入实施阶段；与南京生命源医药实业有限公司合作申报的新一代高灵敏宽视野多模分子影像肿瘤手术引导系统，获科技部评审通过；协助中检院标准管理中心完成医疗器械分类目录修订中的3个一级子目录、5个零级子目录的编制工作；参加省科协组织的《江苏省生物技术和新医药产业'十三五'发展规划》研究报告起草；参加江苏省产业研究院组织的《江苏省'十三五'战略性新兴产业发展规划》起草；完成江苏省自然基金"高强度聚焦超声非线性声场的理论建模及实验测量研究"项目；协助中检院包材所完成线热膨胀系数多个样品的标定工作，申报一个国家药典委员"十三五"课题《药用玻璃材料和容器通则》。

标准制修订

2016年，江苏省医疗器械检验所提出的关于起草国际标准IEC/TS62903《球面聚焦换能器的电声特性和声功率输出的测量》的申请，通过国际电工委员会的测量理论审查，进入验证阶段；参与起草国家标准GB/T32522《压电球面聚焦换能器的电声特性及测量》于2016年2月正式发布，将于2018年1月1日执行；参与电磁兼容GB4824新版国家标准的新增附录I的起草工作；参与有源基础标准三版60601培训教材中标准章节和风险分析章节的编写工作；完成3份助听器国家标准的立项工作，并已上报全国电声标准化技术委员会。

实验室资质认定现场评审

2016 年 5 月，由中国合格评定国家认可委员会组织的评审专家组对该所进行换证复评、扩项及国家计量认证首次评审，最终通过 65 类 859 项产品及参数的能力认可。其中中国医药城（泰州）分所评审通过生化、免疫、化学发光、核酸、免疫组化、流式细胞等 7 类共计 72 项产品及参数的检测能力，实现对常规体外诊断试剂、肿瘤标志物、分子诊断、母婴筛查等市场主流产品检验全覆盖（传染病系列除外）。苏州分所评审通过 20 类 297 项产品及参数的检验能力，超额完成与苏州高新区签订的共建协议中 200 个项目的建设目标，具备了 10 米法电磁兼容、有源植入物、医用电声设备、医用光学设备、医用内窥设备、医用激光设备、轮椅等项目的检验检测能力。

浙江省食品药品检验研究院

概况

2016 年，浙江省食品药品检验研究院以提升能力为重点，以创新发展为载体，紧扣年度工作目标，各项工作均取得了较好成效。全年共完成各类检验任务 30243 批次，完成年度任务的 188%。2016 年 7 月，国家食品药品监督管理总局孙咸泽副局长和中检院李波院长莅临调研，对检验研究工作予以充分肯定。2016 年 9 月，顺利圆满完成 G20 杭州峰会食品安全保障检验任务，被浙江省局评为峰会食品药品安全保障工作先进集体。2016 年 9 月，成为国家食品复检机构之一，能力建设再上新台阶。

“两学一做”教育活动

2016 年，浙江省食品药品检验研究院建立了“支部 + 业务”党建模式，从原先 4 个支部扩展到 7 个支部，采用理论知识专题学、专题讨论深入学、能力提升重点学、创新方式辅助学、注重实效检验学的“五位一体”学习教育方式，扎实开展“两学一做”教育活动。如，2016 年 5 月，举行“我为高水平全面小康作贡献”大讨论活动；7 月，组织党员赴嘉兴南湖开展“重走一大路”党性体验式教育活动；9 月，在全院范围开展“两学一做”身边先进典型推选活动，培树了陈超等一批先进典型。

检验检测

2016 年，浙江省食品药品检验研究院共完成药品各类检验检测 23817 批次，其中国内药品 5122 批次，进口药品 17080 批次，药包材 1615 批次。承担了国家级抽验 322 批次，省级监督检验 515 批次，省级评价检验 1548 批次。

2016 年，浙江省食品药品检验研究院共完成食品各类检验检测 3388 批次，其中承担食品安全监督抽检 2648 批次，省级抽验 181 批次。并完成保健食品各类检验检测 1413 批次，其中承担了国家级抽验 309 批次，省级抽验 541 批次。同时，浙江省食品药品检验研究院完成化妆品各类检验检测 1625 批次，其中承担了国家级抽验 743 批次，省级抽验 734 批次。

此外，浙江省食品药品检验研究院与浙江省食品药品稽查局签订《省食品药品执法抽验合作备忘录》，开通了食品药品案件涉案产品快速检验“绿色通道”，通过检验提速等方式，实现应急检验随到随收、随收随检、随检随出。完成药品、保健食品、性保健品、火锅底料等各类应急任务 702 批，其中不合格率高达 30%，为食药监管部门、公安部门执法办案提供及时、有效、充分的科学依据。

保障 G20 峰会食药安全

2016 年，浙江省食品药品检验研究院按照“杭州市院主体、省院技术兜底”的 G20 峰会食药安全保障要求，组建工作机构、精心制定工作方案、联合杭州院模拟演练，建立联动协调、多轮审核、技术破难、总结分析等机制，切实承担起“急难重”的兜底职责，圆满完成干果、调料等八类峰会食品的检验任务，确保峰会食品的“绝对安全”，展示浙江食药检铁军的力量。2016年9月，被浙江省食品药品监督管理局评为峰会食品药品安全保障工作先进集体，3人被评为峰会食品药品安全保障工作先进个人，6人被评为峰会食品安全驻点保障监管工作先进个人。陈碧莲副院长受到省委省政府表彰，被评为峰会保障工作先进个人。

LIMS系统全面运行

LIMS系统2016年5月正式上线运行。该项目通过网络公司提供基础模块、院内个性化开发的模式，高起点、高标准设计模块，对检验全过程电子记录，对检验标准利用数据终端IPAD随时查询，对样品流向、试剂和仪器使用情况逐一追踪和可追溯，对检验数据进行再分析利用，并将逐步实现远程签发报告和网上受理业务，有效杜绝人为篡改数据等违法违规行为出现的可能性，确保数据科学可靠，运行更加规范有效。

科研

2016年，浙江省食品药品检验研究院实施检验与科研“双轮驱动”发展模式，不断挖掘技术特色和亮点，做强做精优势项目，推动科研工作全面发展。标准制修订方面，制订国际药典标准13个品种，助推中国标准走向世界；参与国家各类标准制修订，完成药品标准提高22个品种，完成标准复核11个品种；与康恩贝等4家单位合作的“浙江特色药材标准研究及相关产业化”项目通过专家鉴定，黄璐琦院士在鉴定会上给予充分肯定，认为我们在中药标准研究领域总体水平达到国际领先；参与国家食品标准的起草工作1项，实现新突破；在省局组织下，会同各市院（所）完成2015版省中药炮制规范编制出版，共收载品种632个，涉及饮片规格820个，与中国药典起到互补作用。在技术研究方面，与美国体外科学研究院和国际知名化妆品企业合作，开展化妆品替代毒理学试验研究，完成11个替代方法研究和验证，为我国化妆品企业提升产品质量安全水平、打破欧美国家技术壁垒提供技术支撑。该技术研究在国际上取得积极反响，匡荣同志在日本举行的亚洲毒理学大会上作主题演讲，在法国毒理学大会上作研究成果展示。在科研合作方面，以“2011协同创新”平台、省新药创制平台等科研平台为载体，主动争取课题，多方合作研究，立项省部级及厅局级课题22项，完成课题8项，完成科技成果登记3项，新增2项实用新型专利（“多剂量滴眼剂无菌给药系统”和“一种药用泡罩包装用盖膜”），与省疾控、省农科院共建的“浙江省食品安全检测技术中心”已获省科技厅批准建设，完成与其他单位及企业合作项目208项，发表论文57篇。

浙江省医疗器械检验院

概况

2016年，浙江省医疗器械检验院在浙江省食品药品监督管理局的统一领导下，围绕“精准对接精准服务”政策，秉持“科学公正、求实创新、尽责高效”的质量方针，完成各项工作任务。为保障G20杭州峰会，制定医疗器械应急检验方案，确定在用医疗器械抽验品种，实施杭州地区G20保障医院部分在用仪器设备的抽验，以及参与医疗器械在用医疗设备管理的检查工作。

持续推进余杭分院建设。海创园分院实验室装修全部完工，高新区分院完成土建；完成实验室设备采购清单和能力扩展清单、部分仪器设备采购标书的技术要求编写。

宁波实验室完成仪器设备的招标工作，开展实验室装修施工，完成检验人员的招聘和部分人员的培训。

党风廉政建设

2016年，浙江省医疗器械检验院党委提出四级责任制，逐层签订廉政责任书，强化第一责任人意识，严格落实党委主体责任。开展“两学一做”学习活动，严明纪律，班子带头，全员参与。党员挂牌亮身份，对不按时参加党的组织生活、不按时缴纳党费等进行专项检查。开展党的十八届六中全会精神学习，邀请省委党校教授辅导，以自学、集中学等形式强化党员的规矩意识、政治意识。并开展多种形式的党员教育：邀请联合纪检组长、省检察院反渎职侵权局局长来院上课、观看警示片、节假日发送廉政短信。发挥党、团员的先进性和积极性：组织小组活动、成立篮球队、开展友谊赛，邀请教师教学八锦缎；组织参加五四青年节活动；开展无偿献血活动；参加省直机演讲比赛等。

检验检测

2016年，浙江省医疗器械检验院全年共受理日常检验、监督检验业务9233份，其中监督抽验（国抽、省抽、地市）受理1744份，包括组织牵头HCG检验试剂、接触镜、红外辐射治疗设备等6个品种244批次，参与金属脊柱螺钉、医用电子体温计等3个品种共计129批次国家监督抽任务。完成检验报告9574份，比去年同期增长24%。

为促进网络销售医疗器械质量的提升，对线上抽验和监管提供技术保证并积累经验，器械院首次开展网上抽验工作，与电商交易平台阿里巴巴天猫公司合作，完成隐形眼镜、避孕套、制氧机、血压计、胎心仪、助听器等产品共计470批次的网上抽验。

实验室能力建设

2016年，浙江省医疗器械检验院新增83项CNAS认可项目，涉及X射线设备、骨科、生物安全评价、心血管导管、体外诊断试剂等相关检验项目。目前共有CNAS认可项目569项，CMA资格认可项目691项，检验范围涵盖全部基础性医疗器械安全性检验能力，包括电气安全，生物安全，光辐射安全和医疗器械电磁兼容性（EMC）检验检测。检验能力覆盖归口全部三类医疗器械产品和省内大部分企业生产的医疗器械产品。

标准体系建设

2016年，浙江省医疗器械检验院起草的GB 11417《眼科光学 接触镜》系列标准获“2016年度中国标准创新贡献奖”三等奖，是国家药监局系统唯一且两度获此殊荣的单位和项目。同时，浙江省医疗器械检验院向杭州市质监局申报的YY 0599－2015《激光治疗设备 准分子激光角膜屈光治疗机》等3项行业标准获得2016年度杭州市研制与采用先进技术标准资助“三等奖”。此外，浙江省医疗器械检验院完成《眼科光学 人工晶状体 第3部分：机械性能及测试方法》等5项行业标准和1项《在用验光仪检验技术要求》制定工作。

科研

国家重点科技项目《国产胶囊式内窥镜的评价研究开展》标准和测试子项目获得立项；《带像差角膜模型眼像质评价研究》等9项科研专项获得立项。省科研专项《眼科植入产品生物学评价实验室建设》、《角膜地形图仪关键检测技术研究》等5项省属科研院所专项完成验收；省局科技项目《增塑剂（TOTM）肝细胞毒性分子机制初步研究》通过验收。

河南省医疗器械检验所

概况

河南省医疗器械检验所拥有两地三处实验

室，本部位于郑州市郑东新区熊儿河路 79 号，办公和实验室面积 8611.9 平方米；西区实验室位于郑州市金水区经一路 5 号，实验室面积 500 平方米；北区实验室位于新乡市平原新区秦岭路 1 号，实验室面积 300 平方米。所内下设有行管、业务和检测科室共 13 个，分别为：办公室、人事（党办）科、财务科、总务科、综合管理科、业务室、质保科、生物检测室、体外诊断试剂检测室、化学检测室、物理检测室、医用电气检测一室、医用电气检测二室，在检测实验室基础上组建有生物学安全评价检测中心和洁净环境检测中心。实验室现有的各类检测仪器和设备 700 多台套，总价值 7000 余万元。

现有人员编制数 76 名，在职职工 106 人，其中在编人员 71 人。教授级高级工程师和高级工程师以上职称有 17 人，中级职称有 20 人，硕士以上学历人员 41 人，形成了包括享受国务院政府津贴专家、国家食品药品监督管理总局医疗器械产品生产质量规范检查员、国家食品药品监督管理总局体外诊断试剂质量体系检查员、医疗器械标准委员会委员、河南省实验室资质认定评审员、河南省医疗器械生产许可现场核查员、河南省食品生产许可核查员、河南省专业技术带头人、大专院校特聘教授等专家群体。2016 年，河南省医疗器械检验所被中共河南省委、河南省人民政府授予省级文明单位称号。

检验检测

2016 年，河南省医疗器械检验所完成各类检验任务 4000 余批，实现非税收入 1351 万余元。承担国家医疗器械质量监督抽验总甲状腺素检测试剂盒、医用防护口罩、手术单、手术衣、医用电子体温计等 5 种产品、107 批次的检验任务，检验发现手术衣产品有 6 批不合格，手术单产品有 4 批不合格。承担河南省省局本级监督抽验任务 400 批和市、县级监督抽验任务 1200 批。在国家医疗器械监督抽验工作中，河南省医疗器械检验所参与完成的 2015 年医用防护口罩质量评估报告被国家食品药品监督管理总局评为一等奖。

河南省医疗器械检验所全年共受理注册、委托等各类检验 2899 批，其中，注册检验 1020 批，注册补充检验 645 批，委托检验 389 批，洁净室检验 92 批（见表 1）。较 2016 年受理 2636 批相比，同比增长 263 批，增幅近 10%。

能力建设

2016 年，河南省医疗器械检验所共获得河南省科技厅科研项目立项 2 项，确立所级科研项目 7 项，科研培育项目 2 项。另有“膜敷料类产品在潮湿条件下的阻菌性检测方法研究”和“RTCA 法用于医疗器械体外细胞毒性试验的研究”两项科技成果顺利通过科技厅专家组的鉴定验收。

河南省医疗器械检验所参加中检院组织的“神经和肌肉刺激器输出特性测量试验”和“天然胶乳橡胶避孕套针孔试验”，以及参加的 CNAS 能力验证项目“医疗器械细胞毒性检测”比对结果均为“满意”。还负责完成了中检院关于尿素、尿酸和总蛋白复合冰冻人血清国家标准物质研制协作赋值的工作任务。因为在实验室管理工作中的优异表现，河南省医疗器械检验所被河南省计量科学研究院授予“计量溯源先进单位”。

9 月 19 日，河南省医疗器械检验所正式迁入郑州市郑东新区熊儿河路 79 号办公，实验室硬件条件得到极大的改善。实验室地址变更后，12 月 18 日，河南省医疗器械检验所顺利通过国家认证认可监督管理委员会评审专家首次资质认定现场评审，通过的检验能力资质涵盖医疗器械、洁净环境、包装材料和化妆品四个领域。

湖北省食品质量安全监督检验研究院

概况

2016 年，湖北省食品质量安全监督检验研究院秉承“加强未知风险探索，深度服务食品安全监管”的发展理念，贯彻落实张德江委员长视察时提出的要求，在高质量完成监督抽检任务的同时，还完成了仪器装备提升、实验室认可、科研体系调整等一系列工作，并成功应对了湖北出现的食品安全突发事件，以强有力的科技支撑，深度服务食品安全监管。

检验检测

2016年，湖北省食品质量安全监督检验研究院完成食品、保健食品等检验检测共计19094批次，其中国家总局本级抽检892批次，不合格发现率为1.12%；风险监测286批次，问题样品发现率为4.90%；国家转移地方抽检3714批次，不合格发现率为3.10%；省级抽检10855批次，不合格发现率为3.20%；委托检验类业务3347批次，主要为执法部门和食品安全监管部门委托的执法检验样品。

应急检测

2016年1月4日和18日，随州市公安局曾都区分局与随州市曾都区食药局先后两次将联合查获的65批次假酒和造假原料送检。湖北省食品质量安全监督检验研究院启动应急检验机制，检出不合格产品56批次，为办案提供了有利的技术支持。

2016年5月，某地媒体报道产自湖北的小龙虾疑似含有禁用兽药呋喃西林代谢物，该舆情在全国范围内引起广泛关注。湖北省食品质量安全监督检验研究院按照省局部署，制定科学的技术方案对110批次样品进行了应急检验，结果表明小龙虾体内检出的氨基脲成分为内源性物质，并非非法使用硝基呋喃类药物导致。湖北省食品质量安全监督检验研究院的科学应对，对澄清事实，促进食品安全科学监管和服务产业发展，起到了良好作用。

能力建设

2016年度，湖北省食品质量安全监督检验研究院共引进食品检测技术与科研人员16人，其中14人为硕士研究生以上学历；采购仪器设备1571万元，主要包括飞行时间质谱微生物鉴定系统、显微激光拉曼光谱仪、二维超高效液相串联质谱仪、毛细管电泳仪等。2016年4月湖北省食品质量安全监督检验研究院顺利通过国家实验室认可，具备616个产品和1657项参数的检验能力；11月通过省级检验检测机构资质认定复评审及扩项评审，具备1605个产品和1682项参数的检验能力。全年共参加国家认监委组织的能力验证和测量审核12次、FAPAS组织的实验室间国际比对3次、国家食品药品监督管理总局组织的盲样考核和实验室间比对10次，结果均为满意。

科研

2016年，湖北省食品质量安全监督检验研究院建立了五个方向的科研学术团队，申报通过了湖北省食药局立项5项、院内自主立项10项。项目研究过程中形成了一定的食品中有害物质筛查确证、真实性鉴别、追溯性鉴别能力，为我省食品行政执法提供确证检验结果57批次。

全国人大常委会委员长张德江同志到院视察

2016年4月19日，中共中央政治局常委、全国人大常委会委员长张德江同志到湖北省食品质量安全监督检验研究院视察。张德江委员长充分肯定了湖北省食品质量安全监督检验研究院的检验能力和组建以来的建设成果，并对湖北省食品质量安全监督检验研究院提出了要求：一是要充分利用一流的检验设备，发挥较强的有毒有害物筛查和未知物确证能力，用预防为主的思路，主动对食品安全隐患进行前瞻性研究，尽可能地在食品安全事故发生前发现和解决隐患；二是食品安全抽检监测，在全覆盖的基础上，要根据季节性、区域性、消费热点和特色食品等，突出重点，进一步提高抽检监测的针对性；三是要进一步提高检验能力，规范检验活动，公正、客观开展检验，增强检验的时效性、准确性。张德江委员长还勉励全体职工，刻苦学习，努力工作，做食品安全的忠诚卫士。

食品安全法及食品检测免费培训

2016 年，湖北省食品质量安全监督检验研究院组织全省系统内食品检验机构相关人员开展色谱分析、光谱分析、理化分析、微生物检验技术、检验管理、质量技术管理、抽样管理等检验技术及管理免费培训。全年举办四期，每期培训两个月，共培训全省检验机构人员 66 人次。为帮助食品生产企业正确理解和实施标准，掌握产品质量控制要点，湖北省食品质量安全监督检验研究院结合抽检中出现问题较多的品种和存在的主要问题，举办了焙烤食品、饮料和冷冻饮品、豆制品和坚果炒货制品、酒类食品四期专项免费培训，共培训食品生产企业相关人员 600 余人次，取得良好社会反响。

湖北省药品监督检验研究院

概况

2016 年，湖北省药品监督检验研究院以党的十八届四中、五中、六中全会精神为指导，认真贯彻落实国家食品药品监督管理总局、省局、中检院工作会精神及系列工作部署，以“五大发展理念”为引领，以保障公众饮食用药安全为宗旨，切实履行食品药品监督检验工作职责，在服务食品药品监管、服务食品医药产业发展、服务公众饮食用药安全等方面做出了应有贡献。全年共完成各类检品 10902 批；共检出不合格药品 279 批，总不合格率为 2.6%。

荣誉及奖励

2016 年，湖北省药品监督检验研究院被国家食品药品监督管理总局授予“国家药品抽验工作表现突出单位”荣誉称号；“药品检验和质量分析工作表现突出单位”荣誉称号；荣获武汉国家生物产业基地颁发的“光谷生物城建设发展突出贡献奖”。

党风廉政建设

2016 年，湖北省药品监督检验研究院按照“两学一做”学习教育统一部署，集中组织学习了《习近平总书记系列重要讲话读本》《党章》《纪律处分条例》《廉洁自律准则》等。组织各党支部进行换届改选，配齐配强党支部成员，并开展“红旗党支部”创建工作和“手抄党章 100 天”活动。通过组织党委和领导班子成员，院纪委委员、党支部书记、支部纪检委员，党支部全体党员集中学习了《党章》《廉洁自律准则》和《纪律处分条例》，强化了管理党治党意识。通过明确管党治党责任，细化制度规定，明确责任单位，推进管理党治党主体责任落实。通过层层签订党风廉政建设工作目标责任书、印发“节点”廉政提醒通知，开展家庭助廉活动，深入开展廉政教育。

监督检验

2016 年，湖北省药品监督检验研究院完成各类抽样 4254 批。其中国家药品计划 658 批、食品监督抽样 1096 批，国家化妆品监督抽验和风险监测抽样 400 批，省局本级计划抽样 2100 批。

2016 年，湖北省药品监督检验研究院完成国家计划抽验 2312 批。其中药品 501 批，食品 1146 批，化妆品 665 批。完成省计划抽验 3444 批，其中药品 3375 批，化妆品 69 批。完成生物制品批签发 597 批。完成各类注册及许可检验 1106 批，复验 34 批。签署科技服务、国产非特殊化妆品备案检验、洁净度检测等各类协议 198 份。完成委托检验 1750 批，合同检验 26 批，复验 33 批。

能力建设

2016年，湖北省药品监督检验研究院通过2015版药典变更和扩项现场评审，扩项和标准变更涉及的非食品类6类379个参数；食品类2类2个产品180个参数。并通过了CNAS对湖北省药品监督检验研究院变更药品、生物制品、食品及保健食品、药品包装材料、化妆品、洁净室检测地址和更新检验方法的复评审现场评审。同时通过了国家食品药品监督管理总局组织的化妆品行政许可检测机构现场评审，被国家食品药品监督管理总局确定为香港中成药注册检测服务机构，被工信部确定为食品检测技术示范中心。

2016年，湖北省药品监督检验研究院启动了样品条形码管理工作，推进了检验工作网上受理和检验进度网上查询，将化妆品备案检测、保健食品注册检验和复核检验纳入食品药品检验管理系统。完成了公文系统、短信平台、网上受理系统的开发、测试、运行与培训工作；完善政务网站功能，推进了网站信息日常发布的常态化。

此外，湖北省药品监督检验研究院推进了生物城院区配套设施的建设和完善。完成了湖北生物制品检定所项目土建工程。并完成了老干部活动中心暨职工之家的改造工程。

科研

2016年，湖北省药品监督检验研究院按照科研服务检验，检验服务监管，监管服务用药安全的思路，开展与监管相关的科研。设立了科研平台，与中国中医科学院中药研究所共建了“中药分子生物学实验室”。并完成了炔诺酮原料药、炔诺酮片国标药典标准起草，承担复方青蒿琥酯阿莫地喹片国际标准起草。完成50个品种的《中国药典》（2015年版）英文版翻译。同时承担18个国家药品标准提高起草，17个标准复核，2项湖北省食品安全地方标准研究。

重要会议及活动

2016年3月29日至30日，湖北省药品监督检验研究院在生物城院区召开首届药品质量分析年会。省食品药品监督管理局相关处室作专题报告，武汉市所及省院部分检验部门分别作8个技术报告。来自全省17个市州所的15篇质量分析报告和15篇研究论文参与大会交流评比。省药检院有关领导、检验技术人员及各市州药检所代表共100余人参加会议。

2016年9月6日，国家药典委员会秘书长张伟一行到省药检院调研，并就实施国家药品标准提高行动计划，2015版药典执行情况，加强与湖北省药检院标准研究合作等议题与湖北省食品药品监督管理局总工程师朱与杰，湖北省药品监督检验研究院领导交流，并与部分市（州）药检所及医药企业的负责人、专家座谈。

2016年12月15日，国家食品药品监督管理总局副局长孙咸泽一行到湖北省药品监督检验研究院调研，了解湖北省药品监督检验研究院仿制药一致性评价研究工作进展，并与湖北省食品药品监督管理局、湖北省药品监督检验研究院及省内部分医药企业就仿制药一致性评价工作推进情况、审评审批制度改革等进行座谈。总局科标司司长司司长于军、药化监管司副司长张培培，处长李芳；中检院党委书记、院长李波，副院长张志军；省食品药品监督管理局副局长邓小川等陪同调研，并参加座谈会。

湖北医疗器械质量监督检验中心

概况

2016年，湖北医疗器械质量监督检验中心坚持以党的十八届五中、六中全会及习总书记系列重要讲话精神为指导，在上级部门的正确领导下，切实履行医疗器械监督检验职责，全面完成了全年的各项工作任务，努力保障人民群众用械安全有效。

2016年，湖北医疗器械质量监督检验中心积极开展质量保证活动，参加了10次由CNCA和CNAS组织的能力验证和食药总局组织的全国医疗器械检测机构比对试验。湖北医疗器械质量监督检验中心共实施完成29项实验室内部质量监控活动，结果均为满意

党建工作

2016年，湖北医疗器械质量监督检验中心紧跟上级指示与要求，与“两学一做”教育相结合，扎实开展党建工作，推进单位文化建设。检验中心党支部通过开展“三会一课”“支部主题党日”等活动，将党员的党内组织生活管起来、严起来。通过积极开展各项学习活动，在单位开展党员进社区、“责任心是成就事业的基石”研讨、签订《家庭助廉承诺书》、组织职工观看《永远在路上》《马本斋和他的母亲》《老阿姨》等电影专题片，开展以“质量管理技能竞赛”为主题的职工能力大比武等活动，提升党员干部的素养，引导党员职工立足岗位，爱岗敬业，无私奉献，成效显著。

检验检测

2016年，检验中心完成各类检验任务1702批次（有源产品439批次、无源产品1011批次、电磁兼容252批次），完成检验金额约2558万元。其中，完成委托和注册检验任务1185批、省监督抽验任务305批、国家监督抽验任务138批、能力验证比对16批、探索性研究9批、技术服务49批。

标准制修订

2016年，湖北医疗器械质量监督检验中心完成2个行业标准及2个在用医疗器械检验技术要求的制修订工作，标准名称为：医用电气设备 第2-62部分：高强度超声治疗（HITU）设备基本安全和基本性能的专用要求、在用超声多普勒胎儿监护仪检验技术要求、在用超声多普勒胎儿心率仪仪检验技术要求。并完成原43个医疗器械分类目录中“医用超声设备”子目录的命名研究报告。同时代表湖北中心参加国家食品药品监督管理总局和标准管理中心组织的有关IEC 60601-1第三版的标准转化以及教材的编写工作。牵头起草了“物理治疗器械”分类子目录。

科研

2016年，在科技部国家重点研发计划“数字诊疗装备研发”试点专项工作申报中，湖北医疗器械质量监督检验中心的3个科研项目获得立项。其中，湖北医疗器械质量监督检验中心承担的课题项目为：《体内超声诊断设备检测体模研发及质量安全性研究》，参与子课题项目为：《乳腺三维超声容积成像系统检验方法及规范的研究》和《无线探头式掌上智能超声成像诊断仪质量监测与评价》；根据省局2016～2017年度科研项目申报的相关要求，湖北医疗器械质量监督检验中心申报的科研项目《呼吸机麻醉机安全质量评价平台建设的研究》已通过省局审核，获得立项批准。

湖南省药品检验研究院

概况

2016年是“十三五”规划的开局之年，也是湖南省药品检验研究院调职能、转作风，抓文明、创品牌，不断深化改革的关键之年。一年来，在省局党组和中检院的坚强领导下，院党委团结带领全院干部职工，结合中心工作，深入贯彻习近平总书记系列重要讲话精神，坚持以党建为抓手，认真抓好“两个责任”的落实，扎实开展“两学一做”学习教育和“纠‘四风’、治陋习”专项整治工作；坚持“管理出效益、正气出新风”，紧紧围绕“一改、两创、三结合”工作

思路和目标，顺利完成了内部体制改革，成功创建了省直机关文明单位，大力开展了药品进口口岸所建设，取得了显著成效；坚持精准检验新理念，创新工作思路，将检验工作与科研工作紧密结合、内部改革与提高检验检测能力紧密结合、文明创建与口岸所建设紧密结合，主动融入国家药品监管大平台，圆满完成了全年各项工作任务，为我省药品监管和医药行业发展提供了强有力的技术支撑和保障。

机构改革

经湖南省编办批准，湖南省药品检验研究院与湖南药用辅料检验检测中心合并。合并后内设部门多，职能职责不明确，为提升内部管理水平，增强工作实效。2016 年 3 月，湖南省药品检验研究院正式启动内部深化体制改革工作，对内设机构的设置和职能进行整合调整，人员结构进行优化，实行全员双向选择。改革后内设机构由原来的 19 个精简为 12 个，大力减少行管部门的岗位数，行政和业务管理岗位由先前的 56 人减少为 45 人；并对中层干部实行竞聘上岗，中层干部人数由先前的 28 人减少为 22 人，平均年龄下降 5 岁，干部能上能下成为新常态，让实干者能干、有为者有位，改变了干部只能上不能下的“衙门”思维，打破了“铁饭碗”，告别了“铁工资”，提高了干事创业热情，成为省局二级机构改革的示范单位。

检验检测

2016 年，湖南省药品检验研究院严格按照“四个最严”要求，秉承“抽样更具靶向性、检验更具探索性、分析更具预见性”的精准检验新模式，以标准检验为基础，探索性研究检验为手段，以发现安全风险、识破市场潜规则、研究破解风险的方法为重点，侧重于标准和检验方法的研究和制假潜规则的破解，建立补充方法，提高现行标准，认真开展仿制药品质量与疗效一致性评价，圆满完成国家和省级药品、药用辅料和包材、化妆品和保健食品的监督抽验、风险监测和注册检验 5 大专项任务，承担了 40 个药品、药用辅料、化妆品国家标准的起草和复核，开展尼群地平片等 10 个仿制药质量和疗效一致性评价，分类、分品种撰写了 12 个品种的质量分析报告，其中金鸡系列、盐酸艾司洛尔注射液、白凡士林三个品种进入国评现场评审。同时，我院业务工作得到国家总局和中检院的肯定和大力支持，成为首批承担仿制药质量和疗效一致性评价品种复核检验机构、2016 年度国家药品抽验化学药完善标准专题牵头单位和保健食品总局本级任务承担单位，并被国家食品药品监督管理总局推荐为香港中成药注册检测服务机构，提升了服务公众健康、服务监管需要和助推企业结构性改革的水平，实现了“十三五”检验检测工作良好开局。

2016 年我院共发出检验报告书 6067 份，其中不合格样品 246 批次，不合格率为 4.0%，按照标准检验合格率高达 96%；共完成盐酸艾司洛尔注射液等 6 个品种的国家药品抽验工作，盐酸艾司洛尔注射液、金鸡系列品种、注射用腺苷钴胺按标准检验的合格率分别为 94.7%、100%、98.9%，探索性研究检验的合格率分别下降为 0%、6.7% 和 84.8%，探索性研究检验结果表明，药品质量风险向“合格的假药劣药”转移。

我院按照“四个最严”要求，精心组织，制定方案，及时完成了省局交办的涉案样品的执法检验。2016 年为各类“司法办案”需要出具的检验报告书达 165 份，协助省局稽查局办理案件 100 多件，涉案金额 1 亿多元，为严厉打击制售假冒伪劣违法行为提供强有力的技术支撑。如在省局稽查局督办的行刑衔接大案中开辟应急检验通道，8 批假冒保健食品中检出非法添加西地那非，该案涉及全国 26 个省份，仅湖南某县的涉案金额就达 3000 多万元。年初在配合省局稽查局办案过程中，还首次发现了化妆品中非法添加双氯酚酸钠；在对消字号乳膏剂进行非法添加成分的检测中，均检出了倍他米松丙酸酯、酮康唑、咪康唑等药物成分，这些发现为监管部门打击新型非法添加的违法行为提供了科学依据。

香港中成药注册检测服务机构

2016年10月下旬，国家食品药品监督管理总局办公厅食药监办外函〔2016〕739号下发。湖南省药品检验研究院正式成为香港中成药注册检测服务机构。这是经过国家食品药品监督管理总局的综合评估结果，是国家总局对湖南省药品检验研究院检验检测能力的认可。

湖南省食品药品检验检测基地

湖南省食品药品检验检测基地项目为湖南省历年来最大的食品药品检验检测基础设施建设项目，由湖南药用辅料检验检测中心、湖南省食品检验实验室、湖南省食品药品检验研究院动物实验中心、湖南药品进口口岸检验所实验室等4个项目整合而成。该项目由中央与湖南省共同投资建设，总建设规模3.5万平方米，其中湖南药品进口口岸检验所实验室总面积达1.84万平方米，总投资1.7亿元，于7月4日正式动工建设。2016年底已正式封顶。项目建成后，将全面改善和提升湖南省食品药品检验检测能力，对保障全省公众饮食用药安全和药品进口口岸建设具有重要意义。

广东省医疗器械质量监督检验所

概况

广东省医疗器械质量监督检验所围绕国家和广东省医疗器械安全监管新常态，落实“四个最严”的要求，继续以科学检验精神为指导，持之以恒开展两抓两促——“抓管理、抓技术，促质量、促发展”，扎实推进各项工作。2016年全所扩大承检项目199项，国家计量认证承检能力达到2205项；检验业务量同比增长7.9%；承担全国、省、市及跨区域监督检验1700批次；全年组织标准制修订35项；全年参与实验室比对16项；加大驻外检验室升级改造等，各项工作都取得良好成效。此外，广东省医疗器械质量监督检验所完成消毒、体外循环、齿科设备三个国家技委会换届工作，全年组织制修订医疗器械标准项目35项，其中国家标准6项、行业标准16项，在用技术要求3项，地方标准10项。

11月9日至11日，中国合格评定国家认可委员会、国家认证认可监督管理委员会委派的评审专家组对广东省医疗器械质量监督检验所进行实验室认可、计量认证“二合一”扩项现场评审。经专家评审，确认广东省医疗器械质量监督检验所在医疗器械、诊断试剂和洁净室（区）等检测领域新增的183项检验技术能力，全所国家计量认证承检能力达到2205项。

党风廉政建设

2016年，广东省医疗器械质量监督检验所通过开展党员党组织关系排查、“两学一做”专题学习、“党员随身微教育”活动、强化“三会一课”检查、纪律教育学习月、体验式党性教育等。同时，广东省医疗器械质量监督检验所加强对党员干部8小时以外的管理，强化廉洁自律；认真落实“三重一大”制度，印发《广东省医疗器械质量监督检验所重大经济事项现场监督暂行管理办法》，加强对大额度经费使用的规范管理；认真落实谈话提醒构建抓早抓小工作机制，全年共开展集体、个人谈话提醒38人次，筑牢思想防线。同时，结合开展落实省委巡视组反馈意见整改，对全所制度进行梳理，建立和完善《重大事项决策管理办法》等管理制度50项。

监督检验

2016年，广东省医疗器械质量监督检验所承担全国、广东省及广州市其他地级市和跨区域监督检验，全年承检1700批次，其中国家约300批次，广东省1000批次、广州市及其他400余批次，凸显技术支撑能力，基本形成国家、省、市及跨区域“3+1”医疗器械检验模式。全所完成日常检验量 14832 项，检验业务量同比增长 7.9%。

根据国家食品药品监督管理总局 2016 年医疗器械抽验工作部署，广东负责组织开展 2016 年国家医疗器械抽验在用婴儿培养箱现场检验及调研工作。6 月 26 日至 8 月 14 日，广东省医疗器械质量监督检验所组织广东、云南、安徽、福建、新疆食品药品监督管理局、部分省医疗器械检验所的标准、检验专家组成了婴儿培养箱现场检验及调研工作组，分别赴云南、安徽、福建和新疆 4 个省份的 16 家医疗机构开展在用婴儿培养箱的现场检验及调研工作。

科研

2016 年，广东省医疗器械质量监督检验所申报国家、省、市科研项目共 5 项，其中国家重点研发计划 2 项，广东省工程中心 1 项，广州市科技计划 2 项，其中已获得广东省科技计划项目立项 1 项。

能力建设

2016 年，广东省医疗器械质量监督检验所参与实验室比对 16 项，扩大承检项目 199 项，顺利通过广东省实验室评审和国家实验室复评审。同时加大驻外检验室的改造升级。东莞松山湖检验室实现整体搬迁，实验室面积达 2000 平方米，扩大 4 倍；深圳检验室与深圳坪山区合作已经取得实质性进展，实验室面积将扩大至 10000 平方米，筹建电磁兼容三米法实验室，满足区域性医疗器械产业发展的需要。

所长接待日

自 2016 年起，广东省医疗器械质量监督检验所每月设立“所长接待日”，由所领导在业务受理前台，直接面对送检企业，现场解决业务难题，提高检验工作效率。设立“所长接待日”，将服务关口前移，通过定期接待企业来访，积极为送检企业排忧解难，及时解决企业的合理诉求，有利于畅通企业利益诉求表达渠道。同时，通过所领导亲自督办、专项跟踪、协调推动，更好地解决检验过程中存在的难题，加快检验流程，使群众反映的突出问题真正落到实处。

战略合作协议

2016 年 7 月，广东省医疗器械质量监督检验所与韩国产业技术试验院举行战略合作签约仪式，正式开启双方技术合作。根据协议，双方将以技术资源为基础，在检验技术交流与合作、互派检验技术人员、共同完成医疗器械实验、开展技术交流和培训、报告书互认、两国医疗器械标准异同研讨等方面开展深度合作。

广西壮族自治区食品药品检验所

概况

2016 年，广西壮族自治区食品药品检验所知时而变，惟志惟勤，全面落实食品药品检验检测的“四有两责”：有责任、有技术、有能力、有队伍，服务监管和技术支撑两责，荣获 2015 年度国家药品检验和质量分析工作表现突出单位荣誉称号，广西壮族自治区食品药品安全技术研究中心获认定，借力广西特聘专家组建中药与化学药两个技术团队，多项国家和地方标准获通过，二期项目工程全面推进建设，持续有效发挥技术支撑作用。

根据《关于进一步做好自治区级食品药品检验机构整合工作的通知》（桂食药监科评函〔2015〕33 号）文件精神，广西壮族自治区食品药品检验所完成人财物力资源划转至广西－东盟食品药品安全检测中心的工作，其中完成 24 名人员调出（在编 13 人，聘用 11 人），8 名在编人员调入；4500 平方米实验室无偿租赁；256 台总价值为 3700 万元的仪器设备无偿划转工作。同时，对内设科室重新进行规划设计：取消食品一室、食品二室（保健食品室）、化学药品室（化妆品室），设置化妆品室（保健食品室）、化学药品室。

党风廉政建设

2016 年 6 月 30 日，广西壮族自治区食品药品检验所参加由广西壮族自治区食品药品监督管理局机关党委主办的“永远跟党走”纪念建党 95 周年演讲比赛。经角逐，广西壮族自治区食品药品检验所选送的《青春的告白》《牢记心中四有，敬业奉献为人民》《样品每天不一样，实验每天都是新的》分别荣获二等奖、三等奖。

2016 年 6 月 26 日，广西壮族自治区食品药品检验所组织 49 人参加广西区直机关举办的“知党恩·跟党走”纪念建党 95 周年歌咏比赛，以《妈妈教我一支歌》《我和我的祖国》两首歌曲征服评委和观众，向大家展现药检人团结向上、奋发进取的精神风貌，圆满完成比赛任务。

2016 年 6 月 14 日，共青团广西壮族自治区食品药品检验所支部参加区直机关共青团工作协作组第五组组织的“学党史、知党恩，跟党走”主题教育实践活动。各团支部青年代表们前往烈士陵园，表达对革命烈士的敬仰和无限缅怀。随后参观广西革命烈士纪念馆，详细了解广西从国民革命、抗日战争到解放战争的革命历程。

2016 年 8 月 13 日，为促进与兄弟单位及企业之间的文化交流，广西壮族自治区食品药品检验所所长、党委副书记张涛带领广西所第一、二党支部部分党员干部走进梧州，与梧州食品药品检验所党支部开展交流学习座谈会，并前往中恒梧药集团进行调研学习。

检验检测

2016 年，广西壮族自治区食品药品检验所完成检品 6831 批，包括国家监督抽验、广西计划监督抽验、广西计划评价、进口药品注册检验与口岸检验、案件查办等。2016 年，广西壮族自治区食品药品检验所以服务外包的方式承接发达省份检验机构的进口药品、药材任务，进口检验工作取得突破性进展。全年共完成进口药品 202 批、进口化妆品 49 批，取得突破性进展。

按照检品类别分，其中药品 3516 批，食品 264 批，保健食品 121 批，化妆品 1276 批，洁净度 682 批，药包材 357 批，医疗器械 615 批。按照检验种类分，主要为注册检验 942 批，标准复核 201 批，行政许可 145 批，委托检验 2014 批，进口检验 74 批，抽查检验 3006 批，复核/复验/能力验证/现场考核 449 批次。

2016 年，广西壮族自治区食品药品检验所承担山楂丸、苯丙氨酯片、复方桔梗麻黄糖浆、复方桔梗麻黄糖浆Ⅱ四个品种的国家药品评价性检验任务，共完成 237 批样品的检验。在 2016 年国家药品抽验品种质量分析报告现场交流评议会上，经专家评议，复方桔梗麻黄碱糖浆质量分析报告荣获化药组第六名，山楂丸质量分析报告荣获中药组第十名。

国务院食品安全办调研组调研

2016 年 7 月 5 日上午，国务院食品安全办副主任、国家食品药品监督管理总局副局长滕佳材带领工作组一行 5 人，调研广西壮族自治区食品药品检验所检验工作。滕佳材一行查看业务大厅、中药民族药室，现场观摩实验室中药材（中药饮片）中二氧化硫的测定，重金属及元素测定等，了解广西食药检所技术能力、环境设施和队伍建设等工作开展情况。滕佳材指出，作为技术支撑部门要严把食品药品安全检验关，充分利用先进现代化的检验检测仪器设备，提高技术水准，切实维护人民群众饮食用药健康。要认真领会食药监管总局以及广西区局的部署要求，立足广西自然资源优势，强化自身建设，依靠科技创新提升食品药品安全监管能力和保障水平。

国家食品药品监督管理总局副局长吴浈调研

2016 年 12 月 7 日，国家食品药品监督管理总局副局长吴浈到广西壮族自治区食品药品检验所调研指导，广西食品药品监督管理局局长韦波、食品药品安全总监姚春等相关领导陪同。吴浈副局长一行先后视察业务大厅、化学药品室、中药民族药室，了解广西食药检所检验能力、承接任务、人才队伍、基础设施设备等工作开展情况，查看实验室信息化管理系统（LIMS）的整体流程，听取广西壮瑶药质量标准制修订以及实验室建设等方面的成绩和进展，并与检验员进行交谈。吴浈副局长强调，一要提高技术能力，着力开展研究工作，大力提高发现问题和解决问题的能力；二要加强队伍建设，充分发挥人才的重要作用，建立健全长效管理机制，内外兼修，确保硬件、软件实力共同提升；三要增强食品药品安全工作的责任感和使命感，推动各项工作再上新台阶，切实维护人民群众饮食用药用械安全。

广西食品药品安全检测工程技术研究中心获认定

2016 年，经过 2 年的建设期，由广西壮族自治区食品药品检验所组建的广西食品药品安全检测工程技术研究中心获准认定为第九批广西工程技术研究中心，这也是广西食品药品检测领域首个工程技术研究中心。此间，培养具有食品药品标准制定能力的科技人员 3 名，引进工程技术带头人 2 名；出版专著 3 本；共承担科研课题 34 项，其中国家级 1 项，省部级 9 项，自主研发 24 项，一系列研究成果相继发布。在壮瑶药质量标准研究、中药及其制剂中有毒有害物质残留检测、非法添加化学物质检验、致病性微生物的分离鉴定等方面在国内食药检系统处于领先水平。

能力建设

2016 年 3 月 5 日至 6 日，广西壮族自治区食品药品检验所通过医疗器械 CNCA（国家认证认可监督管理委员会）初次评审，CNAS（中国合格评定国家认可委员会）扩项/场地变更现场评审。4 月 23 日至 4 月 24 日，通过检验检测机构资质认定扩项现场评审。8 月 18 日，通过化妆品产品质量监督检验机构现场评审。11 月 5 日至 6 日，通过检验检测机构资质认定现场复查评审。截至 2016 年 12 月 31 日，广西壮族自治区食品药品检验所共取得 CNAS 认可 1692 项、CMA 认证 1694 项,)，涵盖药品、化妆品、药包材、食品、保健食品、洁净度等领域，实验室保障能力进一步提升。

2016 年，广西壮族自治区食品药品检验所首次组织实施全国能力验证项目（青蒿琥酯含量测定），成为当年中检院委托组织实施能力验证项目的 2 家省级检验机构之一。在该项目中，广西食药检所进行方案设计，负责制备能力验证青蒿琥酯样品，按照权威检测方法对能力验证样品中的特征量值进行测定，并保证在规定的时间内完成均匀性和稳定性检验。

地方标准

2016 年 5 月 1 日，由广西壮族自治区食品药品检验所组织起草的食品安全地方标准“调制鲜湿米粉（DBS 45/032－2016）”获实施。该标准规定调制鲜湿米粉的术语和定义、要求，食品添加剂、生产加工过程的卫生要求、检验方法、检验规则、标签、标志、包装、运输、贮存和保质期等方面。

2016 年 12 月 25 日，由广西壮族自治区食品药品检验所、广西计量检测研究院、南宁华度检测科技有限公司共同起草的《食品、药品储运环境温湿度监控性能验证技术规范（DB45/T 1400－2016)》获准实施。标准规定食品、药品储运环境温湿度监控性能验证技术的术语和定义、技术要求、验证条件、验证步骤、验证结果表达和验证时间间隔等方面。

2016 年，开展《广西壮药质量标准（第三卷）》（收载 125 个品种）、《广西瑶药材质量标准（第一卷）》（收载 144 个品种）的复核工作。

广西壮族自治区食品药品检验所二期项目工程

根据《广西壮族自治区发展和改革委员会关于下达自治区本级食品药品安全检验检测能力建设 2016 年自治区本级预算内基本建设投资计划的通知》（桂发改投资〔2016〕205 号）文件部署要求，2016 年，广西壮族自治区食品药品检验所启动综合实验大楼二期项目工程建设工作，总建筑面积 10370.98 平方米，总投资 5202.46 万元。主要用于建设广西中药壮瑶药质量评价与标准研究中心、药物安全评价研究（GLP）实验室、中药数字化标本馆、实验室信息管理中心、广西口岸药品检验所交流中心、四大科研项目平台（人才小高地、工程中心、特聘专家、博士后基地）学术交流中心等。

云南省食品药品监督检验研究院

概况

2016 年，云南省食品药品监督检验研究院共完成食品药品保健食品检验 7543 批次，同比增长 202%。其中，完成食品检验 5116 批次，药品检验 2343 批次，保健食品检验 84 批次。此外，云南省食品药品监督检验研究院按照检验检测机构认可新准则及 CNAS 认可准则要求，完成全院质量管理体系文件转版，启用实验室协同管理平台 LIMS 系统，55 名人员取得资质认定内审员和实验室认可内审员证书，质量管理体系持续改进。食品检验取得资质 969 项，与 2015 年同期相较，能力跨越式提升 12.6 倍。

同时，云南省食品药品监督检验研究院圆满完成建院 60 余年来首次开展的科级干部竞聘上岗。积极参与《云南省食品药品安全“十三五”规划》编制工作，科学谋划全省“十三五”技术支撑体系建设，为“十三五”期间发展规划蓝图。

机构改革

2016 年 3 月，经省编办正式批复同意，原云南省食品药品检验所正式更名为云南省食品药品监督检验研究院。7 月 4 日，云南省食品药品监督管理局正式印发云南省食品药品监督检验研究院“三定”方案，明确了该院的职能职责。这是云南省食品药品监督检验研究院在几轮机构改革中，首次得以正式明确职能职责，也是云南省食品药品监督检验研究院建立至今 64 年，首次得以将“监督”“研究”纳入机构名称，正式被赋予监督、研究职能；首次以公开竞聘方式选拔中层干部；将原有 18 个内设机构整合为 7 个检验（研究）所、7 个管理办公室，实现了里程碑式的突破，机构建设发展从此迈上新台阶。

科普宣传

作为食品药品安全技术监督，云南省食品药品监督检验研究院在近年来系列科普工作收到良好效果的基础上，总结走进校园、走入农村开展科普活动等经验，于 2016 年引入网络教学、在线互动的新方式，开办“食品药品安全大讲堂”，克服集中学习在时间、空间上存在的困难，重点培养一批具备较强食品药品安全意识、具有一定食品药品安全相关知识储备的青少年，80 余名青少年儿童学员及 60 名家长参与到活动中。该活动得到媒体的高度关注，云南卫视《云视午新闻》、云南都市频道《都市条形码》、云南新闻广播《云广新闻》进行了全程采访及报道。

2016 年 8 月 5 日，云南省食品药品监督检验研究院主办的“食品药品安全大讲堂”活动，在云南省现代农业科技示范园——晨农农博园顺利启动，并成功举办首次集中活动。80 余名青少年儿童学员及 60 名家长集中接受了食品药品安全知识教育，并现场体验了食品中二氧化硫、亚硝酸盐等快速检测试验及丰富多彩的趣味实验，引起青少年儿童的浓厚兴趣，深受家长欢迎。

云南省医疗器械检验研究院

概况

2016年，云南省医疗器械检验研究院紧紧围绕全国食品药品医疗器械检验工作电视电话会议精神和云南省局党组“重党建、严监管、促规范、保安全、谋发展”的工作思路，深入学习贯彻党的十八大、十八届五中、六中全会和习近平总书记系列重要讲话精神，以及云南省两会精神。狠抓检验能力和人才队伍建设，努力构建适应监管需要和产业发展需求的医疗器械及药品包装材料检验技术支撑体系。

2016年3月31日，经云南省委机构编制办公室批复，同意云南省医疗器械检验所更名为云南省医疗器械检验研究院，调整后，院领导职数一正三副。党总支书记、院长：周正林，副院长：冯立新、黄勇、张宏伟。

党风廉政建设

2016年，云南省医疗器械检验研究院按照“一岗双责”的要求，强化党总支的主体责任，认真抓好党建、党风廉政建设责任制的落实，坚持把党建、党风廉政建设纳入总体工作部署，列入班子成员和科室目标管理，将工作目标与党建、党风廉政、综治维稳任务目标分解落实到各责任部门，做到业务工作管到哪里，党建、党风廉政建设责任就延伸和落实到哪里。党总支书记、院长周正林同志亲自抓党风廉政建设工作，切实履行第一责任人职责，坚持党风廉政建设和反腐败重要工作亲自部署、重大问题亲自过问、重点环节亲自协调，切实管好班子带好队伍。同时，扎实开展“学党章党规、学系列讲话，做合格党员”学习教育。严格按照省局党组对学习教育的基本要求，认真落实各项任务，制定《实施方案》和每月工作安排表，推动学习教育健康有序开展。召开“两学一做”动员会，深入学习《党章》、系列讲话，开展“两学一做”专题集中学习16次，主要领导带头讲授党课2次，以白求恩、耿家盛事迹为重点，开展先进典型教育2次。以知识竞赛为载体，组织党员干部参加“两学一做”学习教育网上和手机微信知识竞答，并组队参加省局党规党章知识竞赛。此外，认真开展规范组织生活示范点建设，按照党的组织生活制度的有关规定和要求，进一步规范组织生活的内容和形式，认真落实好“三会一课”、组织生活会、民主评议党员、党员定期汇报思想、党务公开、“党费日”等组织生活制度，并通过了省委组织部的检查考核。

检验检测

2016年，云南省医疗器械检验研究院共受理各类检品及洁净室检测1060批。其中：药包材302批、医疗器械703批、洁净室检测55批。2016年，承接注册检验、委托检验329批次，与2015年446批次相比，下降26.2%。其中，注册检验103批次，下降47.2%，委托检验226批次，下降9.9%。2016年云南省医疗器械、药包材抽验合格率达到97.6%和98.7%，抽验合格率医疗器械同比下降1.1%，药包材同比上升3.8%。

能力建设

2016年，云南省医疗器械检验研究院顺利通过省级CMA检验检测机构资质认定扩项评审，共取得16个产品2个方法的药包材检测资格，药包材检测资质达到94项。并首次向国家认监委申请国家级检测机构资质认定，获得医疗器械、洁净室（区）环境2大检测领域技术能力的资质认定，涉及医疗器械检测领域31个项目/参数、18类81个产品，洁净室（区）环境检测领域 15 个项目/参数。同时积极参加能力验证和实验室比对，参加了中检院组织的天然橡胶避孕套针孔、溶液 pH 测定和化妆品菌落总数、金黄色葡萄球菌检测等 4 项能力验证项目，4 项结果均为满意。

此外，云南省医疗器械检验研究院首次在全省推行在用医疗器械评价性抽验，顺利完成对 10 个州市 20 批次医院在用高频电刀以及输液泵的现场检测任务。义齿检验能力有新突破。通过与昆明医科大学口腔医学院合作，由昆明医科大学口腔医学院为我院义齿金属内部质量检验提供放射设备，填补我院义齿有害金属含量检测长期缺项这一瓶颈，快速提升了云南省医疗器械检验研究院义齿原材料检验能力，实现全项目检验。

科研

2016 年，云南省医疗器械检验研究院联合昆明医科大学药学院申请的“云南省科技厅 - 昆明医科大学应用基础研究联合专项资金项目”《抗肿瘤天然产物 Pancratistatin 及其类似物的不对称全合成研究和活性评价》省级基金联合专项获得通过。

促进企业发展

2016 年，云南省医疗器械检验研究院积极发挥技术骨干龙头作用，帮助企业提升质量管理水平，分别于 5 月 20 日、7 月 8 日组织举办药包材和医疗器械检验技术两个培训班，全省生产企业代表共计 110 余人参会，受到好评。此外，积极走出去，加强与企业的沟通，组织相关人员到企业调研，了解产业状况和服务需求。

陕西省食品药品检验所

概况

陕西省食品药品检验所截至 2016 年底共有在编职工 106 人，其中专业技术人员 85 人，占职工总数的 80%；高、中级职称人数分别为 40 人、34 人，占专业技术人员的 47.1% 和 40%。享受国务院特殊津贴专家 1 人，国家药典委员 2 人，国家级评审专家 9 人，省级评审专家 27 人。硕士研究生导师 18 人，本科及以上学历 98 人，其中博士 6 人，硕士研究生 31 人。内设中药室、化学室、抗生素室、微生物室、药理室、食品一室、食品二室、生物化妆品室、包材辅料室 9 个实验科室，业务科、质量管理科、科研科、实验设备科、监督科 5 个业务管理科室以及办公室、党办（工会）、人事教育科、财务科、总务科 5 个职能科室。

现有实验办公建筑面积 13260 平方米，包括 12000 平方米的食品药品检验大楼和 1260 平方米的药理实验楼，现有各类仪器设备 996 台（套），拥有仪器设备价值 9780 万元。具备药品、食品、保健食品、保健用品、化妆品、生物制品、药包材和洁净度检测共 2249 个参数（品种）的检验能力。

检验检测

2016 年，陕西省食品药品检验所共完成各类检品 11486 批（件）。其中药品 9308 批，占 81%；食品 1084 批，占 9.4%；保健食品 442 批，占 3.9%；化妆品 652 批，占 5.7%。

食品安全抽检监测工作不断加强，在全省食品安全风险监测工作中发挥了重要技术协调作用，国家食品药品监督管理总局发来表扬信，对承担陕西省食品安全抽检信息系统维护的秘书处马钰同志提出表扬。在药品国抽品种接骨续筋片的探索性研究中，发现了重大质量安全问题，及时上报并探索建立新的补充检验方法。药品国抽工作中，杜仲饮片专项质量分析获全国评比第六名。

仿制药一致性评价

陕西省食品药品检验所成立以所长为组长的

一致性评价工作小组，制定了详细的实施方案。组建实验研究组和技术指导组，实行品种负责制，主要科室负责人每人承担一个品种，聘请资历较深、工作经验丰富的主任药师担任技术顾问，指导解决技术难题，并多次派出骨干赴外省学习一致性评价工作。邀请全国业内知名专家，组织召开2次仿制药一致性评价学术交流会，为省内相关药企做好技术指导和业务培训。陕西省所共承担了8个品种的评价工作，目前利培酮片完成实验研究和资料整理，已上报中检院审核。由于前期溶出度仪招标，原研药品以及对照品购买周期较长，其他品种正在研究阶段。

加强实验室能力建设

2016年9月，陕西省食品药品检验所通过由中国合格评定国家认可委（CNAS）组织的监督评审和陕西省质量技术监督局组织的资质认定评审，陕西省食品药品检验所质量管理体系规范有效运行。2016年全所共参加国家认监委、国家认可委、中检院、省质监局等能力验证和比对试验23项，均取得满意结果。并组织完成《中国药典》(2015年版）实验室资质认定和实验室认可的转版工作。陕西省食品药品检验所入选国家第三批食品复检机构名录，标志着陕西省所取得了食品复检机构资质，可承担农药残留、兽药残留、重金属等项目的复检工作。陕西省药学会成立了挂靠在陕西省食品药品检验所的“药物检测与质量管理专业委员会”，陕西省所技术优势得到有效发挥。

快速检测公共服务平台

2016年，陕西省食品药品快速检测公共服务平台建设成效显著，并初步建立食品快检技术研发、技术评价和快检质量控制三大体系。为了对快检工作进行有效质量控制，该平台已研发出28种食品参考物质。按照国家食品药品监督管理总局和陕西省食品药品监管局的要求，统计分析形成《食品安全快速检测设备验证评价情况的报告》。国家食品药品监督管理总局向全国征集食品快检方法，陕西省食品药品检验所成为食品中亚硝酸盐快检方法制定的牵头单位，罂粟壳和孔雀石绿等4项快检方法制定的参与单位，这是从全国100多个单位的563项快检方法中选出的。在国家食品药品监督管理总局开展的食品快检评价机构评选工作中，陕西省食品药品检验所从申报的近百家食品检验机构中脱颖而出，成为总局指定的十家食品快检评价机构之一。同时成为中检院组织成立的食品检测协作工作组的成员。由于快检工作突出，被陕西省食品药品监管局授予“食品安全快速检测产品验证工作先进单位”的称号。

基础设施建设

2016年11月，由陕西省食品药品检验所负责实施的陕西省食品检验监测中心实验室项目全面开工建设，该项目建成后将会全面改善全省食品、保健食品、化妆品检验监测条件，系统解决全省食保化全检问题，促进检验监测科学研究工作，更好地服务监管、保障全省人民群众食品安全。

扶贫工作

2016年，由陕西省食品药品检验所牵头联合6家企业，共同帮扶石泉县饶峰镇牛羊河村脱贫致富。陕西省食品药品检验所领导班子带领扶贫干部多次奔赴牛羊河村深入调研，制定扶贫方案，整合多方力量，通过多种形式精准扶贫。陕西省食品药品检验所牵头的扶贫队获得全省扶贫先进单位荣誉称号，杨蓉同志获得全省扶贫优秀个人。

陕西省医疗器械质量监督检验院

概况

2016年，陕西省医疗器械质量监督检验院在省局党组的正确领导下，认真贯彻落实省局、中检院的工作部署安排，继续加强党风廉政和员工队伍建设，紧紧围绕单位年度工作目标，着重抓好检验检测和单位搬迁两项主要工作，加班加点，抢时间，赶进度，为顺利搬迁争取时间，圆满完成年初制定的各项任务目标。

2016年11月18日，陕西省机构编制委员会办公室印发陕编办发〔2016〕202号文件，陕西省医疗器械检测中心更名为陕西省医疗器械质量监督检验院，为正处级公益一类事业单位，核定全额拨款事业编制31名，院领导职数4名（1正3副）。主要职责是宣传贯彻和推行医疗器械国家及行业标准；承担国家、行业及地方相关医疗器械产品标准的起草、修订、验证、复核工作；承担国家、省医疗器械产品质量的监督检验、使用医疗器械监督评价和技术仲裁；承担医疗器械生产企业产品注册、技术审评、生产许可及质量监督和生产质量管理体系核查工作；承担医药生产、医疗机构洁净环境检测、室内环境检测评价工作和医疗器械应急检测任务；开展医疗器械相关业务的技术指导和培训工作。现任院长兼党总支书记王文林，同时为质量负责人。

2016年11月23日，陕西省医疗器械质量监督检验院顺利完成整体搬迁，新址位于西安市西咸新区沣西新城兴咸路中段，搬迁后的硬件设施水平得到很大提高，为以后开展检验检测业务工作打下坚实基础。

2016年9月26日，陕西省食药局发文（陕食药监发〔2016〕63号）任命王文林为省医疗器械检测中心主任。2016年11月7日，我院召开全体党员大会，进行党总支委员会换届选举，通过无记名投票产生新一届党总支委员会，王文林当选党总支书记。2016年12月5日，陕西省食药局发文（陕食药监发〔2016〕79号）任命王文林为陕西省医疗器械质量监督检验院院长。

检验检测

2016年，陕西省医疗器械质量监督检验院完成国家监督抽样任务53批次，涉及生产单位6批次，经营单位21批次、使用单位26批次。完成国家监督抽验任务35批次，其中无源类产品2个品种19批次，有源类产品2个品种16批次。

2016年，省级医疗器械监督抽验任务完成494批次，其中无源类产品23个品种400批次，有源类产品20个品种94批次。另外承接省内外注册、委托检验无源类产品128批次，其中注册检验64批次，委托检验64批次；有源类产品19批次，其中注册检验18批次，委托检验1批次，共计接收147批次。

2016年，陕西省医疗器械质量监督检验院对陕西省境内11个地市32家医疗机构在用医疗器械进行现场检测，涉及数字化X线摄像系统（DR）或C型臂X光机、CT（计算机断层扫描系统）、高频电刀等3个品种，共检测120批次，为陕西省在用医疗器械监管提供参考和技术保障。

能力建设

2016年4月20日，陕西省质量技术监督局专家评审组对陕西省医疗器械质量监督检验院进行实验室复评审（含扩项）现场评审。评审组对管理体系运行、人员技术能力、仪器设备、环境设施条件等进行评审，认为各方面满足《检验检测机构资质认定评审准则》的要求。并对陕西省医疗器械质量监督检验院所申报的医疗器械检测领域14个项目/参数、15个产品的检测能力予以建议批准。

全年实验室组织内部比对试验13项，参加中检院组织的能力验证和比对试验3项，比对结果均满意。

现场核查

2015年，陕西省食药局（陕食药监办发〔2015〕46号文）将医疗器械质量管理体系现场核查工作职能调整至陕西省医疗器械质量监督检验院。2016 年，陕西省医疗器械质量监督检验院共接收企业申请资料 79 份，安排现场检查 85 家（退审 2 家，整改后复核 8 家，6 家未通过），选派检查员 250 余人次，出具综合评定报告 75 份，确保了医疗器械生产企业规范化运行。并邀请省内资深专家授课，围绕《医疗器械生产质量管理规范》等相关内容组织相关人员进行专题培训，提高了检查员业务技能，保证了现场核查的质量。

精神文明建设

陕西省医疗器械质量监督检验院领导班子高度重视精神文明建设工作，以创建精神文明单位为目标，激发员工干事创业的活力。2016 年 1 月，陕西省医疗器械质量监督检验院通过西安市雁塔区创建精神文明单位验收组的现场检查验收，被评为雁塔区精神文明单位。

此外，陕西省医疗器械质量监督检验院先后组织员工开展扶贫慰问、献血、植树、捐助贫困大学生等公益活动。2016 年，根据陕西省食药监管局扶贫工作计划安排，陕西省医疗器械质量监督检验院为安康市石泉县饶峰镇牛羊河村脱贫致富的牵头单位。牛羊河村共有贫困人口 191 户 474 人，是全县 87 个重点贫困村之一，也是省扶贫办指定必须于 2016 年脱贫的重点贫困村。接到任务后，院领导班子高度重视，深入调研走访，因地制宜研究脱贫方案；安排一名副院长和工会主席专门负责扶贫具体事宜，推进帮扶脱贫工作，院领导班子积极协调扶贫资金工作，多方筹集扶贫专款 18 万元用于牛羊河村基础设施和产业路的建设。同时，还组织全体员工开展主题为“爱在冬季”的募捐扶贫活动。陕西省扶贫开发办公室、中共陕西省委组织部、陕西省人力资源和社会保障厅联合发文，陕西省医疗器械质量监督检验院牵头的扶贫队在 2016 年全省驻村联户扶贫考核工作中获得全省扶贫攻坚优秀单位，印江鹏、党琳琳两位同志被评为年度全省扶贫工作优秀个人。

甘肃省药品检验研究院

概况

2016 年，甘肃省药品检验研究院以“两学一做”为载体，创新管理、科学谋划、扎实推进，加快检验研究能力建设，圆满完成各项任务，为食药安全监管和产业发展提供了技术支撑和技术服务。为提升实验室质量管理水平，甘肃省药品检验研究院于 2016 年 5 月启动实验室 LIMS 系统建设工作。结合业务工作实际，对 LIMS 系统进行定制开发。采用 StarLIMS 系统最新 V11 版，LIMS 系统涵盖了药品、生物制品、食品、化妆品、保健品等检验领域，可实现检验业务的规范化、自动化、数字化，实现仪器数据的自动采集处理，提高工作效率，减少人工误差。

此外，甘肃省药品检验研究院承担的省科技重大专项《当归等八种甘肃道地药材质量标准制订》获 2016 年省科技进步二等奖，6 项成果获省药学发展奖；在核心期刊发表学术论文 20 余篇，发表 SCI 论文 5 篇；完成 70 多个横向科研成果转化；出版专著《甘肃道地药材志》；在前期研究和调查的基础上，协助省局启动了甘肃中药材标准和炮制规范的修订工作；参与起草了《甘肃省道地药材标准制定》（省卫计委）意见修改；争取到国务院药品医疗器械综合改革课题一项（当归药材和饮片中农药残留限量标准的研究）。

2016 年 10 月，甘肃省药品检验研究院被国家食药监管总局推荐为香港中成药注册检测服务机构，可以承担香港地区中成药注册检验工作。

检验检测

截至 2016 年 11 月 25 日，甘肃省药品检验研究院共完成各类检品 6147 批。其中药品检验 4501 批：国家药品抽验 626 批次、监督检验 911 批次、飞行检查 19 批次、注册检验 231 批次、委托检验1379批次、生物制品批签发459批次、复验检验80批次、探索性检验626批次、无菌/微生物方法验证170批次；保健食品检验30批：委托检验26批次，注册检验4批次；化妆品检验1492批（任务类型包括风险监测、监督抽验、委托检验，检出问题样品83批）；洁净度检测124批。

针对药品监管难点热点问题，深入开展研究，全面加强药品安全的风险分析和预警能力建设。2016年承担国家评价性抽验5个品种，其中3个品种的质量分析报告入选优秀分析报告，并参加全国交流，发现的盐酸洛贝林注射液质量问题已上报。

仿制药质量一致性评价

2016年，甘肃省药品检验研究院成立仿制药一致性评价办公室，先后承担异烟肼片等3个品种的一致性评价任务，开展大量调研和系统研究。完成异烟肼的评价并上报，其余品种已完成方案设计并开展调研。与省内药企开展横向科研合作，帮助开展复方利血平片和氢溴酸高乌甲素片的仿制药质量一致性评价，为甘肃医药产业供给侧结构性改革提供技术服务。

9月27日，国家食品药品监督管理总局副局长孙咸泽视察指导甘肃省药品检验研究院，对甘肃省药品检验研究院检验研究及仿制药质量一致性评价工作给予指导，孙咸泽强调，省药检院承担着甘肃仿制药质量和疗效一致性评价工作，要充分利用好与中检院的战略合作协议，加快检验研究和科研创新能力建设。

重点实验室建设

2016年，甘肃省药品检验研究院向省发改委申报“甘肃省中藏药检验检测技术工程实验室”和“生物制品工程中心”，向国家中医药管理局申报了“全国区域特色药材安全性评价和中药标准化研究中心”。12月19日，“甘肃省中藏药检验检测技术工程实验室”通过了省发改委组织的第三方评审机构专家评审，获省发改委认定（甘发改高技〔2016〕1099号）。

中藏药材标本馆和甘肃省中药材科普基地

2016年，甘肃省药品检验研究院建成了中藏药材标本馆和甘肃省中药材科普基地。标本馆已全面投入使用，甘肃省中药材科普基地等待省科协验收挂牌。新建成的中藏药材标本馆馆藏标本多、专业和地域特色鲜明，已成为展示甘肃中藏药材资源和检验研究能力的窗口和体现甘肃药检形象的名片。

技术指导和监督

2016年，甘肃省药品检验研究院协助省局组织开展全省比对（2016年全省比对共有106家实验室参加）；承办第2届全省药品检验人员技能大比武，提升了全省药检人员的业务水平和技术能力；对全省基层药检机构及药品生产企业质控实验室开展技术指导、加强技术监督，加快推进全省检验检测体系建设，助力药品安全监管、服务产业发展（2016年对全省86家药企进行了跟踪检查与技术指导，受到全省药品生产企业的认可和称赞），同时中藏药检验研究室为65家饮片企业标定完成2286份正品标本。

特色帮扶

2016年，甘肃省药品检验研究院发挥技术优势，因地制宜，开展特色帮扶。与渭源县政府签订了提升中药产品质量战略合作协议，多次开展现场指导培训、加强产品研发交流；经兰州新区批准，与和盛堂制药有限公司联合建立“甘肃省特色中药材开发及标准化工程技术研究中心”，为企业开展技术指导，加强人才培训；帮扶庆阳市镇原县建成了食品药品检验检测中心，把该中心作为省药检院基层社会实践见习基地，全面提升该县食品药品检验检测能力。

精准扶贫

2016年，甘肃省药品检验研究院积极开展“双联”行动和精准扶贫工作，以改善基础设施、培育致富产业、培训劳动技能、建好网络网店、灌输健康生活理念、送医送药上门等措施，推进双联村整体脱贫致富、真心实意为民办事。全年落实“双联”行动12余次140余人，精准扶贫资金71.5万元，帮扶村（郭哈村）被列入岷县基层组织建设亮点村委会，定西市委组织部组织人员3次学习参观郭哈村村委，援建的村卫生室被岷县卫生局列入全县村卫生室建设样板并组织人员学习参观。联村联户精准扶贫工作受到广大村民欢迎，并获岷县和定西市的充分认可。

实训基地

2016年12月3日，甘肃省药品检验研究院与扬子江药业集团签订了战略合作协议暨实训基地，利用甘肃省中药材资源优势及兰州自贸区建设的区域优势和支持科技创新的政策优势，引进外省的先进技术和管理理念。协议双方坚持“战略互信、资源共享、优势互补、合作共赢”的原则，在推进联合实验室创建、科研项目申请、科技领域研发和人才队伍建设等方面开展战略合作。

青海省药品检验检测院

概况

2016年，青海省药品检验检测院领导班子带领全院职工，认真贯彻执行党的路线、方针、政策，扎实开展“两学一做”学习教育，切实落实党风廉政建设“两个责任”和“一岗双责”，狠抓工作落实，各项工作取得较好成效。

2016年1月6日，“青海省食品药品检验所”正式更名为“青海省药品检验检测院”并举行挂牌仪式，正式将餐饮食品、保健食品检验职能和检验人员划转至青海省食品检验检测院，另增加19名医疗器械技术人员编制。

2016年，青海省药品检验检测院职工积极开展学习雷锋、道德讲堂、文明有礼培育、文明单位、文明科室等活动，参加“博爱一日捐”等捐款慰问活动，加强社会公德、职业道德、家庭美德、个人品德建设，通过不断努力，2016年11月荣获“2013～2015年度青海省文明单位”荣誉称号。

检验检测

2016年，青海省药品检验检测院完成药品、医疗器械和化妆品检验检测等各类检品2641批次。其中国家药品评价抽验321批次；省级药品监督抽验366批次；国家医疗器械抽验22批次，省级医疗器械抽验91批次；国家化妆品（防晒类、面膜类、祛斑类、祛痘类）抽验739批次（其中监督抽验450批次，风险监测289批次），省级化妆品抽验20批次；药品委托检验584批次；药品注册检验及内部送检196批次；委托空气洁净度检测302批次。

完成国家药品评价、中药材及饮片专项、省级医疗器械及省级药品抽样807批次。

科研

2016年，青海省药品检验检测院完成青海省地方药材标准修订项目11个品种的起草任务；完成和正在完成国家药典委员会中藏药标准起草品种8个、复核品种10个、化学药品复核品种9个。并完成《提高盐酸哌替啶原料药质量标准》《提高磷酸可待因原料药质量标准》两个课题，成果达到国际先进水平；完成《降低甘草酸单铵盐有关物质的工艺研究》课题，成果达到国内领先水平；完成青海省自然科学基金项目《珍宝类大处方藏成药整体质量控制研究》和《珍宝类藏药中重金属价态与其被机体吸收关系的研究》课题，成果达到国际先进水平；完成合作项目《冬虫夏草与产区土壤5种微量元素本底分布研究》，取得国内领先水平科技成果。青海省科技厅《传统藏药大籽獐牙菜的化学成分及药效学研究》课题取得青海省科技成果证书，成果达到国内领先水平。

此外，青海省药品检验检测院完成2016年“洁白胶囊（丸）”“利肺片”和“注射用丝裂霉素”3个国家药品评价抽验按标检验探索性分析研究工作，其中“洁白胶囊（丸）”27批次检出松香酸，建立“洁白胶囊（丸）”中松香酸检查补充检验方法。同时参与编写《食品药品安全知识读本》，2016年10月正式出版发行；参与编写《青海省中药材信息监测和技术服务手册》，2016年6月正式出版发行；参与编写《青海省中医药传统知识荟萃》，2016年1月正式出版发行。

青海省药品检验检测院全年发表论文13篇，其中核心10篇，在青海省药学会药学专业优秀论文评选活动中，青海省药品检验检测院参选论文获一等奖1篇、二等奖2篇、三等奖6篇、优秀奖1篇。

质量管理体系

2016年，青海省药品检验检测院依照新版《检验检测机构资质认定评审准则》要求对本院《质量手册》《程序文件》《作业指导书》等质量体系文件进行换版；参加中国食品药品检定研究院组织的能力验证和实验室比对3次，组织青海省内药检机构和药品生产企业开展“维生素C片含量测定”实验室比对1次；顺利通过中国合格评定国家认可委员会（CNAS）监督（扩项）现场评审。新增药品、医疗器械、生物制品等七大类218个项目（或品种）检验检测能力，其中药品58项、医疗器械40个品种、生物制品11项、药用包材8个品种，食品56项、保健食品21项、化妆品24项。

技术协作与精准帮扶

2016年，青海省药品检验检测院深入基层开展调查研究和技术帮扶，将青海省9个市州划分成4个区域，由4位院领导分片包干定点帮扶。选派第一书记和干部各1名，赴青海省海东市民和县古鄯镇联合村开展精准扶贫工作。全院职工对87个贫困户开展结对认亲帮扶，捐款39818元，帮扶米、油、图书、药品、电脑等约合15000元。

新疆维吾尔自治区食品药品检验所

概况

2016年，新疆维吾尔自治区食品药品检验所以党的十八大、十八届三中、四中、五中、六中全会精神为指导，以“四个最严”和“实施食品安全战略”为总要求，围绕社会稳定和长治久安总目标，全力完成全年各项任务。

2016年，新疆维吾尔自治区食品药品检验所以弘扬社会主义核心价值观为抓手，开展乌鲁木齐市“全国文明城市”创建工作取得成效，我所获得自治区精神文明建设指导委员会和乌鲁木齐市社会治安综合治理委员会“自治区文明单位”“市级平安单位”命名。1月29日，根据《新疆维吾尔自治区人民政府纠正行业不正之风办公室文件》〔2016〕2号，新疆维吾尔自治区食品药品检验所业务管理科被评为“政风行风建设示范窗口”。

检验检测

2016年，新疆维吾尔自治区食品药品检验所共完成各类检品7372批次，其中，食品检验量突破3000批次。年度抽样1967批次，涉及食品、保健食品、化妆品、医疗器械等领域，抽样范围覆盖全疆14个地州市，突出对城乡结合部、小作坊聚集地、批发市场、农贸市场等重点场所食品全覆盖抽样，其中国家级任务，食品检验8.0%，药品评价性抽验2.5%，中药饮片专项评价检验 25.9%，医疗器械抽验（电子血压计）15%；自治区级任务，食品检验 18.7%，药品监督抽检 0.3%，中药材（饮片）监督抽验 8%，医疗器械监督抽验 2.0%，化妆品质量监督抽检 1.5%，保健食品监督抽验（生产环节）5.6%。

2016 年，新疆维吾尔自治区食品药品检验所完成国家药品评价抽验 3 个品种的检验工作（中成药国评“右归丸”、中药饮片国评“冰片”、化学药国评“色甘酸钠滴眼液”），“右归丸”在拓展性研究中突破性的采用了酶解 - 液质联用法检查制剂中的鹿角胶成分，发现重大质量问题并及时上报，国家食品药品监督管理总局启动飞行检查，采取措施予以查处。同时，该项目还创新应用数字标准物质软件平台，为检验检测方法的便捷分享和准确重现提供了新方法，质量分析报告被中检院选定在全国药品抽验品种质量分析报告现场交流评议会上交流，在参评的 91 个中药品种中名列第三，为药品注册上市后再评价提供有力有效技术支持。

食品领域拓展检验范围，开展部分感官、标签和生产许可发证检验，检验品种覆盖全部食品大类；医疗器械领域拓展在用医疗器械检验能力，首次协助国家总局开展在用医疗设备现场检验。

科研

2016 年，新疆维吾尔自治区食品药品检验所在民族药标准提高历史遗留问题全面解决的基础上，启动新一轮标准提高科研任务，先后承担 2015 年、2016 年国家药品标准提高项目 7 个品种的研究工作，向国家药典会上报 2017 年 5 个研究品种。并持续推进药品标准数字化工作，与国家药典会合作开发的可在个人电脑上运行的数字化维药标准软件，已立项并将于 2018 年初正式出版，项目的设计和实施将充分确立新疆维吾尔自治区在官方药品标准数字化进程中的地位，为推动药品标准的创新与发展发挥积极作用。12 月 8 日，新疆维吾尔自治区食品药品检验所孙磊副所长在 2016 年中国药学大会暨第十六届中国药师周上荣获首届中国药学会——以岭生物医药青年奖。

全年发表学术论文 20 篇，其中核心期刊及以上 11 篇（含 SCI 1 篇，影响因子 1.224）；孙磊副所长获得首届中国药学会“以岭生物医药青年奖”，并获聘中国中药协会中药质量与安全专业委员会副主任委员及中华中医药学会中药分析分会副秘书长。

重要会议活动

2016 年 3 月 8 日，新疆维吾尔自治区人大常委会副主任马宁·再尼勒等一行 5 人到新疆维吾尔自治区食品药品检验所进行考察调研。

6 月 21 日，新疆维吾尔自治区食品药品检验所开展的“实验室开放日”活动有各界代表共百余人进行参观学习，为新疆维吾尔自治区食品药品检验所和社会各界的互动沟通搭建了桥梁。

11 月 1 日，中检院纪委书记姚雪良一行到自治区食品药品检验所调研对接对口援疆工作。姚书记充分肯定了新疆所近年来在坚持科学检验、注重检验检测能力建设等方面所做的大量工作，并对下一阶段对口援疆工作提出要求。

12 月 19 日至 20 日，新疆维吾尔自治区食品药品检验所牵头组织“2016 年全疆技术比武活动”，全疆 13 个地州市、26 名选手参赛。此活动达到了加强岗位练兵，增进技术交流，提高技术和应对突发事件能力的目的。

基础设施建设

2016 年，新疆维吾尔自治区食品药品检验所立足现有条件，改造升级实验室硬件条件。投入 70 万元建成符合《中国药典》（2015 年版）要求的无菌实验室；投入 16 万元建设分子生物学实验室，为开展食品领域动物源性检验奠定基础；改善民族药室、化妆品实验环境；全年采购各领域急需仪器设备 1800 万元。

加强民族团结

2016 年，新疆维吾尔自治区食品药品检验所围绕社会稳定和长治久安总目标，始终把坚持全心全意为人民服务的根本宗旨、保持党同人民群众的血肉联系作为加强和规范党内政治生活的根本要求，为维护社会大局稳定，按照“民族团结进步年”的要求，认真组织完成“访惠聚”和“民族团结一家亲”活动。选派 3 名同志参加驻村工作，向皮山县桑株镇划拨扶贫经费 60 万元。全年完成第一轮 99 人结对认亲工作。

中国人民武警警察部队药品仪器检验所

检验检测

2016 年，中国人民武警警察部队药品仪器检验所完成武警部队药品安全执法检查抽验药品检验 101 批次，首保药品检测 17 批次，为部队药品监督管理提供及时准确的药品检验数据。实验室搬迁期间，制定了《应急检验工作计划》，联系中国食品药品检定研究院、北京市药检所等单位签订检验协议，完成 11 批基层部队应急送验药品的外送检验任务。

药品安全执法检查

2016 年 6 月，根据军委后勤保障部《全军安全合理用药专项整治活动方案》和武警部队后勤部统一部署，组织对某个部队医疗机构和某个医院制剂室，集中进行药品安全执法检查和药品质量抽验，主要包括特殊管理药品管控、药品采购供应管理、药品存储安全管理、制剂生产调剂管理、药品制剂质量抽验等内容环节，进一步摸清了部队药品安全管理底数，健全了工作机制，推动了武警部队药品安全管理工作制度化、规范化和常态化。

实验室搬迁

2016 年 5 月，中国人民武警警察部队药品仪器检验所完成实验室整体搬迁。制订《仪器设备和危险化学品搬迁预案》，安排专人负责实验室仪器设备和化学试剂等贵重物资、危险品的搬迁工作。通过招标选定专业实验室搬迁公司，科学组织搬迁，按照合同完成了仪器设备搬迁后的安装、测试等验收工作。

能力建设

2016 年，依据能力建设标准，中国人民武警警察部队药品仪器检验所制定了新实验室规范化管理细则，完善了药品应急检测预案，实验室安全管理预案，完善了实验室质量体系，修订了质量手册，完成了液质分析仪、液相色谱仪等一批新设备的采购工作，扎实做好迎接实验室认证认可工作准备。9 月，参加中国食品药品检定研究院组织的溶液 pH 值测定能力验证活动 1 项，获得满意结果。

药品应急检验建设

2016 年 12 月，中国人民武警警察部队药品仪器检验所组织参加应急检验拉动演练，完成药品应急检验训练任务。制订了药品应急检验训练活动预案，编制《药品应急检验训练指导手册》，准备野外条件下应急检验所需药品、器材、试剂及自我保障等物资，协调中国食品药品检定研究院和总后药品仪器检验所的技术力量，药品应急检验车、药品快检箱等参与应急检验训练保障。

科研工作服务部队

2016 年，中国人民武警警察部队药品仪器检验所积极发挥科研引领和支撑保障作用，围绕“建成科技研发应用的窗口”，针对基层执勤官兵需要，研发制成了执勤药材防护包、室内空气净化剂、高效抑菌洁肤湿巾、哨位卫生箱等系列科研成果，向博鳌论坛、达沃斯年会、国旗护卫队等任务部队赠发，部队上下使用反响良好。

附　录

获奖与表彰

2016 年集体获奖情况

2016 年授予食品化妆品检定所等 7 个部门“2016 年度中国食品药品检定研究院先进集体”荣誉称号，授予食品化妆品检定所理化检测室等 18 个科室“2016 年度中国食品药品检定研究院优秀科室”荣誉称号。

中药民族药检定所参与的“《中药编码规则及编码》国家标准的研究与制定”项目获得 2015 年度中华中医药学会李时珍医药创新奖。

2016 年个人获奖情况

中检院中药民族药检定所所长马双成研究员入选第二批国家“万人计划”科技创新领军人才。

按照国家食品药品监督管理总局人事司、离退休干部局通知要求，中检院 2016 年 8 月 18 日印发《关于推荐全国先进老干部工作者候选人的函》（中检人函〔2016〕284 号），推荐柴玉生作为候选人。

北京市实验动物行业协会授予李晓波、徐建忠“2015 年度北京实验动物行业先进个人”荣誉称号，由北京市科委及相关领导为获奖单位及个人颁发了荣誉证书。

中药民族药检定所孙磊和程显隆副研究员荣获 2015 年度中国药学发展奖。

中药民族药检定所孙磊副研究员荣获首届中国药学会——以岭生物医药青年奖。

2016 年授予王利友等 66 名同志“2016 年度中国食品药品检定研究院先进个人”荣誉称号，授予乔永静等 32 名同志“2016 年度中国食品药品检定研究院优秀员工”荣誉称号。决定对胡晓茹等 21 名在 2016 年度应急检验中表现突出的同志予以表彰。

论文论著

2016 年出版书籍目录

序号	书名	书号（ISBN）	主编	副主编	编者/编委	出版社	出版时间
1	Quality Control and Safety Evaluation of Natural Products	978-1-63484-494-9	魏　锋等	—	程显隆，马玲云，李明华，刘　薇，张文娟，魏　锋，马双成	Nova Science Publishers	2016
2	保健食品安全性实验方法	978-7-5375-7996-4	林　飞，史清水*，胡宇驰*	张宏伟*，杨文婕*，周宇红*，李瑾翡*，王志斌*	高　华，张　媛	河北科学技术出版社	2015.9
3	实验动物管理与实用指南	978-7-03-048261-7	贺争鸣，李根平，朱德生，卢胜明	陈洪岩，代解杰，高　诚，巩　薇，黄　韧，刘云波，徐　平，赵德明	白玉等 55 人	科学出版社	2016.5
4	临床检验装备大全 试剂与耗材	978-7-03-047737-8	丛玉隆，陈文祥，高尚先，毕少辉	黄　杰（仅注明中检院人员）	曲守方，于　婷（仅注明中检院人员）	科学出版社	2016.4
5	实验犬标准操作规程指南	978-7-5647-3314-8	孙　立，范玉明，张　舒*	张　旭，喻　钢等	潘东升，李　欣，闻　镍，张　琳，吕建军，霍桂桃等	电子科技大学出版社	2015.12
6	运动障碍性疾病	978-7-5189-2103-4	王天俊*，吕建军，刘春巧*，王燕燕*，牛小莉*	—	—	科学技术文献出版社	2016.11
7	药物血液毒理学与检测方法	978-7-5647-2716-1	潘东升，范玉明，张　舒*	无	无	电子科技大学出版社	2016.7
8	药品抽样检验问题精解	978-7-5067-8087-2	张　弛，杨　霞*	—	朱嘉亮	中国医药科技出版社	2016.4

续表

序号	书名	书号（ISBN）	主编	副主编	编者/编委	出版社	出版时间
9	世界卫生组织药品标准专家委员会第46次技术报告	978-7-5067-8667-6	金少鸿，宁保明（主译）	—	余振喜等（译者）	中国医药科技出版社	2016.9
10	各国药用辅料标准对比手册（3册）	978-7-5067-8232-6	张　伟	兰　奋，钱忠直	孙会敏，杨　锐	中国医药科技出版社	2016.3

2016年发表论文目录

序号	题目	作者	期刊名称	期、卷号，起止页码	SCI影响因子
1	世界主要国家和地区化妆品监管体系和法规修订进展	邢书霞，苏　哲，左甜甜，王钢力，张庆生	环境与健康杂志	2016，33（2）：165-168	
2	ATP生物发光法评价餐饮具的微生物污染研究	张凤兰，徐　潇，王海燕，高　飞，单　纯，崔生辉	食品安全质量检测学报	2016，7（3）：911-916	
3	餐饮具表面的大肠杆菌和金黄色葡萄球菌活性研究	张凤兰，王海燕，高　飞，崔生辉	食品安全质量检测学报	2016，7（8）：3344-3349	
4	福氏志贺菌O-抗原磷酸乙醇胺修饰研究进展	张凤兰，徐　潇，权亚茹，崔生辉	生命科学	2016，28（1）：124-128	
5	祛斑美白类化妆品质量现状分析及监管建议	吴　景，张凤兰，邢书霞，王钢力	中国卫生检验杂志	2016，26（16）：2429-2432	
6	对辅助降血糖、降血脂保健食品双功能评价模式的探讨	陈志蓉，王　超，罗飞亚，曹　进	食品安全质量检测学报	2016，7（4）：1456-1461	
7	化妆品安全性评价替代试验的研究进展及思考	罗飞亚，王钢力#，邢书霞，苏　哲，王佑春	中国医药生物技术	2016，11（5）：470-476	
8	Evaluation of VITEK matrix-assisted laser desorption ionization-time of flight mass spectrometry for identification of anaerobes	Xiao Z，Luo Y，Ye L，Wang R，Zhang Y，Zhao Q，Guo L，Ma Y，Cui Shenghui	Microbiol Immunol	2016，60（7）：477-82	
9	福氏志贺菌O-抗原磷酸乙醇胺修饰研究进展	张凤兰，徐　潇，权亚茹，崔生辉	生命科学	2016（1）：124-128	
10	ATP生物发光法评价餐饮具的微生物污染研究	张凤兰，徐　潇，王海燕，高　飞，单　纯，崔生辉	食品安全质量检测学报	2016，03：911-916	

续表

序号	题目	作者	期刊名称	期、卷号，起止页码	SCI 影响因子
11	3M Petrifilm – （TM）检测系统对食品中沙门菌检测的评价研究	唐　颂，高　飞，任　秀，张庆生，丁　宏，陆苏飚，崔生辉	中国食品卫生杂志	2016，02：199 – 203	
12	食品中沙门菌快速检测技术研究进展	罗　荣，任　秀，崔生辉	食品安全质量检测学报	2016，04：1468 – 1472	
13	沙门菌能力验证样品的研制及其应用	骆海朋，唐　颂，陈怡文，任　秀，余　文，高　飞，项新华，崔生辉	食品安全质量检测学报	2016，04：1473 – 1478	
14	试剂盒法快速检测婴幼儿乳粉及功能饮料中维生素 B_{12} 的研究	余　文，谢冠东，崔生辉	食品安全质量检测学报	2016，06：2477 – 2482	
15	食品检测即用型液体培养基产品的评价研究	高　飞，骆海朋，任　秀，陈怡文，刘　娜，余　文，谢冠东，崔生辉	食品安全质量检测学报	2016，07：2770 – 2774	
16	餐饮具表面的大肠埃希菌和金黄色葡萄球菌活性研究	张凤兰，王海燕，高　飞，崔生辉	食品安全质量检测学报	2016，08：3344 – 3349	
17	食源性致病菌快速检测方法的探索研究	高　飞，曹　进，骆海鹏，任　秀，刘　娜，陈怡文，余　文，谢冠东，崔生辉	食品安全质量检测学报	2016，09：3521 – 3524	
18	化妆品中金黄色葡萄球菌的 PCR 快速检测	高　飞，白东亭，黄　杰，王钢力，陈西平，崔生辉	环境与健康杂志	2016，09：814 – 816	
19	化妆品中大肠埃希菌的固定底物酶底物检测法	高　飞，白东亭，黄　杰，王钢力，陈西平，崔生辉	环境与健康杂志	2016，09：817 – 819	
20	一种芦荟成分为主保健食品通便功效的动物试验研究	张露勇#，刘　婷，刘师卜	海军医学杂志	2016，04：335 – 338	
21	锌离子对大鼠局灶性脑缺血再灌注损伤模型中炎性反应的影响	刘　婷，宋丹青＊，张露勇，胡培丽，刘师卜，左　玮#＊	药学学报	2016，06：892 – 897	
22	不同诱导方式制备的大鼠肝匀浆代谢酶活性及冻储方式的比较	单　纯，胡培丽，张露勇，刘　婷	癌变·畸变·突变	2016，28（5）：388 – 392	
23	对保健食品理化质量标准建立的思考	张伟清，曹　进，丁　宏，李晓瑜#	中国药师	2016，9（7）：1352 – 1355	
24	原子吸收法测定泡菜中铅含量的不确定度评定	董　喆，李梦怡，张会亮，项新华，曹　进#	食品安全质量检测学报	2016，7（3）：1011 – 1017	
25	高效液相色谱 – 氢化物发生原子荧光联用法检测不同基质食品中的砷含量及其形态	董　喆，高明义，李梦怡，张会亮，张庆生，曹　进#	食品安全质量检测学报	2016，7（3）：927 – 932	

续表

序号	题目	作者	期刊名称	期、卷号，起止页码	SCI 影响因子
26	三重四级杆串联质谱法测定乳粉类产品中5种核苷酸的含量	孙姗姗，刘文婧，张隆龙，丁　艺，王海燕	食品安全质量检测学报	2016，7（3）：983－990	
27	液相色谱－质谱联用法测定保健食品中9种脂溶性维生素	王　聪，梁瑞强，曹　进，王钢力，丁　宏，张庆生	食品安全质量检测学报	2016，7（3）：991－999	
28	微波消解－电感耦合等离子体质谱法测定保健食品中的9种元素	李梦怡，董　喆，费丽娜，曹　进	食品安全质量检测学报	2016，7（3）：944－950	
29	高效液相色谱法同时测定肉制品中胭脂红、诱惑红和赤藓红	张隆龙，王海燕，曹　进	食品安全质量检测学报	2016，7（3）：1006－1010	
30	高效液相色谱－串联质谱法测定保健食品中10种水溶性维生素	梁瑞强，王　聪，曹　进，张庆生	食品安全质量检测学报	2016，7（3）：966－974	
31	饮料中甜蜜素考核样的制备及实验室检测能力评价	宁　霄，何　欢，刘雅丹，岳昊坤，曹　进，张庆生	中国卫生检验杂志	2016，126（5）：656－661	
32	3种β－兴奋剂化学发光酶免疫试剂盒分析检测方法的评价	宁　霄，张伟清，梁瑞强，曹　进，张庆生	食品科学	2016，137（12）：238－242	
33	柱前衍生－气相色谱法快速测定鱼油软胶囊中二十碳五烯酸和二十二碳六烯酸	李　硕，李　莉#，曹　进#，张庆生	食品安全质量检测学报	2016，7（3）：951－957	
34	化妆品乳液中防腐剂测定能力验证研究	钮正睿，张隆龙，赵　阳，曹　进#	食品安全质量检测学报	2016，7（3）：975－982	
35	高效液相色谱法测定肉苁蓉中京尼平苷酸的含量	李　莉，曹　进#，张庆生	食品安全质量检测学报	2016，7（3）：933－937	
36	冬虫夏草人工繁育品和野生冬虫夏草中5种重金属及有害元素含量的比较	刘　杰，李耀磊，昝　珂，郑　健#，过立农，马双成#，金红宇，钱正明＊，李文佳＊	中国药事	2016，30（9）：912－918	
37	九省区民族药质量标准现状调研综合报告	郑　健，过立农，昝　珂，李　谦，马双成#	中国药事	2015，29（12）：1223－1235	
38	蒙药材草乌叶DNA条形码研究	李　谦＊，王维宁＊，过立农，刘　杰，郑　健#，马双成#	药物分析杂志	2016，36（6）：1044－1052	
39	乌头属药用植物的研究进展	李　谦＊，刘　杰，过立农，郑　健#，马双成#	药物分析杂志	2016，36（7）：1129－1149	
40	基于ITS2序列的紫草PCR－RFLP鉴别研究	李　谦＊，刘　杰，过立农，郑　健#，马双成#	药物分析杂志	2016，36（9）：1611－1617	

续表

序号	题目	作者	期刊名称	期、卷号，起止页码	SCI 影响因子
41	新疆紫草 HPLC 特征图谱和紫草类药材 6 种萘醌类成分含量测定	昝　珂，苏　蕊＊，滕爱君＊，王　红＊，刘　杰，过立农，郑　健#，马双成#	药物分析杂志	2016，36（9）：1526－1535	
42	藏药独一味及其伪品 HPLC 特征图谱和 4 种成分含量测定	昝　珂，焦兴苹＊，过立农，郑　健#，马双成#	中国中药杂志	2016，41（12）：2284－2290	
43	民族药材青阳参的化学成分研究	昝　珂，过立农，郑　健#，马双成#	中国中药杂志	2016，41（1）：101－105	
44	冬虫夏草人工繁育品与野生冬虫夏草中腺苷含量的比较研究	昝　珂，苏　蕊＊，刘　杰，郑　健，过立农，马双成，钱正明＊，李文佳＊	中国药事	2016，30（6）：598－603	
45	HPLC 法测定民族药材青阳参中对羟基苯乙酮的含量	昝　珂，郑　健，过立农#，马双成	中国药事	2015，29（12）：1310－1314	
46	HPLC 法测定民族药材青阳参中青阳参苷乙的含量	昝　珂，张　睿＊，郑　健，过立农#，马双成	中国药事	2016，30（10）：45－49	
47	HPLC 法测定民族药材青阳参中白首乌二苯酮的含量	昝　珂，张　欣＊，刘　杰，郑　健，过立农，马双成	中国药事	2016，30（5）：472－476	
48	绿原酸等四种物质采用不同进样方法制订 HPLC 标准曲线的比较	焦兴苹＊，昝　珂，过立农，郑　健#，马双成	中国民族民间医药	2016，25（18）：13－16	
49	Application of immunoaffinity purification technology as the pretreatment technology for traditional Chinese medicine：Its application to analysis of hesperidin and narirutin in traditional Chinese medicine preparations containing Citri reticulatae Pericarpium	Liu LN，Wang Y，Jin HY，Ma SC，Liu JP	Journal of Chromatography B	2016，1021：122－128	
50	银杏叶提取物及其制剂补充检验方法的建立	刘丽娜，何　铁，李耀磊，胡晓茹，戴　忠，金红宇，马双成	药物分析杂志	2016，36（5）：856－862	
51	美国药典新通则 <1224> <1225> <1226> 分析方法转移、验证和确认及其在中药痕量分析质量保证体系中的作用	左甜甜，金红宇#，许明哲，马双成#	药物分析杂志	2016，36（5）：868－872	
52	西洋参、山楂、枸杞子中重金属及有害元素残留量测定及初步风险评估	左甜甜，李耀磊，陈　沛＊，王清君，金红宇#，马双成#	药物分析杂志	2016，36（11）：2019－2024	
53	花类、果实类中药材中禁限用及常用农药多残留检测方法的建立	王　莹，金红宇，魏　赫，孙　磊，马双成＊	中国药学杂志	2016，51（5）：404－412	

续表

序号	题目	作者	期刊名称	期、卷号，起止页码	SCI 影响因子
54	Progress and Challenges of Reference Standard and Its New Form: Digital Reference Standard	Qingjun Wang, Lei Sun, Feng Liu, Hongyu Jin, Jiandong Yu, Zhong Dai, Shuangcheng Ma	Chinese Medicine	2016, 7: 77-91	
55	标准物质的发展和挑战与数字化新形式	王清君，孙　磊，刘　峰，金红宇，于健东，戴　忠，马双成	中国药学杂志	2016，51（18）：1537-1544	
56	植物生长调节剂研究进展及其在中药种植中使用和检测	魏　赫，王　莹，金红宇，马双成	中国药学杂志	2016，51（2）：81-85	
57	对照提取物在中药整体质量控制中的应用	陈　沛，金红宇，孙　磊，逄　瑜，马双成	药物分析杂志	2016，36（2）：185-195	
58	Multi-component determination and chemometric analysis of Paris polyphylla by ultra-performance liquid chromatography with a PDA detector	Chen Pei, Jin Hongyu, Sun Lei, Ma Shuangcheng	Journal of Separation Science	2016, DOI 10.1002/jssc.201600259	
59	世界主要国家和地区化妆品监管体系和法规修订进展	邢书霞，苏　哲，左甜甜，王钢力，张庆生	药物分析杂志	2016，33（2）：165-168	
60	HPLC-MS 法同时测定益母草及其颗粒剂中盐酸水苏碱与盐酸益母草碱的含量	周　超*，张聿梅#，何　轶，王扬阳*，于健东#，戴　忠，马双成	药物分析杂志	2016，36（5）：831-834	
61	跌打活血散气相色谱指纹图谱	何风艳，何　轶#，胡晓茹，戴　忠，马双成	中国实验方剂学杂志	2016，22（22）：76-80	
62	西红花苷对照提取物的定值及不确定度评估研究	何风艳，戴　忠#，何　轶，张清波*，李秀芬*，刘永利*，田兆红*	药物分析杂志	2016，36（6）：1113-1119	
63	Simultaneous determination of five triterpenoid saponins in different parts of Lonicera macranthoids by RRLC-MS/MS method	Yadan Wang, Yi He, Zhong Dai, Shuangcheng Ma#	Pharmazie	2016, 71 (6): 306-310	
64	A comparative study on bioactive constituents in different parts of Lonicera japonica determined by HPLC-ESI-MS (n)	Yadan Wang, Yi He, Zhong Dai, Shuai Kang, Ji Zhang, Shuangcheng Ma#	Journal of Asian Natural Products Reports	2016, 18 (10): 988-1003	
65	HPLC-MS/MS 同时测定山银花中 10 种活性成分的含量	王亚丹，何　轶，戴　忠，马双成#	中国中药杂志	2016，41（10）：1870-1875	

续表

序号	题目	作者	期刊名称	期、卷号，起止页码	SCI 影响因子
66	HPLC－MS/MS 法同时测定山银花中 7 个有机酸的含量	王亚丹，何　轶，戴　忠，马双成#	药物分析杂志	2016，36（6）：998－1005	
67	热重－气质联用法快速鉴别熊果酸对照品原料中残留溶剂	刘　静，何　轶#，戴　忠，马双成#	分析试验室	2016，35（10）：1144－1146	
68	跌打活血散 HPLC－DAD－ELSD 双通道指纹图谱分析	刘　静，刘　燕，于健东，戴　忠#，马双成#	中国药事	2016，30（9）：924－931	
69	Estimating the differences of UGT1A1 activity in recombinant UGT1A1 enzyme，human liver microsomes and rat liver microsomes incubation systems in vitro	Qi Wang，Zhong Dai，Binyu Wen，Shuangcheng Ma，Yujie Zhang	Journal of biological & pharmaceutical bulletin	2015，38（12）：1910－1917	
70	牛磺胆酸钠对照品标定方法的建立	汪　祺，何　轶，郑笑为，姚令文，刘　燕，戴　忠，马双成	中国现代中药	2016，18（10）：1279－1284	
71	基于二相代谢酶介导胆红素代谢考察何首乌体内外肝毒性	汪　祺，戴　忠，张玉杰，马双成	中国药学杂志	2016，51（22）：1929－1933	
72	高效薄层色谱、柱前衍生－超高效液相色谱和离子色谱分析疏血通注射液中游离氨基酸的比较	王菲菲，张聿梅，马双成等	药学学报	2016（3）：439－443	
73	色谱柱选择对六味安消胶囊中大黄素和大黄酚含量测定的影响	王明娟，刘雅丹，胡晓茹，何风艳，项新华，戴　忠#，于健东，马双成#	色　谱	2016，34（11）：1077－1083	
74	西黄丸中指标成分含量测定及挥发性成分指纹图谱的建立	何　轶，张聿梅#，鲁　静，戴　忠，于健东，刘　燕，马双成#	药物分析杂志	2016，36（3）：480－485	
75	大活络丸中贵细药的质量控制研究	何　轶，鲁　静，张聿梅，戴　忠，林瑞超＊，马双成#	药物分析杂志	2016，36（7）：1287－1292	
76	HPLC－DAD 法测定冠脉宁片中葛根素和丹酚酸 B 的量及其指纹图谱研究	丁　宁＊，何　轶#，何玉梅＊#，王　栋＊，王瑞忠＊，鲁　静，戴　忠，马双成	首都医科大学学报	2015，36（6）：958－963	
77	HPLC－MS 同时测定益母草制剂中盐酸水苏碱与盐酸益母草碱的含量	周　超＊，何　轶#，张聿梅，王　博＊，于建东，戴　忠，马双成	中国中药杂志	2016，41（10）：1876－1879	
78	Improved Chiral Separation of（R，S）－goitrin by SFC：An Application in traditional Chinese medicine	Lixing Nie，Zhong Dai，Shuangcheng Ma	Journal of Analytical Methods in Chemistry	2016，http：//dx. doi. org/10. 1155/2016/5782942	

续表

序号	题目	作者	期刊名称	期、卷号，起止页码	SCI 影响因子
79	Enhanced Accuracy of Near - Infrared Spectroscopy for Traditional Chinese Medicine with Competitive Adaptive Reweighted Sampling	Lixing Nie，Zhong Dai，Shuangcheng Ma	Analytical Letters	2016，49（14）：2259 - 2267	
80	基于国家药品抽验探讨含动物类成分中成药的质量控制	聂黎行，胡晓茹，张聿梅，郑笑为，何　铁，王菲菲，戴　忠，马双成*，朱　炯，成双红	中国药学杂志	2016，51（6）：71 - 76	
81	桂皮醛在常用溶剂中稳定性考察——对《中国药典》（2015 年版）桂皮醛含量测定方法的探讨	聂黎行，张　烨，戴　忠，马双成	药物分析杂志	2016，36（9）：1678 - 1682	
82	显微技术在牛黄清心丸（局方）质量控制中的应用	聂黎行，张　烨，张南平，胡晓茹，康　帅，侯建忠，戴　忠，马双成	中国中药杂志	2016，41（19）：18 - 22	
83	X 射线荧光光谱技术在中药分析中的应用	聂黎行，朱　俐，戴　忠，马双成	中国药事	2016，30（7）：53 - 56	
84	朱砂及其制剂中汞的分析方法研究进展	聂黎行，戴　忠，马双成	药物评价研究	2016，39（6）：1075 - 1080	
85	2015 年全国中药材及饮片质量状况分析与探讨	张　萍，李明华，刘　薇，陈　佳，魏　锋，马双成#	中药材	2016，39（10）：2222 - 2227	
86	HPLC 柱前衍生化法测定发酵虫草制剂中总氨基酸的含量	张　萍，周玉春*，王　晓*，杨　明*，魏　锋#，马双成#，刘　斌*	药物分析杂志	2016，36（8）：1338 - 1348	
87	HPLC - RID 测定冬虫夏草及发酵虫草制剂中虫草酸的含量	张　萍，周玉春*，杨　明*，刘　薇，魏　锋#，马双成#，刘　斌*	药物分析杂志	2016，36（9）：1671 - 1678	
88	红参中总还原糖含量测定及限度值拟定	陈　佳，刘永利*，崔志海*，李　雪*，段吉平*，张　辉*，马双成#	中药材	2016，39（10）：2247 - 2250	
89	牛胆粉指纹图谱模式识别及多组分测定研究	石　岩#，郑天骄*，魏　锋，林瑞超*，马双成	中国中药杂志	2016，41（13）：2487 - 2492	
90	HPLC 结合化学计量学对不同产地菊花中化学成分的比较分析	黄艳梅*，石　岩#，胡云飞*，王德胜*，魏　锋#，马双成	药物分析杂志	2016，36（11）：1941 - 1951	
91	柱前衍生 HPLC 法测定体外培育牛黄中主要胆汁酸类成分	石　岩，孙冬梅*，魏　锋#，林瑞超*，马双成	药物分析杂志	2016，36（11）：2046 - 2050	
92	熊胆粉中主要胆汁酸类成分的测定及分析	石　岩，魏　锋，林瑞超*，马双成	中国药学杂志	2016，51（22）：1958 - 1961	
93	基层中药材及饮片的质量问题及监管策略	温丽宏，于　辉，李明华，刘　薇，张　萍，程显隆，魏　锋#	中国药事	2016，30（5）：421 - 425	

续表

序号	题目	作者	期刊名称	期、卷号，起止页码	SCI影响因子
94	蛇胆汁及相关制剂质量控制方法研究进展	郑天骄，石 岩，张文娟，程显隆，魏 锋#，马双成#	亚太传统医药	2016，12（10）：36－42	
95	Identification of mountain－cultivated ginseng and cultivated ginseng using UPLC/oa－TOF MSE with a multivariate statistical sample－profiling strategy	Xin－fang Xu＊，Xian－long Cheng（共同第一），Qing－hua Lin＊，Sha－sha Li＊，Zhe Jia＊，Ting Han＊，Rui－chao Lin＊，Dan Wang＊，Feng Wei#，Xiang－ri Li＊	Journal of Ginseng Research	2016，40：344－350	
96	硼类化合物在滴眼剂中抑菌效力的探讨	肖 璜，王似锦，周发友，马仕洪，胡昌勤#	微生物学杂志	2016，36（4）：58－61	
97	2015年版《中国药典》肝素标准增修订情况及建议	李 京，王 悦，宋玉娟，范慧红，张筱红#	中国药品标准	2016，17（2）：88－92	
98	首批肝素抗IIa因子效价测定用国家标准品协作标定	李 京，王 悦，范慧红#	中国生化药物杂志	2016，36（10）：9－14	
99	柱前衍生－高效液相色谱法测定交联玻璃酸钠注射液中结合甲醛与游离甲醛含量	王 悦，李 京，范慧红#	中国药学杂志	2016，51（5）400－403	
100	四国药典胰酶标准浅析	黄素娟，刘莉莎，范慧红#	中国生化药物杂志	2016，36（10）5－8	
101	我国生化药品的质量现状与展望	任丽萍，范慧红#	中国生化药物杂志	2016，36（10）：1－4	
102	硫酸软骨素质量控制研究进展	候美曼，任丽萍，范慧红#	中国药学杂志	2016，51（12）：962－966	
103	劳拉西泮片有关物质检查方法的比较	袁 猛＊，余振喜#，王慧文＊，王菲菲＊	中国医药科学	2016，6（9）：40－44	
104	UPLC－MS/MS法研究紫杉醇及其注射液的杂质谱	张才煜，李 婕，高家敏，张启明#，施亚琴#	药学学报	2016，51（6）：965－971	
105	甲基安非他明检测试剂盒国家参考品的研制	左 宁，陈 华，南 楠	中国药学杂志	2016，51（15）：1330－1335	
106	奥氮平有关物质的合成	周晓力，刘 博＊，陈 华，南 楠#	化学试剂	2016，38（3）：277－279	
107	^{1}H NMR法定量测定奥沙西泮杂质I对照品的含量	周晓力，马 迅，陈 华，南 楠#	药物分析杂志	2016，36（9）：1696－1699	
108	Dihydropyridine－based fluorescence probe for nitric oxide	何 兰#等	RSC Advances	2016，6：85698－85703	
109	Two new highly－oxygenated flavonoid glycosides from Eupatorium adenophorum Spreng	何 兰#等	Phytochemistry Letters	2016，16：245－248	
110	Water－soluble Hantzsch ester as switch－on fluorescent probe for efficiently detecting nitric oxide	何 兰#等	Spectrochimica Acta Part A：Molecular and Biomolecular Spectroscopy	2016，169：1－6	

续表

序号	题目	作者	期刊名称	期、卷号，起止页码	SCI 影响因子
111	Hexakis（m - phenylene ethynylene）Macrocycles with Multiple H - Bonding Side Chains and Modified Cavities：Altered Stacking Strength and Persistent Tubular Assembly	何　兰#等	Organic Letters	2016，18（9）：2094 - 2097	
112	A simpler sampling interface of venturi easy ambient sonic - spray ionization mass spectrometry for high - throughput screening enzyme inhibitors	何　兰#等	Analytica Chimica Acta	2016，913：86 - 93	
113	Highly sensitive and selective spectrofluorimetric determination of nitrite in food products with a novel fluorogenic probe	何　兰#等	Food Control	2016，63：117 - 121	
114	海藻酸钠对硝苯地平大鼠肠吸收的影响及其机制研究	宁保明，汪　洁*，王慧敏*，孙春萌*，涂家生*	中国新药杂志	2016，25（1）：102 - 112	
115	化学药品中水分测定方法的探讨	黄海伟	化学教育	2016，37（8）：45 - 47	
116	碘佛醇主成分异构体及其有关物质同时分离检测和结构确证	李　婕	中国药学杂志	2016，51（17）：1488 - 1492	
117	离子色谱法测定药物中氨丁三醇的含量	李　婕	中国新药杂志	2016，25（6）：712 - 715	
118	HPLC 法测定注射用硝酸异山梨酯的有关物质	刘朝霞，吴健敏，何　兰，丁丽霞*	药物评价研究	2016，39（4）：598 - 602	
119	国内离子色谱技术在化学药品质控中的应用	刘朝霞，何　兰，丁丽霞*	中国药师	2016，19（5）：966 - 969	
120	高效液相色谱法定量分析硫酸特布他林特定杂质3，5 - 二羟基 - ω - 叔丁基苯乙酮	刘朝霞，华小懿*，程奇蕾，何　兰，丁丽霞*	中国药学杂志	2016，51（10）：836 - 840	
121	核磁共振定量法测定桂哌齐特氮氧化合物含量	朱跃芳*，刘　芳*，田向斌*，刘　阳#，何　兰#	海峡药学	2016，28（6）：40 - 42	
122	Direct Comparison of 19F qNMR and 1H qNMR by Characterizing Atorvastatin Calcium Content	Yang Liu，Zhaoxia Liu，Huaxin Yang，and Lan He#	Journal of Analytical Methods in Chemistry	2016，2016（22）：1 - 5	
123	基于非参数检验分析化学药品引湿性与水溶解性的关系	熊　婧，石　岩，吴建敏，胡昌勤，谭德讲，何　兰	中国药学杂志	2016，51（20）：1786 - 1789	
124	超高效合相色谱法测定盐酸兰地洛尔中立体异构体的含量	庾莉菊，黄海伟，李秀梅，盛佳，徐永威，何　兰	分析化学杂志	2016，44（9）：1348 - 1353	

续表

序号	题目	作者	期刊名称	期、卷号，起止页码	SCI 影响因子
125	浅谈药物溶出度测定能力验证项目的实施、作用及建议	庾莉菊，魏京京，黄海伟，宁保明，刘　阳，何　兰，项新华	中国药学杂志	2016，51（20）：1803－1806	
126	青蒿素有关物质检查方法探讨	庾莉菊，李秀梅，李　婕，黄海伟，吴建敏，宁保明	药物分析杂志	2016，36（9）：1648－1653	
127	普伐他汀钠片的溶出曲线研究	庾莉菊，魏宁漪，何　兰	化学教育	2016，37（18）：60－63	
128	高效液相色谱法亲水作用模式在亲水化合物分析中的应用	程继业＊，程奇蕾，耿　颖#	化学教育	2016，37（18）：36－39	
129	大数据时代药品质量监管体系发展趋势	胡昌勤，成双红	中国新药杂志	2016，25（20）：1－6	
130	Determination of Relative Response Factors of Cefazolin Impurities by Quantitative NMR	刘书好＊ 姚尚辰 胡昌勤#	AAPS PharmSciTech	2016，DOI：10.1208/s12249－016－0654－4	
131	阿莫西林克拉维酸钾片剂的关键质量属性与控制	崇小萌，李　进，王　琰，王　晨，王立新，姚尚辰，胡昌勤	药学学报	2016，51（7）：1121－1124	
132	呋布西林钠有关物质 HPLC 测定方法的建立	常　艳，田　冶，马　越，胡昌勤#	药学学报	2016，50（12）：1632－1636	
133	《中国药典》（2015 年版）庆大霉素 C 组分限度修订——从相对含量到绝对含量的飞跃	常　艳，姚尚辰，胡昌勤#	中国抗生素	2016，41（1）：1－15	
134	注射用头孢菌素的关键质量属性分析	张斗胜，薛　晶，王　晨，姚尚辰，胡昌勤	中国新药杂志	2016，25（22）：2606－2613	
135	头孢丙烯国产口服制剂质量评价与生物等效性初步预测的研究	张斗胜，王　晨，于丽娜，王立新，刘春亮，胡昌勤	药物分析杂志	2016，36（6）：1138－1144	
136	制药工业中近红外光谱分析技术的重要标准和指导原则简介	冯艳春，易　夏，胡昌勤	中国医药工业杂志	2016，47（7）：957－962	
137	药品近红外光谱通用性定量模型评价参数的选择	冯艳春，张　琪，胡昌勤	光谱学与光谱分析	2016，36（8）：2447－2454	
138	建立近红外方法用于阿莫仙胶囊流通环节的质量监测	冯艳春，胡昌勤	中国药事	2016，30（11）：1123－1131	
139	拉曼光谱法用于药品注射液标准中鉴别项的探讨	赵　瑜，尹利辉，曹丽梅，肖新月#	中国药品标准	2015，6：416－420	
140	化妆品中有害物质分析检测方法研究进展	朱　俐，刘　洋，曾三平＊ 王伟娇＊ 尹利辉#	分析测试学报	2016，35（2）：185－193	
141	多重光散射技术快速检测液态制剂物理稳定性	尹利辉，韩　敩＊	现代科学仪器	2015，6：83－88	
142	拉曼光谱法快速筛查盐酸哌替啶注射液	赵　瑜，马　讯，沈雨婷，南　楠，曹丽梅，尹利辉#	中国药学杂志	2016，11（51）：925－929	

续表

序号	题目	作者	期刊名称	期、卷号，起止页码	SCI 影响因子
143	食品和药品中维生素 C 含量测定方法的研究进展	李　野＊，尹利辉#，高　尚＊，袁德峥＊，孙晓翠＊，徐健峰＊，李　妮＊	药物分析杂志	2016，36（5）：756－764	
144	离子迁移谱法快速检测保健食品中添加的 5 型磷酸二酯酶抑制剂	冯　雪，尹利辉#，金少鸿，朱　俐	药物分析杂志	2016，36（2）：313－320	
145	Study on a noninvasive method for rapid screening Human Serum albumin injectables by Raman spectroscopy	Yu Zhao，Nan Ji＊，Xiuji Li，Jifeng Hou，Min Li＊，Yongjian Yan＊g，Ping Tian＊，Xinmei Sun＊，Xinyue Xiao and Lihui Yin#	Journal of Innovative Optical Health Sciences	2016，DOI：10.1142/S1793545816500309	
146	Structural characterization of calcium glycinate，magnesium glycinate and zinc glycinate	Li－Hui Yin，Xu－Ping Liu#＊，Lu－Yao Yi＊，Jin Wang，Ya－Jun Zhang and Yu－Fei Feng	Journal of Innovative Optical Health Sciences	2016，DOI：10.1142/S1793545816500528	
147	基于趋势分析－灰色关联度分析方法对药品口岸检验中检验策略优化的探讨	王　岩，江　滨	中国新药杂志	2016，25（20）：2305－2312	
148	药品检验机构的能力建设标准研究	高志峰，林　兰，门瑛璇	中国新药杂志	2016，25（4）：380－383	
149	长效重组人促卵泡激素主要功效的对比研究	李湛军，王俊玲，李心欣，吴彦卓，梁成罡	药物分析杂志	2016，36（3），432－437	
150	新型抗胃泌素 17 疫苗的体液免疫原性与抗原性研究	贺　庆，高　华，高　濛＊，戚胜美＊，王军志#	药物分析杂志	2016，36（2）：249－254	
151	方法确认的最新研究进展	王萍萍＊，张　媛，谭德讲#，杨化新	中国新药杂志	2016，25（9）：985－990	
152	鸡胚尿囊膜法评价板蓝根提取液抗 H1N1 流感病毒活性作用	吴彦霖，张　媛，刘　倩，贺　庆，罗　剑＊，高　华#	科技导报	2016，（13）：78－82	
153	细化和规范化肌肉刺激性试验方法的建议	吴彦霖，王萍萍＊，张　媛，吴桂艳＊，高　华#	中国新药杂志	2016，（16）：1838－1844	
154	第 4 批人绝经尿促性腺素（HMG）国家标准品的协作标定	吴彦霖，张　媛，唐黎明＊，陆益红＊，芮　菁＊，汪佩华＊，于德志＊，夏星辉＊，游赣花＊，刘　倩，贺　庆，高　华#	药物分析杂志	2016，（08）：1487－1494	
155	甲型 H1N1 流感重组病毒模型的建立及应用	吴彦霖，罗　剑＊，张　媛，刘　倩，高　华#	药物分析杂志	2016，（07）：1162－1168	
156	达肝素钠和肝素钠对小鼠毒性的比较	张　媛，纳　涛，吴彦霖，游赣花＊，刘　倩，贺　庆，高　华#	中国药理学与毒理学杂志	2016，11（30）：1172－1175	
157	Separation and purification of epigallocatechin－3－gallate（EGCG）from green tea using combined macroporous resin and polyamide column chromatography	Xin Jin＊，Mingyan Liu＊，Zaixing Chen＊，Ruikun Mao＊，Qinghuan Xiao＊，Hua Gao#，Minjie Wei＊	Journal of Chromatography B	2015，1002：113－122	

续表

序号	题目	作者	期刊名称	期、卷号，起止页码	SCI 影响因子
158	A safe and sensitive enterovirus A71 infection model based on human SCARB2 knock - in mice	Zhou S，Liu Q，Wu X，Chen P，Wu X，Guo Y *，Liu S，Liang Z，Fan C，Wang Y * #	Vaccine	2016，34（24）：2729 - 2736	
159	An epidemic of coxsackievirus B3 infection in infants and children in Jiangsu Province，China a prospective cohort study	Gao F，Bian LL，Mao QY，Chen P，Yao X，Li JX *，Zhu FC *，Liang ZL#	Arch Virol	2016，161（7）：1945 - 1947	
160	Establishing the 1st Chinese National Standard for inactivated hepatitis A vaccine	Gao F，Mao QY，Wang YP，Chen P，Liang ZL#	Biologicals	2016，44（4）：198 - 205	
161	Seroepidemiology of Coxsackievirus A6，Coxsackievirus A16，and Enterovirus 71 infections in infants and children A prospective cohort study in Jiangsu，China	Gao F，Mao QY，Chen P，Bian LL，Yao X，Li JX *，Zhu FC *，Liang ZL#	J Infect	2016，73（5）：509 - 512	
162	Short - Fragment DNA Residue from Vaccine Purification Processes Promotes Immune Response to the New Inactivated EV71 Vaccine by Upregulating TLR9 Mrna	Shao J，Gao F，Lin HJ，Mao QY，Chen P，Wu X，Yao X，Kong W * #，Liang ZL#	PLoS One	2016，11（4）：e0153867	
163	EV - A71 vaccine licensure a first step for multivalent enterovirus vaccine to control HFMD and other severe disease	Mao Q，Wang Y，Bian L，Xu M，Liang Z#	Emerg Microbes Infect	2016；5（7）：e75	
164	Hepatitis E VirusCurrent Epidemiology and Vaccine	Wu X，Chen P，Lin H，Hao X，Liang Z#	Hum Vaccin Immunother	2016：12（10）：1 - 8	
165	Epidemiological and Etiological Characteristics of Herpangina and Hand Foot Mouth Diseases in Jiangsu，China，2013 - 2014	Yao X，Bian LL，Lu WW *，Li JX *，Mao QY，Wang YP，Gao F，Wu X，Ye Q，Li XL * #，Zhu FC * #，Liang Z#	Hum Vaccin Immunother	2016，DOI：10. 1080/21645515. 2016. 1236879	
166	A rapid and quantitative assay for measuring neutralizing antibodiesof Coxsackievirus B3	Chen P，Wu X，Mao Q，Gao F，Hao X，Bian L，Zhu F *，Li W *，Xu M，Liang Z#	J Virol Methods	2016；232：1 - 7	
167	A neonatal mouse model for the evaluation of antibodies and vaccines against coxsackievirus A6	Yang L *，Mao Q，Li S *，Gao F，Zhao H *，Liu Y *，Wan J *，Ye X *，Xia N *，Cheng T * #，Liang Z#	Antiviral Res	2016；134：50 - 57	
168	EV71 vaccine，a new tool to control outbreaks of hand，foot and mouth disease（HFMD）	Mao QY，Wang Y，Bian L，Xu M，Liang Z#	Expert Rev Vaccines	2016；15（5）：599 - 606	

续表

序号	题目	作者	期刊名称	期、卷号，起止页码	SCI 影响因子
169	Two－year efficacy，immunogenicity，and safety of Vigoo Enterovirus 71 vaccine in healthy Chinese children：a randomised open－label study	Wei MW＊，Meng FY＊，Wang SY＊，Li JX＊，Zhang YT＊，Mao QY，Hu YM＊，Liu P＊，Shi NM＊，Tao H＊，Chu K＊，Wang YX＊，Liang ZL#，Li XL＊#，Zhu FC＊#	J Infect Dis	2016，doi：10.1093/infdis/jiw502. Epub 2016 Oct 17	
170	肠道病毒 EV71 疫苗效力国家参考品的协作标定	毛群颖，卞莲莲，高　帆，杨　策，姚　昕，王一平，徐　苗，梁争论#	微生物学免疫学进展	2016，6：19－22	
171	柯萨奇病毒 A 组 16 型中和抗体假病毒荧光定量检测方法的建立及初步应用	郝晓甜，陈　盼，毛群颖，邵　杰，林惠娟，罗震＊，吴　星#，梁争论	中国病毒病杂志	2016，6（1）：6－11	
172	柯萨奇病毒 B 组 3 型和肠道病毒 71 型入胞机制比较研究	郝晓甜，陈　盼，吴　星，梁争论#	中国病毒病杂志	2016，6（2）：105－112	
173	我国戊型肝炎病毒流行特征及其疫苗的应用	郝晓甜，陈　盼，吴　星#，梁争论	中国生物制品学杂志	2016，29（6）：649－653	
174	铝佐剂效应的影响因素及铝佐剂疫苗改进的研究进展	何　鹏，胡忠玉#	中国生物制品学杂志	2016，29（6）：654－659	
175	鼠源戊型肝炎病毒 IgG 抗体定量检测方法的建立	林惠娟，吴　星，高　帆，陈　盼，郝晓甜，周　旭＊#，梁争论#	微生物学免疫学进展	2016，44（4）：17－20	
176	孕妇及其他特殊人群戊型肝炎病毒感染的流行现状	林惠娟，陈　盼，吴　星，周　旭＊，梁争论#	国际生物制品学杂志	2016，39（4）：191－194	
177	我国 EV－A71 疫苗研发特点和挑战	毛群颖，姚　昕，卞莲莲，徐　苗，梁争论#	中国病毒病杂志	2016，6（1）：1－5	
178	趋势分析法评价我国用于血液筛查中丙型肝炎病毒抗体诊断试剂的质量	谷金莲，于　洋，梁争论#	中国生物制品学杂志	2016，29（8）：834－839	
179	第 6 套丙型肝炎病毒抗体诊断试剂国家参考品的研制	谷金莲，于　洋，梁争论#	中国生物制品学杂志	2016，29（7）：720－724	
180	四种丙型肝炎病毒抗体试剂检测方法的性能评估	谷金莲，于　洋，梁争论#	微生物学免疫学进展	2016，44（4）：21－25	
181	新一代丙型肝炎病毒抗体试剂国家参考品研究的要点与思考	谷金莲，于　洋，梁争论#	中国药事	2016，30（9）：891－894	
182	2013 年我国乙型肝炎病毒表面抗原诊断试剂盒专项抽验调查	李克坚，周　诚#，蓝海云，吴　星，辜文杰，梁争论	中国生物制品学杂志	2016：29（1）：45－50	

续表

序号	题目	作者	期刊名称	期、卷号，起止页码	SCI 影响因子
183	戊型肝炎病毒 IgG 抗体国家参考品的建立	蓝海云，辜文洁，李克坚，周诚#	中国生物制品学杂志	2016，29（11）：1169－1178	
184	Multiple Human Papillomavirus Infections and Type – Competition in Women From a Clinic Attendee Population in China	Jianhui Nie，Jianhua Liu＊，Hui Xie＊，Zhengrong Sun＊，Juan Zhao＊，Qingqing Chen＊，Yangyang Liu＊，Weijin Huang，Qiang Ruan＊，Youchun Wang#	Journal of Medical Virology	2016，88（11）：1989－1998	
185	Development of a Triple – Color Pseudovirion – Based Assay to Detect Neutralizing Antibodies against Human Papillomavirus	Jianhui Nie，Yangyang Liu＊，Weijin Huang，Youchun Wang#	Viruses	2016，doi：10.3390/v8040107	
186	Effect of the maturation of neutralizing antibodies on human immunodeficiency virus（HIV）envelope evolution in HIV – infected subjects	Juan Zhao＊，Jianhui Nie，Yanmei Jiao＊，Lan Li＊，Tong Zhang＊，Qiang Liu，Weijin Huang，Hao Wu＊，Youchun Wang#	Infection，Genetics and Evolution	2016，38：82－89	
187	Asialoglycoprotein receptor facilitates infection of PLC/PRF/5 cells by HEV through interaction with ORF2	Li Zhang，Yabin Tian，Zhiheng Wen＊，Feng Zhang，Ying Qi＊，Weijin Huang，Heqiu Zhang＊，and Youchun Wang#	J Med Virol	2016，88（12）：2186－2195	
188	Regulation and quality evaluation system for HIV diagnostics in China	Xu S，Huang W，Zhang L，An J＊，Li X，Song A，Nie J，Zhang C，Wang Y#	Biologicals	2016，44（2）：111－116	
189	Hepatitis E Virus	Wang Y，Zhao C，Qi Y＊，Geng Y＊#	Adv Exp Med Biol	2016，948：1－16	
190	Characteristics and Functions of HEV Proteins	Zhou Y＊，Zhao C，Tian Y，Xu N，Wang Y#	Adv Exp Med Biol	2016，948：17－38	
191	Laboratory Diagnosis of HEV Infection	Chenyan Zhao，Youchun Wang#	Adv Exp Med Biol	2016，948：191－209	
192	Experimental infection of rabbits with genotype 3 hepatitis E virus produced both chronicity and kidney injury	Wang L＊，Xia J＊，Wang L＊，Wang Y#	Gut	2016 May 10. pii：gutjnl－2016－312023. doi：10.1136/gutjnl－2016－312023	
193	Systematic identification of HEV ORF2 interactome reveals that TMEM134 engages in ORF2 – mediated NF – NF – kB pathway	Yabin Tian，Weijin Huang，Jun Yang＊，Zhiheng Wen＊，Yansheng Geng＊，Chenyan Zhao，Heqiu Zhang＊，Youchun Wang#	Virus research	2016，http：//dx.doi.org/10.1016/j.virusres.2016.11.027	
194	青海地区乙型肝炎感染者 C/D 基因型重组分布	黄维金，辜文洁，王佑春#	世界华人消化杂志	2016，24（26）：3779－3789	

续表

序号	题目	作者	期刊名称	期、卷号，起止页码	SCI 影响因子
195	不同人类免疫缺陷病毒感染途径群体中戊型肝炎病毒的流行情况	黄维金，宋爱京，许四宏，聂建辉，刘强，赵晨燕，张黎，王佑春#	微生物与感染	2016，11（4）：212－216	
196	戊型肝炎抗原检测试剂在供血浆人群的应用	黄维金，宋爱京，乔　杉*，赵晨燕，贾雪荣*，张　燕*，王佑春#	中华微生物学和免疫学杂志	2016，36（4）：300－304	
197	建立我国 HIV 阳转血浆盘并评价 HIV 酶免血筛试剂窗口期	黄维金，宋爱京，许四宏，王佑春#	中华微生物学和免疫学杂志	2016，36（7）：528－533	
198	我国部分地区儿童 b 型流感嗜血杆菌荚膜多糖抗体水平的调查	李亚南，李　红，石　刚，贺鹏飞，唐　静，李茂光，梁　丽，叶　强#	中国生物制品学杂志	2016，29（11）：1179－1182	
199	淋病奈瑟菌核酸检测试剂盒国家参考品的制备	王春娥，卢　旭，刘茹凤，石继春，李　红，陈　琼，唐　静，陈翠萍，叶　强#	微生物学免疫学进展	2016，44（5）：21－25	
200	淋球菌核酸检测试剂盒的质量评价	王春娥，卢　旭，石继春，刘茹凤，李　红，陈　琼，唐　静，陈翠萍，叶　强#	中国医药导报	2016，13（24）：8－11	
201	应用分子生物学方法鉴定 6 群肺炎链球菌血清型	陈　琼，李　康，梁　丽，龙新星，黄　洋，石继春，叶　强#	微生物学免疫学进展	2016，44（4）：12－16	
202	应用 whaF 基因序列鉴定 20 型肺炎链球菌血清型	陈　琼，李　康，徐　潇，黄　洋，李　红，王春娥，陈翠萍，叶　强#	微生物学免疫学进展	2016，44（2）：16－21	
203	核磁共振氢谱对 6 群肺炎链球菌荚膜多糖的结构分析	陈　琼，许美凤*，余　勇*，龙新星，王春娥，李茂光，陈翠萍，叶　强#	中国医药导报	2016，13（29）：16－19	
204	Whole genome sequencing revealed host adaptation－focused genomic plasticity of pathogenic Leptospira	Xu Y，Zhu Y*，Wang *Y，Chang YF*，Zhang Y，Jiang X*，Zhuang X*，Zhu Y*，Zhang J，Zeng L*，Yang M*，Li S*，Wang S*，Ye Q，Xin X，Zhao G*，Zheng H*，Guo X*，Wang J#	Sci Rep	2016 Feb 2；6：20020. doi：10. 1038/srep20020	
205	Survey and Rapid Detection of *Bordetella pertussis* in Clinical Samples Targeting the BP485 in China	Liu W*，Xu Y，Dong D*，Li H*，Zhao X*，Li L*，Zhang Y，Wei X*，Wang X*，Huang S*，Zeng M，Huang L*，Zhang S#，Yuan J*#	Front Public Health	2015 Mar 5；3：39. doi：10. 3389/fpubh. 2015. 00039. eCollection 2015	

续表

序号	题目	作者	期刊名称	期、卷号，起止页码	SCI 影响因子
206	Genome Sequence of Penicillium capsulatum Strain ATCC 48735, a Rare Penicillium Species Used in Paper Manufactories but That Recently Caused Invasive Infection	Yang Y, Chen M, Li Z, Al – Hatmi AM, Ye Q, Chen H, Wang S, Liao W, Wang J#	Genome Announc	2015, doi: 10.1128/genomeA.00307 – 15	
207	Genome Sequencing and Comparative Genomics Analysis Revealed Pathogenic Potential inPenicillium capsulatum as a Novel Fungal Pathogen Belonging to Eurotiales	Yang Y, Chen M, Li Z, Al – Hatmi AM, de Hoog S, Pan W, Ye Q, Bo X, Li Z, Wang S, Wang J#, Chen H#, Liao W#	Front Microbiol	2016, 7: 1541	
208	一株气管炎疫苗生产菌株的鉴定更名	石继春，杜慧竟，梁　丽，李　康，徐　潇，邢玉华＊，陈翠萍，叶　强#	中华微生物学和免疫学杂志	2016，36（6）：448 – 452	
209	A 群链球菌抗原检测试剂盒（胶体金法）质控参考品的建立及初步检测	石继春，杜慧竟，李　康，徐　潇，李江姣，王春娥，陈翠萍，梁　丽，叶　强#	中国生物制品学杂志	2016，29（8）：840 – 843	
210	紫外 – 分光光度法测定 A 群脑膜炎球菌多糖含量的不确定度评估	李茂光，李亚南，张河战，梁　丽，唐　静，赵　丹，陈苏京，毛琦琦，叶　强#	中国生物制品学杂志	2016，29（8）：861 – 865、869	
211	毛细管电泳法检测 Y 群和 W135 群脑膜炎球菌多糖结合物原液中的游离载体蛋白含量	李茂光，武琳琳＊，米健秋＊，毛琦琦，李亚南，杨　英＊，李健峰＊，叶　强#	中国生物制品学杂志	2016，29（7）：740 – 743、747	
212	高效阴离子交换色谱 – 脉冲安培检测法测定 b 型流感嗜血杆菌结核疫苗多糖及游离多糖的含量	唐　静，赵　丹，李　红，李亚南，李茂光，陈翠萍，叶　强#	药物分析杂志	2016，36（10）：1804 – 1809	
213	细菌悬液两种计数方法的比较	杜慧竟，石继春，李江姣，王春娥，徐　萧，陈翠萍，叶　强#	中国医药导报	2016，13（6）：146 – 149	
214	一株卡它他布朗汉姆菌的重新鉴定更名	杜慧竟，石继春，梁　丽，李　康，陈翠萍，叶　强#	微生物学免疫学进展	2016，44（6）：11 – 18	
215	Type inactivated bivalent hantavirus vaccines using dual fluorescence quantitative real – time PCR: Establishment and evaluation	Jiang W＊, Ma N＊, Hui Q＊, Chen B＊, Qiu Y＊, Sun H＊, Li Y#	J Med Virol	2016, doi: 10.1002/jmv.24599. Epub 2016 Jul 18	
216	A novel dengue virus serotype 1 vaccine candidate based on Japanese encephalitis virus vaccine strain SA14 – 14 – 2 as the backbone	Yang H＊, Li Z＊, Lin H＊, Wang W＊, Yang J＊, Liu L＊, Zeng X＊, Wu Y＊, Yu Y, Li Y#	Arch Virol	2016，161（6）：1517 – 1526	
217	具有中和活性的抗狂犬病病毒单克隆抗体的制备及初步应用	曹守春，王云鹏，李　加，石磊泰，吴小红，唐建蓉，李玉华	中华微生物学和免疫学杂志	2016，36（10）：762 – 765	

续表

序号	题目	作者	期刊名称	期、卷号，起止页码	SCI 影响因子
218	金黄地鼠作为狂犬病暴露后疫苗免疫动物模型的应用	汤重发＊，石磊泰，俞永新#，李玉华，曹守春，李　加，吴小红，王云鹏	中国生物制品学杂志	2016，29（3）：225－230	
219	狂犬病病毒弱毒克隆株的毒力和免疫原性研究	邹　剑＊，石磊泰，俞永新#，李玉华	中国病毒病杂志	2016，6（2）：134－139	
220	Safety and immunogenicity of a recombinant adenovirus type－5 vector－based Ebola vaccine in healthy adults in Sierra Leone：a single－centre，randomised，double－blind，placebo－controlled，phase 2 trial	朱凤才＊，李玉华，王军志#等	The Lancet	2016，pii：S0140－6736（16）32617－4	
221	献浆员中呼吸道合胞病毒中和抗体效价分布及高效价血浆筛选	李　曼，管利东，王　威，赵　卉，孙思才，侯继锋	中国生物制品学杂志	2016，29（9）：990－992	
222	第4代WHO人凝血因子效价国际标准品协作标定	王箐舟，马秋平，沈　琦	中国新药杂志	2016，25（22）：2603－2605	
223	RhD（IgM）血型定型试剂（单克隆抗体）国家参考品的协作标定	马秋平，管利东，侯继锋	药物分析杂志	2016，36（1）：162－164	
224	气相色谱法检测重组人凝血因子Ⅷ中乙二醇残留量	马秋平，王箐舟，侯继锋	中国新药杂志	2016，25（8）：869－871	
225	破伤风类毒素原液质量分析方法的研究	夏德菊，谭亚军等	中国医药生物技术	2016，11（4）：333－340	
226	新型尘螨过敏原疫苗的研究进展	李　喆，张　影等	中国生物制品学杂志	2016，29（3）：312－314	
227	成品硫乙醇酸盐流体培养基用于无菌检查效果的评价	李　喆，张　影等	中国生物制品学杂志	2016，29（8）：798－800	
228	尘螨变应原治疗性产品鉴别试验解吸附方法的建立	李　喆，张　影等	中国生物制品学杂志	2016，29（9）：987－990	
229	Evaluation of oral Lanzhou lamb rotavirus vaccine via passive transfusion with $CD4^+/CD8^+$ T lymphocytes	Jialiang Du，Zhiling Lan＊，Yueyue Liu，Yan Liu，Qingchuan Yu，Yanchao Li＊，Tai Guo#	Virus Research	2016，217：101－106	
230	诺如病毒P粒子及其应用研究进展	杜加亮，国　泰#	中华微生物学和免疫学杂志	2016，9：716－720	
231	TG-ROC分析方法在检测试剂质量评价中的应用	杜加亮，陈　佑＊，高加梅，刘悦越，刘　艳，范行良，于晴川，唐年胜＊，国　泰#	国际检验医学杂志	2016，17：2361－2363	
232	口服轮状病毒活疫苗病毒滴度评价国家参考品的制备	刘　艳，高加梅，周　旭＊，鱼　柯＊，石　岩＊，刘悦越，杜加亮，张韵祺，范行良，赵　岩，国　泰#	国际生物制品学杂志	2016，39（5）：214－217	

续表

序号	题目	作者	期刊名称	期、卷号，起止页码	SCI 影响因子
233	柯萨奇病毒 A16 型灭活疫苗保护效果研究	贾双双＊，刘悦越，杜加亮，赵荣荣，刘　艳#，国　泰，孙茂盛＊#	药物分析杂志	2016；36（6）：986－990	
234	轮状病毒疫苗有效性及其影响因素的研究进展	刘悦越，国　泰	微生物学免疫学进展	2016，44（5）：63－68	
235	河南汉族人群 HLA 超型的分析	刘悦越，杜加亮，刘　艳，宣　博＊，范行良，于晴川，高加梅，国　泰#	山西医科大学学报	2016，47（9）：88－92	
236	基于 Arlequin 软件的 HLA 单倍型研究	刘悦越，贾双双＊，袁娟丽＊，杜加亮，陈红兵＊，国　泰#	检验医学与临床	2016，13（13）：1752－1754	
237	Biosynthesis of Conjugate Vaccines Using an O－Linked Glycosylation System	Chao Pan＊，Peng Sun＊，Bo Liu＊，Haoyu Liang，Zhehui Peng＊，Yan Dong＊，Dongshu Wang＊，Xiankai Liu＊，Bin Wang，Ming Zeng#，Jun Wu＊#，Li Zhu＊#，Hengliang Wang＊#	Mbio	2016，7（2）：e00443－16	
238	克罗诺杆菌 IbpA 蛋白的表达、纯化及其免疫原性	赵志晶，梁昊宇，董思国，田万红，王　斌，曾　明#	中国生物制品学杂志	2016，29（3）：242－247	
239	口服重组 B 亚单位 O1/O139 霍乱疫苗的制备及检定	张静飞＊，陈　磊＊，董思国，曹天成＊，何金娜＊，曹　欣＊，胡　鹏＊，郝　倩＊，魏文进＊，贾丽君，陈翠萍，郑海发＊#，曾　明#	中国生物制品学杂志	2016，29（1）：1－6	
240	In－depth structural characterization of Kadcyla © (ado－trastuzumab emtansine) and its biosimilar candidate	王　兰，高　凯#等	Mabs	2016，8（7）：1210－1223	
241	Development of a robust reporter－based assay for the bioactivitydetermination of anti－VEGF therapeutic antibodies	王　兰，高　凯，王军志#等	J. Pharm. Biomed. Anal	2016（125）：212－218	
242	一种单抗制品理论消光系数与实验确证结果的比较	王　兰，高　凯等	中国药学杂志	2016，51（17）：1508－1512	
243	治疗性抗体 Fc 融合蛋白药物研究进展	王　兰	国际生物制品学杂志	2016，39（5）：237 － 241	
244	At least two Fc Neu5Gc residues of monoclonal antibodiesare required for binding to anti－Neu5Gc antibody	于传飞，高　凯，王军志#等	Scientific Reports	2016 Jan 29；7：20029. doi：10.1038/srep20029	
245	曲妥珠和曲妥珠单抗美坦新衍生物对不同乳腺癌细胞系的生物学效应研究	王　兰，于传飞，高　凯	中国药学杂志	2016，51（13）：1096－1100	

续表

序号	题目	作者	期刊名称	期、卷号，起止页码	SCI 影响因子
246	完整蛋白分子筛色谱串联质谱测定药物抗体偶联比	于传飞，王　兰#等	药物分析杂志	2016，36（1）：31－35	
247	人源化抗血管内皮生长因子单克隆抗体质控方法的建立	张　峰，王　兰#等	中国药学杂志	2016，51（13）：1101－1106	
248	3 种中国仓鼠卵巢细胞蛋白残留量检测试剂盒的比较研究	张　峰，王　兰#等	中国药学杂志	2016，51（13）：1107－1112	
249	应用生物膜干涉技术测定治疗性单抗与新生儿 Fc 受体的亲和力	张　峰，王　兰#等	中国新药杂志	2016，25（16）：1861－1867	
250	Hepatitis E Virus：HEV Cell Culture	张　峰，王佑春#	The series Advances in Experimental Medicine and Biology	2016，948：143－159	
251	相对分子质量测定作为单抗药物常规放行分析方法的可行性商榷	李　萌，王　兰#等	药分杂志	2015，35（12）：2076－2082	
252	抗体偶联药物抗 HER2 单抗 －MCC－DM1 质控方法的建立	李　萌，王　兰#等	药物分析杂志	2016，36（1）：22－30	
253	抗体偶联药物抗 CD30－vc－MMAE 的异质性分析	李　萌，王　兰#等	中国药学杂志	2016，51（13）：1091－1095	
254	DOP－PCR 法检测单抗残余 DNA 的探讨	李　萌，王　兰#等	现代科学仪器	2016，10（5）：53－58	
255	重组抗埃博拉病毒单克隆抗体质控方法的建立	王文波，王　兰#等	中国药学杂志	2016，51（1）：46－51	
256	Immunogenicity of Two Different Sequential Schedules of Inactivated Polio Vaccine Followed by Oral Polio Vaccine Versus Oral Polio Vaccine Alone in Healthy Infants in China	Li RC，Li CG，Wang HB，Luo HM，Li YP，Wang JF，Ying ZF，Yu WZ，Shu JD，Wen N，Vidor E	J Pediatric Infect Dis Soc	2016，5（3）：287－96	
257	甲型 H7N9 禽流感全病毒灭活疫苗在小鼠中的免疫原性	徐康维，于　丹，邵　铭，刘书珍，高　强，李长贵	中国生物制品学杂志	2016，29（5）：455－457	
258	利用 DNA 免疫技术制备麻疹病毒抗血清	权娅茹，崔晓雨，易　敏，徐　涵*，邱　平，李长贵，袁力勇#	中国生物制品学杂志	2016，29（9）：984－986	
259	H7N9 流感病毒血凝素在昆虫杆状病毒表达系统中的表达及抗血清的制备	权娅茹，崔晓雨，邵　铭，刘书珍，李长贵，袁力勇#	药物分析杂志	2016，（10）：1798－1803	

续表

序号	题目	作者	期刊名称	期、卷号，起止页码	SCI 影响因子
260	麻腮风水痘联合减毒活疫苗中水痘病毒滴定方法的比较	陈　震，杨文震＊#，邱　平，许乐燕＊，石　玮＊，陈哲文＊，程鹏飞＊，袁力勇，徐闻青＊	中国生物制品学杂志	2016，29（9）：961－966	
261	基于免疫调控功能的间充质干细胞生物学有效性的质量评价策略	张可华，纳　涛，韩晓燕，袁宝珠#	中国新药杂志	2016，25（3）：50－58	
262	临床研究用人胚胎干细胞‘种子细胞’的质量评价	纳　涛，郝　捷＊，张可华，王　娟＊，王　柳＊，王军志，周　琪＊#，袁宝珠#	生命科学	2016，28（7）：731－742	
263	基于吲哚胺2，3－双加氧酶1活性评价人间充质干细胞免疫调控功能的吸光光度法的建立及优化	纳　涛，王　盼，刘　静，张可华，袁宝珠#	中国生物制品学杂志	2016，29（9）：954－960	
264	干细胞的“法规－监管－指导原则”体系	袁宝珠#	生命科学	2016，28（8）：949－957	
265	针对世界卫生组织对卡介苗两次文件立场观点差异的探讨	赵爱华，徐　苗，郑素华等	中国防痨杂志	2016，38（2）：87－89	
266	豚鼠模型卡介苗接种所引发的淋巴结炎致病菌的分离和鉴定	王丁丁，付丽丽，赵爱华	中国防痨杂志	2016，38（3）：209－214	
267	Current status of new tuberculosis vaccine in children	Yu Pang，Aihua Zhao，Chad Cohen	HumanVaccines & Immunotherapeutics	2016，12（4）：960－970	
268	结核分枝杆菌感染豚鼠接种重组结核疫苗AEC/BC02后的超敏反应分析	卢锦标，陈保文，邓海清，苏　城，沈小兵，都伟欣，杨　蕾，王国治，徐　苗#	中华结核和呼吸杂志	2016，39（7）：524－528	
269	不同储存条件对结核亚单位疫苗参考品免疫原性的影响	侯　菲，杨　蕾#，卢锦标，付丽丽，王丁丁，张　婷，王国治，黄长江	中国生物制品学杂志	2016，29（6）：582－587	
270	Safety of Recombinant Fusion Protein ESAT6－CFP10 as a Skin Test，Reagent for Tuberculosis Diagnosis：an Open－Label，Randomized，Single－Center Phase I Clinical Trial	Feng Li＊，Miao Xu，Lijun Zhou＊，Yanqing Xiong＊，Lu Xia＊，Xiaoyong Fan＊，Jun Gu＊，Jiang Pu＊，Shuihua Lu＊，Guozhi Wang#	CLINICAL AND VACCINE IMMUNOLOGY	2016，23（9）：767－773	
271	Recombinant fusion ESAT6－CFP10 immunogen as a skin test reagent for tuberculosis diagnosis：an open－label，randomized，two－centre phase 2a clinical trial	F. Li＊，M. Xu，C. Qin＊，L. Xia＊，Y. Xiong＊，X. Xi＊，X. Fan＊，J. Gu＊，J. Pu＊，Q. Wu＊，S. Lu＊，G. Wang#	Clinical Microbiology and Infection	2016，22（10）：889. e9－889. e16	

续表

序号	题目	作者	期刊名称	期、卷号，起止页码	SCI 影响因子
301	ROS1 融合基因检测方法的建立	黄　杰，朱　毅，于　婷，张　喆，李丽琼，高尚先，曲守方	药物分析杂志	2016，36（9）：1623－1628	
302	多重 PCR－毛细管电泳法检测 Y 染色体微缺失	曲守方，于　婷，林斯里，滕　乐，高尚先，黄　杰	药物分析杂志	2016，36（2）：72－77	
303	BCR－ABL 融合基因检测试剂盒质控品的建立	曲守方，于　婷，张娟丽，胡小许，郭李平，赵金银，高尚先，黄　杰	药物分析杂志	2016，36（9）：1629－1633	
304	Detection of low－level DNA mutation by ARMS－blocker－Tm PCR	Shoufang Qu，Licheng Liu，Shuzhen Gan，Huahua Feng，Jingyin Zhao，Jing Zhao，Qi Liu，Shangxiang Gao，Weijun Chen，Mengzhao Wang，Yongqiang Jiang，Jie Huang	Clin Biochem	2016，49（3）：287－291	
305	加拿大“辅助生殖组织“管理标准介绍（一）	章　娜，徐丽明#，林　戈＊，黄国宁＊，杨昭鹏，朱伟杰＊#	生殖与避孕	2016，36（10）：868－873	
306	加拿大“辅助生殖组织“管理标准介绍（二）	章　娜，徐丽明#，林　戈＊，黄国宁＊，杨昭鹏，朱伟杰＊#	生殖与避孕	2016，36（11）：955－961	
307	加拿大“辅助生殖组织“管理标准介绍（三）	章　娜，徐丽明#，林　戈＊，黄国宁＊，杨昭鹏，朱伟杰＊#	生殖与避孕	2016，36（12）：812－816	
308	欧盟医疗器械临床评价详解与思考	苑富强，袁　鹏＊	医疗卫生装备	2016，37（11）：134－136	
309	脱细胞黏膜基质的热原试验研究	陈丹丹#，黄清泉，施　畅＊，赵宝红＊	生物骨科材料与临床研究	2016，13（4）：12－13	
310	气相色谱－质谱法测定人工晶状体中 2－氯乙醇	吴振兴＊，付步芳#	理化检验－化学分册	2015，51（12）：1644－1647	
311	含有机锡聚氯乙烯膜作为细胞毒性试验阳性对照材料的研究	付步芳，林红赛＊，王春仁，冯晓明	癌变・畸变・突变	2015，27（6）：480－483	
312	同种异体骨产品中有机溶剂残留分析	付步芳，王　丽＊	癌变・畸变・突变	2016，28（4）：314－331	
313	生物医用高分子材料：行业将迎崭新阶段	付步芳	中国化工信息	2016，（16）：40－41	
314	乳房植入物中 D4D5 含量的 GC－MS 测定	付步芳	分析试验室	2016，（16）：41－42	
315	X 射线荧光光谱法定量测定镍钛合金成分	王　健#，王书晗＊，冯晓明，王春仁	中国医疗器械信息	2016，11（22）：46－50	
316	金属冠脉支架核磁相容性试验平台研究	王　迎，王春仁#，刘　丽，王　硕	生命科学仪器	2016，14（4）：15－17	

续表

序号	题目	作者	期刊名称	期、卷号，起止页码	SCI 影响因子
317	金属冠脉支架磁共振适用性研究	王 迎，刘 丽，王 硕，尚汝瑶，王春仁	中国医疗器械杂志	2015，39（1）：61－63	
318	医用湿化器关键指标检测技术的讨论	侯晓旭	中国医疗设备	2016，31（5）：106－109	
319	半电波暗室归一化场地衰减测试探讨	王 权，苏宗文，李 澍#，任海萍	中国医疗设备	2016，31（10）：36－39	
320	医用硬性内窥镜光效及检测方法研究	刘艳珍，孟祥峰，王 浩，任海萍#	中国医疗设备	2016，31（06）：53－55	
321	医用内窥镜冷光源均匀性测量装置研究	刘艳珍，孟祥峰，王 浩，任海萍#	中国医疗设备	2016，31（07）：33－35	
322	手术显微镜的显色性评价	刘艳珍，孟祥峰，王 浩，任海萍#	中国医疗设备	2016，31（08）：37－39	
323	眼科光学相干断层扫描仪的横向分辨率检测探讨	刘艳珍，孟祥峰，王 浩，任海萍#	中国医疗设备	2016，31（09）：43－45	
324	医用 LED 设备光谱辐亮度的测量方法研究	刘艳珍，孟祥峰，王 浩，任海萍#	北京生物医学工程	2016，35（05）：533－537	
325	医用成像光纤背景噪声研究	王 浩，孟祥峰，刘艳珍，任海萍#	中国医疗设备	2016，31（5）：40－42	
326	手机闪光灯医用价值和风险评估	王 浩，孟祥峰，刘艳珍，任海萍#	中国医疗设备	2016，31（8）：34－36	
327	光学相干层析成像旋转失真评价研究	王 浩，孟祥峰，刘艳珍，任海萍#	中国医疗设备	2016，31（7）：26－28	
328	医疗器械中人工智能方法检验策略的研究	王 浩，孟祥峰，刘艳珍，任海萍#	中国医疗设备	2016，31（10）：67－70	
329	生物医学拉曼光谱质控方法研究	王 浩，孟祥峰，刘艳珍，任海萍#	北京生物医学工程	2016，35（5）：527－537	
330	多模态荧光内窥成像评价方法研究	王 浩，孟祥峰，刘艳珍，任海萍#	医疗卫生装备	2016，37（9）：94－98	
331	生物人工肝用海藻酸钠/壳聚糖微囊的安全性和生物功能评价	郭 欢，邵安良，程 祥，高基民，徐丽明＊	药物分析杂志	2016，36（1）：37－46	
332	水分对阿莫西林克拉维酸钾颗粒稳定性的影响	薛 晶，朱克旭＊，崇小萌，王 琰，胡昌勤#	中国药学杂志	2016，51（3）：224－229	
333	注射用头孢西丁钠的杂质谱比较	薛 晶，朱克旭＊，胡昌勤#	中国抗生素杂志	2016，41（8）：606－613，623	
334	LXY6090 – a novel manassantin A derivative – limits breast cancer growth through hypoxia – inducible factor – 1 inhibition	Fangfang Lai＊，Qian Liu（共同第一作者），Xiaoyu Liu＊，Ming Ji＊，Ping Xie＊，Xiaoguang Chen＊#	Onco Targets Ther	2016，24（9）：3829－3840	
335	HPLC 法硫酸鱼精蛋白注射液中苯酚的测定	刘 倩，李 震，张 媛，高 华#	药物分析杂志	2016，36（7）：1263－1267	
336	美国食品药品监督管理局特定药物的生物等效性指导建议介绍	刘 倩，南 楠，朱凤昌＊，曹 秀＊，丁丽霞＊，许鸣镝#	中国新药杂志	2016，25（14）：1630－1635	
337	生物药剂学分类系统差异比较及应用探讨	许鸣镝，王 琳＊，王铁松＊，牛剑钊，胡 琴＊，张志军#，李 波#	中国药学杂志	2016，51（10）：777－779	

续表

序号	题目	作者	期刊名称	期、卷号，起止页码	SCI 影响因子
338	药品检验中篮法和桨法溶出仪机械校验探讨	马　锐，牛剑钊，张启明，许鸣镝	药物分析杂志	2016，36（5）：873－877	
339	Multi－product newsvendor problem with hybrid demand and its applications to ordering pharmaceutical reference standard materials	Dan Wang，Zhongfeng Qin＊#	International Journal of General Systems	2016，45（3）：271－285	
340	保健食品快检工作初探	董培智＊，郭志鑫#，朱　炯＊，王　慧＊，祝壮飞＊	中国药事	2016，30（1）：46－49	
341	HPLC 法同时测定伏立康唑制剂中磺丁基β－环糊精钠、羟丙基－β－环糊精和β－环糊精的含量	关皓月，孙会敏＊#	中国新药杂志	2016，25（20）：2386－2389	
342	离子色谱法测定1，1，1，2－四氟乙烷中的卤离子残留量	关皓月，侯玉磊＊，孙会敏＊#	中国药事	2016，30（3）：276－280	
343	UPLC－MS/MS 方法测定盐酸哌替啶原料及注射液中神经毒性杂质1－甲基－4－苯基－1，2，3，6－四氢吡啶	沈雨婷＊，马　迅，南　楠#	药物分析杂志	2016. 36（5）：911－917	
344	艾司唑仑片溶出数据的 Weibull 分布	翟聪杰＊，陈　华，南　楠#	药物分析杂志	2016. 36（6）：1089－1093	
345	双纳美芬杂质检查用定位溶液的研制	王　亮＊，周晓力，南　楠#	药物分析杂志	2016. 36（10）：1892－1895	
346	把握改革机遇，建立严谨的实验动物技术标准体系	贺争鸣，李根平，赵德明，孙德明，刘文菊，巩　薇	实验动物与比较医学	2016，36（1）：57－60	
347	猴巨细胞病毒巢式 PCR 检测方法的建立与初步应用	王莎莎，贺争鸣#	实验动物与比较医学	2015，35（6）：467－472	
348	H－1 细小病毒感染大鼠神经胶质瘤细胞 C6 机制的初步探讨	付　瑞，李晓波，王淑菁，王　吉，卫　礼，岳秉飞，贺争鸣	实验动物科学	2015，32（5）：22－25	
349	兔出血症病毒抗体的实验室检测能力验证结果评价	付　瑞，王　洪，王淑菁，李晓波，王　吉，卫　礼，岳秉飞	中国实验动物学报	2016，24（2）：188－190	
350	H－1 细小病毒抗体 ELISA 检测方法的建立与应用	付　瑞，李晓波，王淑菁，王　吉，卫　礼，巩　薇，岳秉飞，贺争鸣	中国比较医学杂志	2016，26（3）：75－80	
351	长爪沙鼠淋巴细胞脉络丛脑膜炎病毒抗体 ELISA 检测方法的建立与应用	王　吉，卫　礼，付　瑞，李晓波，王淑菁，邢　进，冯育芳，巩　薇，岳秉飞，贺争鸣#	实验动物与比较医学	2015，35（60）：473－477	
352	长爪沙鼠仙台病毒（SeV）抗体 ELISA 检测方法的建立与应用	王　吉，卫　礼，付　瑞，李晓波，王淑菁，巩　薇，岳秉飞，贺争鸣	实验动物科学	2015，32（6）：39－43	

续表

序号	题目	作者	期刊名称	期、卷号，起止页码	SCI 影响因子
353	实验小鼠呼肠孤病毒Ⅲ型抗体的实验室检测能力验证结果评价	王　吉，付　瑞，李晓波，王淑菁，卫　礼，邢　进，冯育芳，王　洪，岳秉飞	中国实验动物学报	2016，24（2）：183－187	
354	流感疫苗主种子批毒种中外源性禽腺病毒 III 型荧光定量 PCR 检测方法的建立及初步应用	王淑菁，付　瑞，李晓波，王　吉，卫　礼，巩　薇，贺争鸣，岳秉飞#	中国生物制品学杂志	2016，29（7）：748－752	
355	实验动物中沙门菌的实验室检测能力验证的结果与分析	邢　进，冯育芳，岳秉飞#，贺争鸣	中国实验动物学报	2016，24（2）：191－194	
356	实验动物皮肤病原真菌多重 PCR 检测方法的建立与初步应用	邢　进，冯育芳，岳秉飞，贺争鸣	中国比较医学杂志	2015，25（12）：54－57	
357	嗜血杆菌属 CODEHOP PCR 检测方法的建立及在树鼩检测中的应用	邢　进，冯育芳，岳秉飞，贺争鸣，代解杰	中国人兽共患病杂志	2015，28（9）：986－989	
358	多种沙门菌分离培养基效果比较及在实验动物和垫料检测中的应用	邢　进，冯育芳，岳秉飞，贺争鸣	实验动物科学	2015，32（6）：14－21	
359	实验动物金黄色葡萄球菌的实验室检测能力验证结果评价	冯育芳，邢　进等	中国实验动物学报	2016，24（2）：195－198	
360	小肠结肠炎耶尔森氏菌、假结核耶尔森菌、志贺菌和空肠弯曲菌多重 PCR 方法的建立	冯育芳，邢　进等	实验动物科学	2016，33（1）：1－6	
361	实验小鼠肾匀浆中苹果酸酶－1 和异柠檬酸脱氢酶－1 实验室检测能力验证结果评价	王　洪，魏　杰，岳秉飞	中国实验动物学报	2016，24（2）：199－203	
362	2013－2015 年实验动物质量检测机构实验室能力验证结果分析	王　洪，魏　杰，岳秉飞	实验动物科学	2016，33（1）：45－48	
363	C57－ras 转基因小鼠模型的血液生理生化指标比较分析	王　洪，魏　杰，岳秉飞	实验动物科学	2016，33（1）：10－14	
364	北京中国农大小型猪 3 个亚系群体的遗传状况分析	魏　杰，巩　薇，王　洪，李晓波，付　瑞，王　吉，邢　进，冯育芳，王淑菁，高正琴，岳秉飞	中国比较医学	2016，26（10）：50－55	
365	实验小鼠肾匀浆中酯酶－3 的实验室测定能力验证结果评价	魏　杰，王　洪，巩　薇，贺争鸣，岳秉飞	中国实验动物学报	2016，24（12）：204－207	

续表

序号	题目	作者	期刊名称	期、卷号，起止页码	SCI 影响因子
366	中国实验动物中鼠管状线虫的分子鉴定和感染调查	高正琴，李晓波，冯育芳，王　吉，付　瑞，邢　进，王淑菁，魏　杰，王　洪，巩　薇，李冠民，贺争鸣，岳秉飞#	中国比较医学杂志	2016，26（6）：67－74	
367	鼠痘病毒 TaqMan MGB 探针实时荧光定量 PCR 快速检测方法的建立与应用研究	高正琴，岳秉飞#	实验动物科学	2016，33（2）：29－36	
368	隐匿管状线虫分子鉴定和国内实验动物感染状况调查	高正琴，岳秉飞#	药物分析杂志	2016，36（2）：234－242	
369	近交系小鼠 C57BL/6 和 C57BL/10 的转录组差异研究	陈　航，岳秉飞	药物分析杂志	2016，36（3）：411－417	
370	不同来源高度免疫缺陷小鼠微卫星 DNA 遗传检测的分析	范　涛，王　洪，魏　杰，周舒雅，岳秉飞，李保文#	中国比较医学杂志	2016，26（8）：91－95	
371	高效切割 Hipp11 敲入位点的 sgRNA 设计及活性验证	吴　曦，周舒雅，刘甦苏，谷文达，左　琴，李保文，贺争鸣，范昌发#	实验动物科学	2015，32（5）：26－30	
372	A safe and sensitive enterovirus A71 infection model based on human SCARB2 knock－in mice	Shuya Zhou，Qiang Liu，Xing Wu，Pan Chen，Xi Wu，Yanan Guo，Susu Liu，Zhenglun Liang，Changfa Fan，Youchun Wang#	Vaccine	2016，34（24）：2729－2736	
373	p53＋/－基因敲除小鼠的脏器质量及血液学参数测定	刘甦苏，王　洪，魏　杰，周舒雅，吴　曦，王辰飞，李芳芳，左　琴，岳秉飞，范昌发#	实验动物科学	2016，33（5）：52－56	
374	国家药品标准物质标签及其说明书的管理规范建立与探讨	王雅君，赵宗阁，肖新月	中国药事	2016，30（9）：895－899	
375	利用近红外一致性检验方法验证药品标准物质包装的密闭性	张　琪，冯艳春，宋丹青，胡昌勤，赵宗阁	药物分析杂志	2016，36（2）：362－368	
376	The HepaRG cell line，a superior in vitro model to L－02，HepG2 and hiHeps cell lines for assessing drug－induced liver injury	Wu Y，Geng XC#，Wang JF，Miao YF，Lu YL，Li B#	Cell Biol Toxicol	2016，32（1）：37－59	
377	抗 CD3 单克隆抗体对食蟹猴免疫功能及相关基因表达的影响	耿兴超，周　洋，林　志，苗玉发，张　琳，汪巨峰，李　波#，王军志	中国药学杂志	2016，51（1）：20－27	

续表

序号	题目	作者	期刊名称	期、卷号，起止页码	SCI 影响因子
378	Beagle 犬灌胃给予二甲基乙酰胺/聚氧乙烯蓖麻油溶媒 28d 重复给药毒性研究	耿兴超，王 超，彭 茜，刘 芳，林 志，李 波#	中国新药杂志	2016，25（17）：1946－1952	
379	聚乙二醇修饰重组人血管内皮抑制素对 BALB/c 小鼠自主活动和协同睡眠的影响	耿兴超，吴 非＊，王 超，彭 茜，李 波#	药物评价研究	2016，39（4）：585－588	
380	M2ES 急性毒性、体外溶血和全身主动过敏试验研究	耿兴超，周代福＊，占顺利＊，高 磊＊，王 超，彭 茜，李 明，杨艳伟，李 波#	中国药事	2016，30（7）：685－690	
381	冰片的安全性评价研究现状	路艳丽，耿兴超#，汪巨峰，李 波#	中国新药杂志	2016，25（6）：645－658	
382	瑞士 GLP 法令与中国 GLP 规范的主要差异	谢 寅，刘晓萌，吕建军，孟建华，王秀文	中国药事	2016，30（4）：352－354	
383	生物类似药安全药理学评价策略	李芊芊，张颖丽，王三龙#	中南药学	2016，（8）：793－796	
384	Identification of urinary microRNA biomarkers for detection of gentamicin－induced acute kidney injury in rats	Zhou X，Qu Z，Zhu C，Lin Z，Huo Y，Wang X，Wang J，Li B#	Regul Toxicol Pharmacol	2016，78：78－84	
385	Evaluation of novel biomarkers of nephrotoxicity in Cynomolgus monkeys treated with gentamicin	Gautier JC＊#，Zhou X，Yang Y＊，Gury T＊，Qu Z，Palazzi X＊，Léonard JF＊，Slaoui M＊，Veeranagouda Y＊，Guizon I＊，Boitier E＊，Filali－Ansary A＊，van den Berg BH＊，Poetz O＊，Joos T＊，Zhang T＊，Wang J，Detilleux P＊，Li B#	Toxicol Appl Pharmacol	2016，303：1－10	
386	Immunotoxicological Evaluation of Genetically Modified Rice Expressing Cry1Ab/Ac Protein（TT51－1）by a 6－Month Feeding Study on Cynomolgus Monkeys	Tan X，Zhou X，Tang Y，Lv J，Zhang L，Sun L，Yang Y，Miao Y，Jiang H，Chen G，Huang Z＊，Wang X#	PLoS One	2016，11（9）：e0163879	
387	The in vivo Pig－a gene mutation assay is applied to study the genotoxicity of procarbazine hydrochloride in Sprague－Dawley rats	蒲 江，邓媛媛，谭小燕，陈高峰，朱 聪，齐乃松，文海若，王 欣，邱玉文＊，梁金强＊，付新录＊，胡燕萍，宋 捷，耿兴超，王 超，张 琳，黄芝瑛＊，李 波#，王 雪#	Fundamental Toxicological Sciences	2016，3（4）：167－175	
388	A high－throughput Bhas 42 cell transformation assay for the determination of the carcinogenicity of three herbal extracts	蒲 江，王 颖，齐乃松＊，杜文琬＊，谭晓燕＊，陈高峰＊，文海若，王 欣，胡燕萍，宋 捷，邱玉文＊，梁金强＊，付新录＊，黄芝瑛＊，王 雪#	Fundamental Toxicological Sciences	2016，3（4）：157－166	

续表

序号	题目	作者	期刊名称	期、卷号，起止页码	SCI影响因子
389	抗HER2人源化抗体的重复给药毒性研究	周晓冰，孙 立，盛晓丽*，霍桂桃，苗玉发，朱 聪，杨艳伟，霍 艳，王 雪，汪巨峰，李 波#	中国新药杂志	2016，26（1）：36－41	
390	BALB/c小鼠单次经口灌胃瑞格列汀的安全药理学研究	周晓冰，刘晓萌，张连山*，姜 华，孟建华，王秀文，汪巨峰，李波#	药物评价研究	2016，39（1）：80－82	
391	庆大霉素诱导的大鼠急性肾损伤模型中尿液生物标志物NGAL的研究	周晓冰，朱 聪，屈 哲，林 志，王 超，霍 艳，汪巨峰，李 波#	药物分析杂志	2016，36（4）：649－655	
392	Beagle犬经口灌胃磷酸瑞格列汀的重复给药毒性研究	周晓冰，张 琳，张连山*，孙 立，苗玉发，李珊珊，刘 芳，杨艳伟，王秀文，汪巨峰，李 波#	中国新药杂志	2016. 25（2）：503－507	
393	尿肾损伤分子－1对药物肾毒性诊断性能的研究	周晓冰，朱 聪，屈 哲，林 志，王 超，霍 艳，汪巨峰，李 波#	药物评价研究	2016，39（2）：183－186	
394	食蟹猴静脉注射抗HER2人源化抗体急性毒性研究	周晓冰，孙 立，盛晓丽*，吕建军，苗玉发，杨艳伟，霍 艳，王 雪，汪巨峰，李 波#	药物评价研究	2015，38（6）：637－639	
395	体外与体内肝细胞微核检测方法研究	文海若，宋 捷，陈高峰，齐乃松，李 琛，耿兴超，王 雪	中国新药杂志	2016，25（7）：787－793	
396	非遗传毒性致癌性与DNA甲基化及其检测方法的研究进展	齐乃松，刘 倩，文海若，魏 峰，程显隆，马双成，王 雪	药物分析杂志	2016，36（9）：1509－1515	
397	大鼠重复肌肉注射CpG684－乙肝疫苗安全性评价	刘 丽，王 超，林 志，孟建华，李 明，苗玉发，杨艳伟，张 翊*，邵 彦*，王丽颖*，于永利*，汪巨峰，李 波#	中国新药杂志	2016，25（19）：2189－2198	
398	小鼠重复给予CpG 684－狂犬疫苗安全性评价	刘 丽，吕建军，姜 华，孟建华，杨艳伟，刘 芳，潘东升，张 翊*，邵 彦*，任继玲*，王丽颖*，于永利*，汪巨峰，李 波#	中国药学杂志	2016，51（19）：1657－1665	
399	重组人－鼠嵌合抗CD20单抗IBI301重复给药毒性研究	刘 丽，林 志，齐卫红，闻 镍，谢 寅，苗玉发，姜 华，杨艳伟，李 佳*，刘运龙*，程远国*，汪巨峰，李 波#	中国新药杂志	2016，25（16）：1845－1854	
400	重组人－鼠嵌合抗CD20单抗IBI301食蟹猴急性毒性研究	刘 丽，齐卫红，林 志，刘 芳，潘东升，刘晓萌，姜 华，张 頔，李 佳*，汪巨峰，李 波#	中国新药杂志	2016，25（17）：1953－1959	

续表

序号	题目	作者	期刊名称	期、卷号，起止页码	SCI 影响因子
401	皮肤致敏评价方法局部淋巴结分析及其改进方法的研究进展	杜文琬，黄芝瑛＊，刘　丽#	中国新药杂志	2016，25（1）：42－49	
402	单克隆抗体及基于抗体类药物组织交叉反应研究现状及关注点	吕建军，张　硕，林　志，屈　哲，霍桂桃，杨艳伟，张　頔，汪巨峰＊，李　波#	药物分析杂志	2015，35（12）：2061－2069	
403	毒性病理学家在基因组时代和后基因组时代的作用	吕建军，霍桂桃，林　志，屈　哲，杨艳伟，张　頔，张　硕，李　波#	中国药事	2016，30（11）：1147－1155	
404	建立原代小鼠肝细胞体外模型用于致癌物作用机制研究	吕建军，李耀庭＊，周舒雅，范昌发，曾雪贞＊，李保文，汪巨峰＊，黄芝瑛＊#，李　波#	药物分析杂志	2016，36（10）：1785－1797	
405	预测遗传毒性与非遗传毒性致癌物分类器的建立及验证	吕建军，李耀庭＊，周舒雅，范昌发，曾雪贞＊，李保文，汪巨峰＊，黄芝瑛＊#，李　波#	中国药学杂志	2016，51（20）：1753－1764	
406	B6－Trp53^{tm1}/NIFDC 小鼠在 MNU 给药后的体质量、脏器质量、血液学及血生化指标的测定	吕建军，杨艳伟，李芊芊，刘甦苏，周舒雅，霍桂桃，范志云＊，祝清芬＊，国　明＊，王三龙，岳秉飞，汪巨峰＊，范昌发#	实验动物科学	2016，33（5）：9－15	
407	OECD 组织病理学同行评议 GLP 要求指导原则解读	吕建军，屈　哲，霍桂桃，林　志，杨艳伟，张　頔，张　硕，李　波#	中国药事	2016，30（10）：968－976	
408	组织病理学同行评议病理工作组简介	吕建军，霍桂桃，林　志，屈　哲，杨艳伟，张　頔，张　硕，李　波#	中国药事	2016，30（10）：977－981	
409	全切片图像在组织病理学同行评议和病理工作组中的应用	吕建军，霍桂桃，林　志，屈　哲，杨艳伟，张　頔，张　硕，李　波#	中国药事	2016，30（10）：982－987	
410	非临床毒理学实验毒性病理学家培训现状简介	吕建军，霍桂桃，林　志，屈　哲，杨艳伟，张　頔，张　硕，李　波#	中国药事	2016，30（10）：988－996	
411	统计学在临床前药物毒理学安全性评价中的应用	吕建军，霍桂桃，王三龙，屈　哲，林　志，杨艳伟，张　頔，范玉明#，汪巨峰＊	中国药事	2016，30（6）：550－555	
412	心脏毒性生物标志物研究进展及其局限性	潘东升，张颖丽，霍　艳，汪巨峰＊，李　波#	中国新药杂志	2016，25（21）：2436－2440	
413	2 种试剂对实验动物凝血酶原时间检测结果的比对分析	潘东升，汪巨峰＊，李　波#	药物分析杂志	2016，36（9）：1618－1622	

续表

序号	题目	作者	期刊名称	期、卷号，起止页码	SCI 影响因子
414	抗表皮生长因子受体全人单克隆抗体 Ranti－HER 的抗肿瘤药理作用研究	潘东升，沈连忠＊，盖文琳＊，周晓冰，李　波#	中国药学杂志	2016，51（21）：1839－1847	
415	毒性病理学家资质认证的全球化进展	屈　哲，吕建军#，林　志，霍桂桃，杨艳伟，张　頔，王　雪，汪巨峰＊，李　波	中国药事	2016，30（4）：378－383	
416	疫苗猴体神经毒力实验的组织病理学和免疫组织化学评价	屈　哲，杨艳伟，吕建军，李　伟，张　硕，李萍萍＊，李珊珊#，王　雪，汪巨峰＊，李　波	中国新药杂志	2016，25（18）：2124－2128	
417	转 cry1Ab/Ac 基因大米对食蟹猴小肠黏膜形态、上皮内淋巴细胞及杯状细胞数量影响研究	杨艳伟，周晓冰，吕建军，霍桂桃，屈　哲，林　志，张　頔，王　雪#	癌变·突变·畸变杂志	2016，28（6）：453－463	
418	药物安全性评价中生物标志物验证的研究进展	林　志，周晓冰，吕建军，屈　哲，霍桂桃，张　頔，杨艳伟，王　雪，李　波#	药物评价研究	2016，39（6）：1070－1074	
419	Immunogenicity screening assay development for a novel human－mouse chimeric anti－CD147 monoclonal antibody（Metuzumab）	Li Mi＊，Wei Li，Maohua Li＊，Tao Chen＊，MuyangWang＊，Le Sun＊，Zhinan Chen＊	Journal of Immunological Methods	2016，433：38－43	
420	中药注射剂过敏及类过敏反应体外评价方法的初步建立	李　伟，武璐璐＊，姜　华，汪巨峰＊，李　波	世界中西医结合杂志	2016，11（3）：416－419	
421	HPLC 法测定卡波姆共聚物中残留丙烯酸含量	张朝阳，闫中天，杨　锐，孙会敏，关皓月，侯玉磊，孙会敏＊	中国现代应用药学	2016，8（33）：982－984	
422	超高效合相色谱串联四级杆飞行时间质谱定性分析中/长链结构三酰甘油组成	朱文星，杨　锐，徐永威，孙会敏＊	中国药学杂志	2016，51（15）：1324－1329	
423	三酯甘油类辅料分离和分析技术进展	朱文星，杨　锐，闫中天，汤　龙，孙会敏＊	中国药学杂志	2016，51（14）：1224－1229	
424	塑料输液包装材料与容器中抗氧剂含量测定方法的建立及其在注射液中的迁移研究	李　樾，孙会敏#，张　烜#＊	中国药学杂志	2016，51（19）：1699－1705	
425	离子色谱法测定 1，1，1，2－四氟乙烷中卤离子的残留量	关皓月，侯玉磊，孙会敏＊	中国药事	2016，30（3）：276－280	
426	HPLC 法同时测定伏立康唑制剂中磺丁基 β－环糊精钠、羟丙基－β－环糊精和 β－环糊精的含量	关皓月，孙会敏＊	中国新药杂志	2016，25（20）：2386－2389	

续表

序号	题目	作者	期刊名称	期、卷号，起止页码	SCI 影响因子
427	ICP－MS 法测定药用玻璃容器中 13 种金属元素的浸出量	颜 敏，刘园园，贺瑞玲，黄海萍，孙会敏＊，赵 霞	药物分析杂志	2016，36（1）：133－138	
428	医疗器械专用标准体系研究	肖忆梅，李 军	中国医疗器械杂志	2016，40（3）：198－201	
429	医疗器械国际标准体系现状与借鉴	肖忆梅，欧阳昭连，李 军	中国医药导刊	2016，40（18）：316－317	
430	抑制蛋白磷酸酶 2A 对鼻咽癌放射敏感性的影响	王 越，吕 鹏等	癌变・畸变・突变	2016. 28（4）：262－267	
431	国内外医疗器械分类管理思路和规则对比分析	周良彬＊，伍倚明＊，李伟松＊，张春青#	中国医疗器械信息	2016. 22（4）：6－31	
432	体外诊断试剂质量控制标准研究	郭世富，黄 颖，母瑞红，李静莉	中国医学装备	2016，13（137）：28－30	
433	欧美体外诊断类医疗器械产品分类监管研究及对我国的启示	郭世富，黄 颖，母瑞红，李静莉	中国医疗器械杂志	2016，40（4）：271－272	
434	我国医疗器械分类监管改革的现状与思考	郭世富，黄 颖，母瑞红，李静莉	中国医疗器械杂志	2016，40（5）：355－358	
435	国际标准化组织临床和体外诊断器械研究	郭世富	中国医疗器械信息	2016，22（12）：84－86	
436	重组 F 基因缺失型仙台病毒 hFGF2 基因治疗制剂质控方法及质量标准的建立	付志浩，李永红#，饶春明，高 凯，王 兰，毕 华，李 响，陶 磊，郭 莹，王军志#	中国生物制品学杂志	2016，29（4）：378－383	
437	磷脂化重组人铜锌超氧化物歧化酶铜、锌含量测定方法的建立	付志浩，贾 慧，裴德宁，史新昌，刘利波，常翠云，尤冬超，王军志，齐连权，饶春明#	药物分析杂志	2016，36（5）：821－825	
438	仙台病毒载体的研究与应用进展	付志浩，李永红，高 凯，饶春明，王军志#	中国新药杂志	2016，25（14）：1595－1599	
439	磷脂化重组人铜锌超氧化物歧化酶修饰率的测定	付志浩，李永红，韩春梅，李 响，陶 磊，郭 莹，饶春明#，王军志	中国生物制品学杂志	2016，29（8）：866－869	
440	磷脂化重组人铜锌超氧化物歧化酶的质量研究	付志浩，韩春梅，李永红，王 兰，陶 磊，李 响，毕 华，饶春明#，王军志	中国新药杂志	2016，25（16）：1855－1860	
441	不同来源药品支原体检查用培养基的促生长能力研究	赵宏大，谢 文，范文平#，肖新月，孟淑芳	中国药师	2015，18（12）：2062－2066	
442	药检系统科研经费管理研究－基于内部控制规范	张 旭	中国总会计师	2016，5：82－84	
443	药检机构以预算管理为核心的内控体系信息化建设	张 旭	中国总会计师	2016，9：118－120	
444	科研事业单位个人所得税纳税筹划探析	徐建文	财经界	2016，5：108－110	
445	药检机构大型仪器设备共享管理机制探讨	王建宇，田 利	中国医药科学	2016，6（17）：218－220	

续表

序号	题目	作者	期刊名称	期、卷号，起止页码	SCI 影响因子
446	构建药品质量控制实验室计算机数据安全的质量体系研究	李　健	中国药学杂志	2016，51（4）：1477－1483	
447	学术期刊编辑业务能力培养是期刊质量之本发展之源	赵慧芳	编辑学报	2016，28（2）：183－185	
448	国内外生物类似药注册管理概述及启示	范玉明，王雅雯，郑丽娥，粟晓黎#	中国药事	2016，（4）：309－320	
449	2009～2014 年《中国药事》刊发论文的文献计量分析	王雅雯，郑丽娥，范玉明，钟建国，邹宇玲，粟晓黎#	中国药事	2016，30（1）：93－101	
450	生物类似药与参照药可比性评价的分析策略	王雅雯，郑丽娥，粟晓黎，邹宇玲，范玉明#	中国药事	2016，30（4）：321－330	
451	2009～2014 年《中国药事》刊发论文的文献计量分析	王雅雯，郑丽娥，范玉明，钟建国，邹宇玲，粟晓黎#	中国药事	2016，30（1）：93－101	
452	欧盟生物类似药的药物警戒计划及启示	郑丽娥，王雅雯，粟晓黎，邹宇玲，范玉明#	中国药事	2016，30（4）：331－338	
453	欧盟生物类似药注册要求的风险管理计划	郑丽娥，王雅雯，粟晓黎，邹宇玲，范玉明#	中国药事	2016，30（4）：339－344	
454	云计算中基于改进的布谷鸟算法的资源调度	陈海涛	计算机系统应用	2016，（1）：114－120	
455	有效实施药品检验实验室内部审核的思考	毛　歆，肖　镜，王　青，李珊珊，张河战#	中国药师	2016，19（7）：1355－1357	
456	药品检验实验室内部审查要点解析	毛　歆，肖　镜，李珊珊，王　青，张河战#	中国医药导报	2016，13（15）：181－184	
457	药品检验机构实验室文件控制的研究	肖　镜，王　青，陈　旻，张河战#	中国卫生质量管理	2016，23（2）：76－79	
458	药品检验机构实验室质量管理体系内的人员管理	肖　镜，殷　悦，李景云，张河战#	中国医药导报	2016，13（10）：154－157	
459	药品检验机构实验室管理体系文件电子化控制系统的建立	肖　镜，董中平，陈　旻，张河战#	中国医药导报	2015，12（36）：113－116	
460	药品检验机构实验室变更控制系统的建立及实例分析	肖　镜，李　健，项新华，张河战#	中国医药导报	2016，13（25）：165－169	
461	HPLC 法测定卡波姆共聚物中残留丙烯酸	张朝阳，闫中天，杨　锐，孙会敏*，关皓月，侯玉磊	中国现代应用药学	2016，8（33）：982－984	
462	塑料输液包装材料与容器中抗氧剂含量测定方法的建立及其在注射液中的迁移研究	李　樾，孙会敏，张　烜	中国药学杂志	2016，51（19）：1699－1705	
463	三酯甘油类辅料分离和分析技术发展	朱文星，杨　锐，闫中天，汤　龙，孙会敏*	中国药学杂志	2016，51（14）：1224－1229	

续表

序号	题目	作者	期刊名称	期、卷号，起止页码	SCI 影响因子
464	超高效液相色谱串联四级杆飞行时间质谱定性分析中长链结构三酯甘油组成	朱文星，杨　锐，徐永威，孙会敏 *	中国药学杂志	2016，51（15）：1324 – 1329	
465	ICP – MS 法测定药用玻璃容器中 13 种金属元素的浸出量	颜　敏，刘园园，贺瑞玲，黄海萍，孙会敏 *，赵　霞	药物分析杂志	2016，36（1）：133 – 138	

注：本表统计本单位职工以第一作者或通讯作者发表的论文。外单位作者名后标“ * ”，通讯作者名后标“#”。